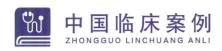
中国临床案例
ZHONGGUO LINCHUANG ANLI

分化型甲状腺癌核素诊疗案例精选

欧阳伟 徐 浩 张 青 主 编

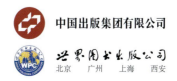
中国出版集团有限公司

世界图书出版公司
北京 广州 上海 西安

图书在版编目（ＣＩＰ）数据

分化型甲状腺癌核素诊疗案例精选 / 欧阳伟，徐浩，
张青主编 . -- 北京 : 世界图书出版有限公司北京分公司，
2025. 3. -- ISBN 978-7-5232-1987-4

Ⅰ. R736.1

中国国家版本馆 CIP 数据核字第 2025DQ6952 号

书　　名	分化型甲状腺癌核素诊疗案例精选 FENHUAXING JIAZHUANGXIAN AI HESU ZHENLIAO ANLI JINGXUAN
主　　编	欧阳伟　徐　浩　张　青
总 策 划	吴　迪
责任编辑	张绪瑞
特约编辑	李圆圆
出版发行	世界图书出版有限公司北京分公司
地　　址	北京市东城区朝内大街 137 号
邮　　编	100010
电　　话	010 64033507（总编室）　0431-80787855　13894825720（售后）
网　　址	http://www.wpcbj.com.cn
邮　　箱	wpcbjst@vip.163.com
销　　售	新华书店及各大平台
印　　刷	长春市印尚印务有限公司
开　　本	787 mm×1092 mm　1/16
印　　张	20.5
字　　数	360 千字
版　　次	2025 年 3 月第 1 版
印　　次	2025 年 3 月第 1 次印刷
国际书号	ISBN 978-7-5232-1987-4
定　　价	256.00 元

《分化型甲状腺癌核素诊疗案例精选》
编委会

杨传盛　　赣州市肿瘤医院
肖　欢　　海南医科大学第一附属医院
张占文　　中山大学附属第六医院
张汝森　　广州医科大学附属肿瘤医院
陈　盼　　南方医科大学珠江医院
陈文新　　福州大学附属省立医院
陈志军　　江西省肿瘤医院
林志毅　　福州大学附属省立医院
林纯皓　　桂林医学院附属医院
周　围　　南方医科大学顺德医院（佛山市顺德区第一人民医院）
凌苑娜　　南方医科大学珠江医院
黄晓红　　南方医科大学第十附属医院（东莞市人民医院）
黄铁军　　深圳市第二人民医院（深圳大学第一附属医院）
黄斌豪　　江门市中心医院
曾　曦　　贵州医科大学附属医院
潘丽勤　　南方医科大学珠江医院

秘　书

潘丽勤　　南方医科大学珠江医院
刘明卫　　南方医科大学珠江医院

编写人员
（按姓氏笔画排序）

卢其腾　　广西医科大学第一附属医院
宁艳丽　　浙江大学医学院附属邵逸夫医院
朱国权　　南方医科大学第十附属医院（东莞市人民医院）
朱鸿绪　　福建医科大学附属第一医院
刘建云　　福建医科大学附属第一医院
许妙瑜　　广州医科大学附属清远医院（清远市人民医院）
孙云钢　　南方医科大学珠江医院
李　雯　　佛山市第一人民医院

杨　远　　　南方医科大学珠江医院

杨惠云　　　湖南省肿瘤医院

张蓉琴　　　中山大学附属第六医院

陈　芸　　　福建医科大学附属第一医院

陈希敏　　　广州医科大学附属肿瘤医院

陈富坤　　　云南省肿瘤医院／昆明医科大学第三附属医院

陈嘉文　　　南方医科大学珠江医院

陈耀琦　　　福州大学附属省立医院

周　影　　　海南医科大学第一附属医院

钟锦绣　　　江西省肿瘤医院

段晓蓓　　　江门市中心医院

洪丹璇　　　深圳市第二人民医院（深圳大学第一附属医院）

柴文文　　　湖南省肿瘤医院

唐芯兰　　　江西省肿瘤医院

黄小娟　　　浙江大学医学院附属邵逸夫医院

彭曼莉　　　南方医科大学珠江医院

智生芳　　　南方医科大学第十附属医院（东莞市人民医院）

程凌霄　　　浙江大学医学院附属邵逸夫医院

鲁胜男　　　佛山市第一人民医院

曾令鹏　　　南昌大学第一附属医院

谢　健　　　赣州市肿瘤医院

谭志强　　　暨南大学附属第一医院

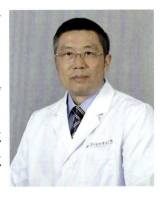

　　欧阳伟，主任医师，教授，博士研究生导师，博士后合作导师，南方医科大学珠江医院核医学科主任、甲状腺肿瘤中心主任、分化型甲状腺癌首席专家。

　　兼任中华医学会核医学分会全国委员，中国核学会核医学分会理事，广东省医学会核医学分会主任委员，广东省健康管理学会甲状腺病学分会副主任委员，广东省中医药学会甲状腺防治专业委员会副主任委员，广东省辐射防护协会医学专业委员会副主任委员等。

　　主要研究领域包括甲状腺癌基础与临床、心脏疾病等。主持国家自然基金及省部级课题 6 项，以第一作者或通讯作者在 SCI 期刊发表英文论文 16 篇，在中文核心期刊发表论文 60 余篇。主编专著 2 部，参与国家级指南或路径编写 3 部。曾获"军队进步奖三等奖""广东医院优秀科室主任""珠江医师奖"等。

　　从事内科及核医学工作近 40 年，对甲状腺癌及甲状腺功能亢进诊断和治疗具有丰富的临床经验，特别擅长 ^{131} 碘治疗分化型甲状腺癌及甲状腺功能亢进。建立了分化型甲状腺癌核素诊疗一体化体系并全国推广应用，2022 年科室复旦排行榜核医学专业全国 18 名，华南第 5 名；2008 年率先在广东省建立核素治疗病房，2017 年牵头成立全国首家甲状腺核素诊疗联盟，主办十五届国家或省级继续教育项目《甲状腺核素诊疗学习班》，在医院牵头成立分化型甲状腺癌 MDT 小组和甲状腺肿瘤专病中心。

主编简介 ◎ =====

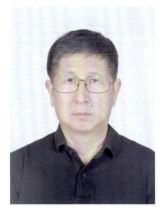

徐浩，德国洪堡大学医学博士，二级教授，主任医师，博士生导师，博士后合作导师，暨南大学临床医学研究院副院长、暨南大学附属第一医院医学影像部主任、影像医学与核医学教研室主任、影像医学与核医学学科带头人、放射性药物基础研究与转化实验室主任。

兼任中国医师协会核医学医师分会副会长，中华医学会核医学分会常务委员、神经影像学组组长（第12届）和 PET 学组组长（第11届），中国核学会核医学分会常务理事，中国医院协会医学影像中心分会常务委员，国家核医学质量控制中心专家委员会委员，广东省医学会核医学分会第11届主任委员，广东省医师协会核医学医师分会第3届主任委员，《中华核医学与分子影像杂志》常务编委。

从事临床诊疗和教学科研工作40年，主要研究领域包括核医学分子影像与诊疗一体化临床转化。主持国家自然科学基金、省重大科技专项等国家级和省部级科研项目20多项。发表学术论文200多篇，SCI 收录100多篇。主持和参与制定我国核医学的相关国家标准、指南和专家共识18部；参编国家级教材和专著20余部。授权发明专利8项，基于放射性药品使用许可证（第四类）临床转化诊疗新技术17项。主持新药注册临床研究项目7项；获中华医学会核医学分会突出贡献奖、广东医院临床优秀科主任等荣誉称号，获国际临床骨密度测量学会（ISCD）"Harry K. Genant 博士 ISCD 研究者奖"。

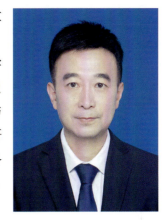

张青，主任医师，教授，博士研究生导师，南昌大学第一附属医院核医学科主任。

兼任江西省医学会核医学分会主任委员，中华医学会核医学分会委员，中国医师协会核医学分会常务委员兼治疗学组副组长，中国非公立医疗机构协会核医学与分子影像专业委员会副主任委员，中国医学影像技术研究会核医学分会常务委员，中国核学会核医学分会常务委员，中国临床肿瘤学会甲状腺癌专业委员会常务委员，《^{131}I 治疗格雷夫斯甲亢指南（2021 版）》编写委员。

主要研究领域包括甲状腺疾病核素诊治。主要学术成果：现主持国家自然基金 2 项，同时主持省部级等多项课题，发表 SCI 及核心期刊论文 30 余篇。开展了"^{131}碘联合抗甲状腺药物治疗甲状腺功能亢进症临床应用研究""难治性甲状腺功能亢进症的 ^{131}碘治疗""^{131}碘联合人工肝治疗甲状腺功能亢进症合并肝衰竭"等工作。在国内核医学临床和甲状腺疾病诊治领域具有较大影响，在 ^{131}碘联合抗甲状腺药物治疗 Graves 甲亢方面的工作得到国内同行的认可。个人年门诊量 1 万余人次，^{131}碘治疗 2000 余人次。获南昌市科学进步奖二等奖 1 项，多项技术被评为医院优秀技术奖，先后多次获得南昌大学、医学院和医院"优秀共产党员""先进个人""优秀教师"等称号、南昌大学第一附属医院"中国医师节最美医生"称号。

序 ◎

  南方医科大学珠江医院核医学科是广东省最早建立核素治疗防护病房的单位之一，具有丰富的分化型甲状腺癌（differentiated thyroid cancer，DTC）核素诊疗经验。近年来，科室牵头成立了 DTC 多学科诊疗组、甲状腺肿瘤中心及珠江甲状腺核素诊疗专科联盟，逐渐形成了具有鲜明特色的 DTC 核素诊疗一体化体系。本书《中国临床案例·分化型甲状腺癌核素诊疗案例精选》的出版，便是将丰富的临床经验与学术探索相结合的重要成果。

  在医学的众多领域中，DTC 的诊疗研究具有其独特的重要性与复杂性。而核素诊疗，作为现代医学技术的一项重要突破，其在 DTC 治疗中的应用与效果，更是近年来医学界关注的焦点。如何在 DTC 诊疗过程中运用好核素这一利器，一直是核医学科医生的研究内容。该书籍通过丰富的临床真实病例，向广大医学同仁提供一些启示。

  本书注重病例的真实性和完整性，力求还原临床实践的真实场景，注重对其中的诊疗方案、诊疗难点及创新点进行深入剖析。同时，本书还邀请了全国 DTC 核素诊疗方面的权威专家，结合自身单位科室特色，提供补充相关核素诊疗病例，从而增加了本书的丰富性及权威性。这些病例不仅体现了医生们的专业水平和临床经验，也为广大医学同仁提供了宝贵的参考和学习资料。

  我衷心希望这本书能够成为广大医生、学者及学生们的良师益友，为他们在 DTC 核素诊疗领域的临床实践和研究工作提供有益的帮助和启示。同时，我也期待未来能够有更多关于 DTC 诊疗的优秀著作问世，共同推动这一领域的不断发展和进步。

序言专家简介

李亚明，中国医科大学附属第一医院核医学科二级教授，博士研究生导师，国务院政府特殊津贴专家。现任东亚核医学联合会主席，中国核学会核医学分会理事长，中华医学会核医学分会名誉主任委员，《中华核医学与分子影像杂志》名誉总编辑，辽宁省普通高等学校医学技术类专业教学指导委员会主任委员，中国医科大学学位委员会和学术委员会委员及影像医学与核医学学科带头人。从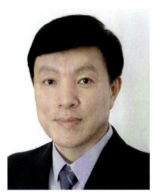事核医学医疗、教学和科研工作40年余，主编教育部普通高等教育"十一五"和"十二五"国家级规划教材，教育部国家级一流本科课程负责人，担任国家卫健委住院医师规范化培训规划教材、全国高等学校医学影像学专业第五轮规划教材主编；荣获"国之名医·卓越建树"奖，被授予辽宁省普通高等学校本科教学名师和优秀教师。

前　言 ◎

　　分化型甲状腺癌，作为甲状腺癌的一种主要类型，近年来在全球范围内发病率呈现不断上升的趋势。由于其具有较高的治愈率和较好的预后，分化型甲状腺癌的诊疗方法和技术一直是医学界关注的热点。随着医学技术的不断进步，核素诊疗在分化型甲状腺癌管理中扮演着日益重要的角色，其在疾病的诊断、分期、治疗及预后评估中发挥着不可替代的作用。丰富的临床病例资料及多年的诊疗经验，促使我们将部分常见及疑难病例进行汇总、分析并编辑成书，希望能与广大同道一起增进分化型甲状腺癌诊疗的认识并提升诊疗水平。

　　《中国临床案例·分化型甲状腺癌核素诊疗案例精选》汇集了分化型甲状腺癌诊疗全过程的部分典型、少见及疑难病例。全书共 33 个病例，涵盖分化型甲状腺癌多发转移、罕见转移、多模态成像、碘难治性甲状腺癌综合治疗等，每份病例包括了病情简要和全诊疗过程，我们还特别强调了病例分析和诊疗经验的分享，旨在为临床医生提供一份系统而全面的分化型甲状腺癌核素诊疗案例荟萃。我们希望通过这些真实的病例，让更多的人了解核素诊疗在不同分化型甲状腺癌患者中的应用特点，以及在临床实践中的实际效果。

　　在编写过程中，我们力求做到内容翔实、准确，语言通俗易懂。每一个病例都经过精心挑选和整理，确保其具有代表性和借鉴意义。本书编写过程中，得到了众多核医学专家支持（详见编委会名单），他们抽出宝贵时间对病例进行深入剖析，以便读者能够从中获得更多的启示和收获。当然，分化型甲状腺癌核素诊疗是一个复杂而庞大的领域，涉及的知识和技术非常广泛。本书虽然汇集了一些典型和疑难病例，但并不能涵盖所有情况。因此，我们希望读者在阅读本书时能够结合自身的临床实践和知识背景，灵活运用所学知识，不断提高自己的诊疗水平。

　　此外，我们也期待更多的医学同仁能够加入分化型甲状腺癌核素诊疗的研究和实践中来，共同推动这一领域的发展和进步。我们相信，在大家的共同努力下，分化型甲状腺癌的诊疗水平将会不断提高，更多的患者将会从中受益。

　　同时，我们要感谢所有为本书编写做出贡献的作者、专家和编辑人员，是他们的辛勤工作使得这本书得以顺利出版。最后，衷心地感谢中国医科大学附属第一医院李亚明教授为本书作序。我们也希望广大读者能够喜欢这本书，并从中受益。同时，由于本书编写人员较多，编写时间较仓促，难免存在不妥和纰漏之处，敬请读者和同道批评指正。

编　者
2024 年 4 月

目 录

病例 1 ^{18}F–PSMA–1007 PET/CT 联合 ^{125}碘粒子诊疗甲状腺癌转移灶

一、病历摘要

（一）基本信息

患者男性，46 岁。

主诉：甲状腺乳头状癌术后 10 年余。

现病史：患者于 2013-03-21 至我市某医院行"甲状腺癌根治术"，术后病理提示：（颈前肿块）甲状腺包膜型乳头状癌，灶区包膜浸润。2017-04-18 因复查发现左颈部多发淋巴结肿大，在外院行左侧颈部淋巴结清扫术，术后病理提示：（左侧颈内旁组织）淋巴结转移性甲状腺乳头状癌。免疫组化：CK19（+），CKH（+），Galectin-3（+），TPO（-），TTF-1（+），CD56（-）。（气管前组织）脂肪组织，未见淋巴结及癌。于 2017-05-22 在我科行 ^{131}碘（100 mCi）"清甲"治疗，3 天后行 ^{131}碘全身显像（病例 1 图 1）提示：颈前可见摄碘灶，考虑为术后少量甲状腺组织残留。出院后定期门诊复查，抑制状态甲状腺球蛋白波动在 4.07 ～ 6.32 ng/mL。2017-11-28 查刺激状态甲状腺球蛋白 48.98 ng/mL，2017-12-03 在我科行第 2 次 ^{131}碘（180 mCi）治疗，3 天后行 ^{131}碘全身显像（病例 1 图 2）提示：原甲状腺区摄碘灶未见显示，余未见转移征象。出院后定期门诊复查，抑制状态甲状腺球蛋白波动在 1.85 ～ 3.59 ng/mL。2022-09-21 复查抑制状态甲状腺球蛋白 6.18 ng/mL，较前增高。2022-09-22 甲状腺彩超（病例 1 图 3）提示：甲状腺术后改变，胸骨上窝左侧可见淋巴结（大小约 11 mm×8 mm 低回声，边界清楚，皮髓质分界不清，内部可见少许血流）。2022-09-23 颈部计算机断层扫描（computed tomography，CT）（病例 1 图 4）提示：甲状腺未见显示，颈部各组织结构间隙清晰，胸骨上窝可见一淋巴结，未见异常肿大。2022-09-25 行 ^{18}F-FDG 正电子发射断层显像/计算机断层扫描（positron emission tomography- computed tomography，PET/CT）（病例 1 图 5）检查提示：①甲状腺双叶缺如，甲状腺区未见明显 FDG 高代谢病灶；②双侧颈部Ⅰ、Ⅱ区小淋巴结影，氟代脱氧葡萄糖（fludeoxyglucose，FDG）代谢未见明显增高；③胸骨上窝淋巴结，未见 FDG 表达增高。2022-09-26 行 ^{18}F-PSMA-1007 PET/CT（病例 1 图 6）检查提示：①甲状腺双叶缺如，甲状腺区未见明显 PSMA 高表达灶；②双侧颈部（Ⅰ、Ⅱ区）小淋巴结影，前列腺特异性膜抗原（prostate specific membrane antigen，PSMA）未见高表达；③胸骨上窝淋巴结，可见 PSMA 表达增高，建议可行细针穿刺活检。2022-09-30 行超声引导下经皮细针穿刺胸骨上窝淋巴结活检，病理（病例 1 图 7）提示：可见异型滤泡上皮细胞及淋巴细胞，考虑淋巴结转移性甲状腺乳头状癌。淋巴结细针穿刺洗脱液甲状腺球蛋白测定（thyroglobulin in fine-needle aspirate fluid, FNA-Tg）65.2 ng/mL。结合病理、检验等结果，考虑诊断甲状腺乳头状癌术后伴胸骨上窝淋巴结转移，拟住院治疗。

既往史、个人史、家族史：无特殊。

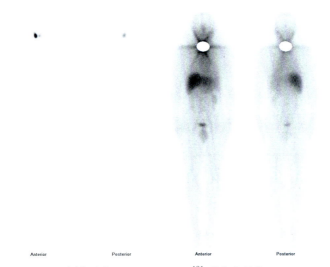

Anterior   Posterior   Anterior   Posterior

病例 1 图 1　2017-05-25 ¹³¹碘全身显像

注：颈前可见摄碘灶，考虑为术后少量残留甲状腺组织，全身余组织未见转移征象。

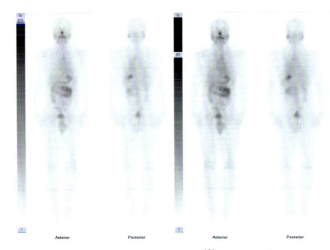

Anterior   Posterior   Anterior   Posterior

病例 1 图 2　2017-12-06 ¹³¹碘全身显像

注：甲状腺区未见异常放射性浓聚影，全身余组织未见转移征象（原甲状腺区摄碘灶未见显示）。

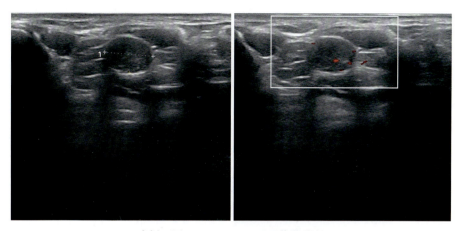

病例 1 图 3   2022–09–22 甲状腺彩超

注：甲状腺术后改变，胸骨上窝左侧可见淋巴结显示。

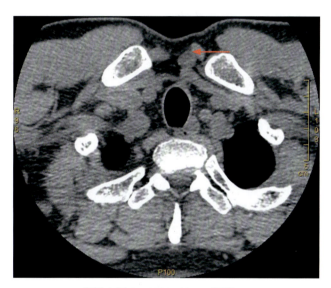

病例 1 图 4   2022–09–23 颈部 CT

注：甲状腺未见显示，颈部各组织结构间隙清晰，胸骨上窝可见一淋巴结（红色箭头所指），未见异常肿大。

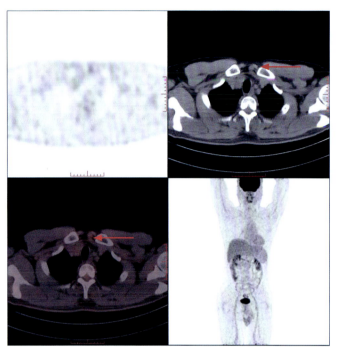

病例 1 图 5　2022-09-25 ^{18}F-FDG PET/CT 检查

注：①甲状腺双叶缺如，甲状腺区未见明显 FDG 高代谢病灶；②双侧颈部Ⅰ、Ⅱ区小淋巴结影，FDG 代谢未见明显增高；③胸骨上窝淋巴结（红色箭头所指），未见 FDG 表达增高。

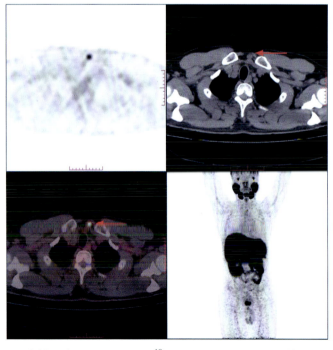

病例 1 图 6　2022-09-26 ^{18}F-PSMA-1007 PET/CT 检查

注：①甲状腺双叶缺如，甲状腺区未见明显 PSMA 高表达灶；②双侧颈部（Ⅰ、Ⅱ区）小淋巴结影，PSMA 未见高表达；③胸骨上窝淋巴结（红色箭头所指），可见 PSMA 表达增高，最大标准摄取值（maximum standard uptake value, SUVmax）6.5，建议可行细针穿刺活检。

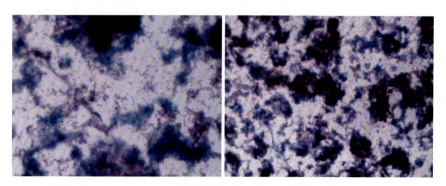

病例 1 图 7 2022-09-30（胸骨上窝淋巴结）细针穿刺病理 HE 染色图

注：高倍镜（10×40）可见异型滤泡上皮细胞及淋巴细胞，考虑淋巴结转移性甲状腺乳头状癌。

（二）体格检查

神清，对答切题。颈软，颈前可见一弧形手术瘢痕，术后愈合可，无红肿渗出，全身浅表淋巴结未触及。心律齐，未闻及病理性杂音。双肺呼吸音清，未闻及干、湿性啰音。腹部平软，无压痛、反跳痛，肝脾肋下未触及。双下肢无水肿。病理征未引出。

（三）辅助检查

2022-09-21 甲状腺功能检测：游离三碘甲状腺原氨酸 4.56 pmol/L，游离甲状腺素 17.6 pmol/L，促甲状腺激素 0.21 μIU/mL，甲状腺球蛋白 6.18 ng/mL，甲状腺球蛋白抗体 10 U/mL。

血常规、肝肾功能、电解质、凝血功能、肿瘤标志物等生化常规检查未见明显异常。

（四）诊断

甲状腺乳头状癌术后伴胸骨上窝淋巴结转移（$T_2N_{1a}M_0$，Ⅱ期，中危）。

二、治疗经过

（一）治疗

患者于 2022-10-17 在我院行超声引导下经皮穿刺胸骨上窝淋巴结转移性甲状腺乳头状癌 ^{125}碘粒子植入治疗，过程顺利。术后 2022-10-18 行 ^{125}碘 -SPECT/CT 显像（病例 1 图 8）及 TPS 验证（放射治疗计划系统验证）达到处方剂量。

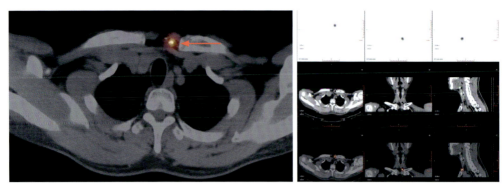

病例 1 图 8　2022-10-18 ^{125} 碘 -SPECT/CT 显像

注:胸骨上窝淋巴结呈粒子植入术后改变(红色箭头所指),断层融合显像可见放射性浓聚影。

(二)随访

患者行 ^{125} 碘粒子治疗出院后定期至我院门诊随访至今,目前一直口服甲状腺激素(100μg/d)抑制治疗,抑制状态下甲状腺球蛋白水平(病例 1 表 1、病例 1 图 9)持续呈下降趋势。2023-10-15 复查 ^{18} F-PSMA-1007 PET/CT(病例 1 图 10)检查提示:甲状腺呈术后改变,术区未见异常代谢灶;原胸骨上窝淋巴结呈 ^{125} 碘粒子植入术后改变,未见代谢增高。

病例 1 表 1　^{125} 碘粒子植入术后抑制状态甲状腺功能检测

甲状腺功能	游离三碘甲状腺原氨酸(参考值3.1~6.8 pmol/L)	游离甲状腺素(参考值12~22 pmol/L)	促甲状腺激素(参考值0.27~4.20μIU/mL)	甲状腺球蛋白(参考值3.5~77 ng/mL)
2023 年 1 月	5.61	24.60	0.082	1.84
2023 年 3 月	6.61	24.60	0.063	0.78
2023 年 5 月	5.96	27.20	0.032	0.52
2023 年 7 月	5.46	22.10	0.037	0.16
2023 年 9 月	5.84	21.50	0.038	0.13

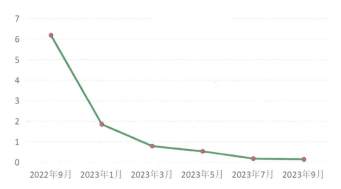

病例 1 图 9　^{125}碘粒子植入术后抑制状态甲状腺球蛋白变化曲线

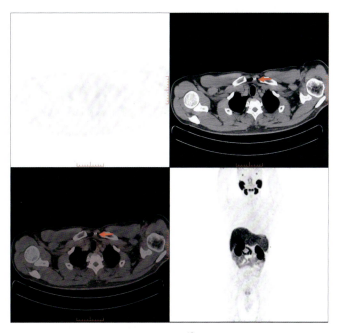

病例 1 图 10　2023-10-15 复查 ^{18}F-PSMA-1007 PET/CT

注：原胸骨上窝淋巴结呈 ^{125}碘粒子植入术后改变（红色箭头所指），未见 PSMA 表达增高。

三、病例分析

本病例展示了 ^{18}F-PSMA-1007 PET/CT 成功诊断 ^{18}F-FDG 显像阴性的淋巴结转移性甲状腺癌，显示出 PSMA PET/CT 除了能应用于前列腺癌特异性靶点显像，还可以用于甲状腺恶性肿瘤。^{18}F-PSMA-1007 PET/CT 显像在转移性甲状腺癌患者的分期、引导穿刺、指导治疗、疗效评价及探测复发转移灶等方面可能具有良好的应用前景，但仍需要更多的临床数据验证其在甲状腺癌中的应用价值。

四、诊疗经验

据统计，约 90% 的甲状腺癌病灶起源于滤泡上皮细胞，且分化良好。分化型甲状腺癌（differentiated thyroid cancer，DTC）患者的总生存率超过 85%，但失分化的患者预后较差，且具有更高的侵袭性和更容易发生远处转移。有 20%～90% 的 DTC 患者合并有颈部淋巴结转移，即使治疗后仍然有 4%～20% 的患者可能发展成持续性或复发性甲状腺癌。5%～15% 的患者可能发展成碘难治性 DTC，因此，仍需要寻找新的诊断及治疗方法。肿瘤细胞侵袭性生长的一个特点是新生血管的形成，而转移性甲状腺癌也具有侵袭性生长的特点，所以肿瘤新生血管可以作为成像和治疗策略的关键。前列腺特异性膜抗原（prostate specific membrane antigen，PSMA）是一种位于细胞膜上的 II 型跨膜糖蛋白，也是肿瘤新生血管的一个潜在靶点，其在前列腺恶性肿瘤中，以及在多种实体恶性肿瘤如胶质母细胞瘤、肾细胞癌或乳腺癌等新生血管的内皮细胞膜上会过度表达。Verburg 等人在 1 个病例报告中首次证明了使用 PSMA 靶向放射性示踪剂对甲状腺癌进行成像的潜在作用。随后 Heitkötter 等人应用 CD34 免疫组织化学染色方法检测 101 例甲状腺病变组织的新生血管中 PSMA 的表达情况，他们发现，在甲状腺恶性病灶的新生血管中，PSMA 的表达很常见，但在良性甲状腺病灶中少见，且在甲状腺肿瘤新生血管中 PSMA 的高表达情况主要见于低分化和未分化（间变性）甲状腺癌。Bychkov 等人也研究了 PSMA 在甲状腺肿瘤中的表达情况，并在他们报道的病例中有超过 50% 的甲状腺癌病灶的新生血管中可见 PSMA 高表达。他们还发现，在 19% 的甲状腺滤泡性腺瘤的微血管中也有 PSMA 的轻度表达。Lütje 等人研究了 ^{68}Ga-PSMA PET/CT 显像在转移性 DTC 病灶中 PSMA 的表达情况，结果表明，^{68}Ga-PSMA PET/CT 可以用于转移性 DTC 患者的分期，而且 ^{68}Ga-PSMA PET/CT 能识别出 PSMA 高摄取病灶，从而筛选出符合 PSMA 靶向放射性核素治疗条件的患者。Pitalua-Cortes 等人研究了 ^{68}Ga-PSMA-11 PET/CT 显像和 ^{131}碘 -SPECT/CT 全身显像在转移性 DTC 病灶检测能力的比较，结果表明，^{68}Ga-PSMA PET/CT 检测 DTC 转移灶的能力完全优于 ^{131}碘 -SPECT/CT。提示 PSMA PET/CT 可以对 ^{131}碘难治性甲状腺癌进行早期诊断。PSMA 显像提示，高代谢病灶的价值不仅可以诊断，而且可以筛选出适合 PSMA 靶向核素治疗的病例。从以上报道可以看出，PSMA PET/CT 显像在甲状腺癌中具有很好的应用价值。

（病例提供者：林纯皓 付 巍 桂林医学院附属医院）

参考文献

[1]Verburg FA, Krohn T, Heinzel A, et al.First evidence of PSMA expression in differentiated thyroid cancer using[^{68}Ga]PSMA-HBED-CC PET/CT[J].Eur J Nucl Med Mol Imaging, 2015, 42 (10): 1622-1623.

[2]Heitkötter B, Steinestel K, Trautmann M, et al.Neovascular PSMA expression is a common feature in malignant neoplasms of the thyroid[J].Oncotarget, 2018, 9 (11): 9867-9874.

[3]Bychkov A, Vutrapongwatana U, Tepmongkol S, et al.PSMA expression by microvasculature of thyroid tumors-Potential implications for PSMA theranostics[J].Scientific Reports, 2017, 7 (1): 5202.

[4]Lütje S, Gomez B, Cohnen J, et al.Imaging of prostate-specific membrane antigen expression in metastatic differentiated thyroid cancer using ^{68}Ga-HBED-CC-PSMA PET/CT[J].Clin Nucl Med, 2017, 42 (1): 20-25.

[5]Pitalua-Cortes Q, García-Perez FO, Vargas-Ahumada J, et al.Head-to-head comparison of ^{68}Ga-PSMA-11 and ^{131}I in the follow-up of well-differentiated metastatic thyroid cancer: A new potential theragnostic agent[J].Front Endocrinol (Lausanne), 2021, 12: 7947-7959.

病例 2　FAPI PET/CT 在碘难治性分化型甲状腺癌诊疗中的应用

一、病历摘要

（一）基本信息

患者女性，33 岁。

主诉：甲状腺乳头状癌术后 1 个月余。

现病史：患者因"发现甲状腺结节 5 个月余"于 2021-11-17 在广州某三甲医院行"左侧甲状腺全切＋右侧残余甲状腺切除＋中央区淋巴结清扫术"，术中未见肿瘤侵犯周围组织，术后病理提示：（左侧甲状腺）甲状腺微小乳头状癌，直径约 0.7 cm，（右侧残余甲状腺）送检甲状腺组织内见病灶 4 处（最大径分别约 0.1 cm、0.5 cm、0.7 cm、0.9 cm），符合甲状腺乳头状癌，局灶见甲状腺被膜侵犯，未见确切脉管内癌栓及神经侵犯;（中央区淋巴结）见甲状腺乳头状癌转移,4/5。免疫组化：BRAF　V600E（＋）。2021-12-22 外院查刺激性甲状腺球蛋白 62.24 ng/mL；2021-12-23 诊断性 [131] 碘全身显像提示：考虑少量甲状腺组织残余。双颈Ⅵ区摄碘淋巴结，考虑淋巴结转移瘤。右肺多发结节未见摄碘，考虑肺转移瘤可能性大。患者禁碘饮食及停服左甲状腺素钠（优甲乐）3 周后，于 2021-12-30 入我院核医学科。

既往史：10 年前因"甲状腺结节"行甲状腺部分切除术，自诉病理良性。10 年前因"乳腺肿物"行右侧乳腺肿物切除术，自诉病理为纤维瘤。

个人史、家族史：无特殊。

（二）体格检查

神清,颈部正中下缘可见长约 6 cm 陈旧性手术瘢痕,愈合良好。颈软,气管居中。甲状腺双叶未扪及，双侧颈部未扪及肿大淋巴结。余查体无特殊。

（三）辅助检查

实验室检查：

2021-12-22 甲状腺肿瘤标志物：促甲状腺激素 89.8 μIU/mL（参考值 0.27 ～ 4.2 μIU/mL），甲状腺球蛋白 62.24 ng/mL（参考值 3.5 ～ 77 ng/mL）。

影像学检查：

2021-12-24 诊断性 [131] 碘全身显像：①甲状腺癌术后，显示颈部甲状腺床摄碘组织，考虑少量甲状腺组织残余；②双颈Ⅵ区摄碘淋巴结，考虑淋巴结转移瘤；③右肺多发结节未见摄碘，考虑肺转移瘤可能性大，建议定期复查。

2021-12-27 甲状腺及颈部淋巴结 B 超：甲状腺术后缺如。

2021-12-28 肾动态显像＋肾小球滤过率测定：双肾血流灌注、功能正常。

2021-12-28 唾液腺动态显像：双侧腮腺及下颌下腺摄取功能稍减低，排泄功能受损。

2021-12-28 甲状腺静态显像：甲状腺癌术后，颈部左侧见局部代谢活跃灶，可疑残留甲状腺。

（四）诊断

1. 双侧甲状腺乳头状微小癌伴颈部淋巴结转移术后（多灶，$T_{1a}N_{1a}M_x$，Ⅰ期，高危）。

2. 双肺转移瘤待查。

二、治疗经过

（一）治疗

2021-12-30 予 ^{131} 碘化钠口服液 200 mCi 清灶治疗；治疗性 ^{131} 碘全身显像（病例 2 图 1）提示：①环状软骨右侧、气管软骨上段左前方代谢活跃，考虑残留甲状腺；②右颈Ⅳ区（病例 2 图 2）及颈前Ⅵ区间隙代谢活跃，考虑淋巴结转移可能性大；纵隔 1R 组似见小淋巴结影（病例 2 图 3），未见明确 ^{131} 碘浓聚，性质待定；③右上肺前段、右下肺后基底段结节，代谢未见异常，考虑肺原发病灶（炎性结节与腺瘤样增生鉴别）；④右上肺钙化灶。出院诊断：双侧甲状腺乳头状微小癌伴颈部淋巴结转移术后（多灶，$cT_{1a}N_{1b}M_0$，Ⅰ期，复发高危）。

2022-06-29 复查诊断性 ^{131} 碘全身显像（病例 2 图 4）提示：①颈部未见明确异常软组织密度影及异常代谢，未见残留甲状腺；②原右颈Ⅳ区及颈前（Ⅵ区）间隙代谢活跃灶较前明显减低，现未见明显异常（病例 2 图 5），考虑治疗后改变（病例 2 图 6 A）。

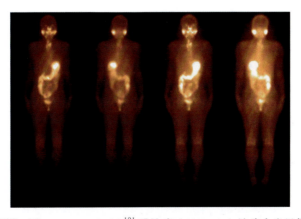

病例 2 图 1　2021-12-30 ^{131} 碘治疗（200 mCi）治疗全身显像

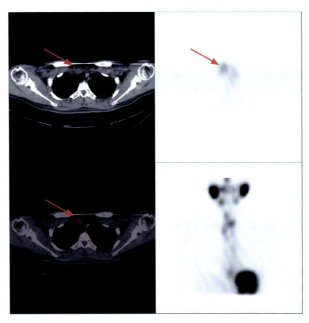

病例 2 图 2　右颈 IV 区淋巴结呈 ^{131} 碘浓聚（红色箭头）

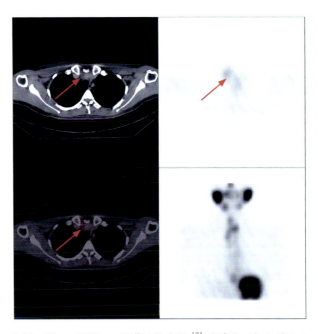

病例 2 图 3　纵隔 1R 组淋巴结未见 ^{131} 碘浓聚（红色箭头）

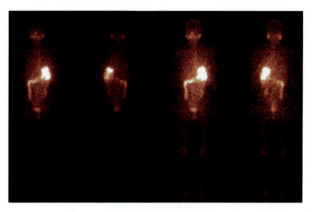

病例 2 图 4　2022-06-29 复查诊断性 ^{131} 碘全身显像：全身未见明确摄 ^{131} 碘病灶

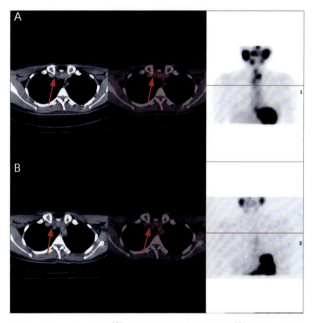

病例 2 图 5　治疗性 ^{131} 碘全身显像及诊断性 ^{131} 碘全身显像

注：A. 治疗性 ^{131} 碘全身显像（2021-12-31）；B. 诊断性 ^{131} 碘全身显像（2022-06-29）。纵隔 1R 组淋巴结，未见 ^{131} 碘摄取，性质待定（红色箭头）。

　　2022-02-26、2022-03-29 复查抑制状态甲状腺球蛋白均＞1 ng/mL，2022-06-28 复查甲状腺功能提示，刺激性甲状腺球蛋白仍明显增高，促甲状腺激素＞100.0 μIU/mL，甲状腺球蛋白 59.1 ng/mL，甲状腺球蛋白抗体 13.1 U/mL。颈部彩超未见异常。2022-06-30 行 ^{18}F-FDG PET/CT（甲状腺癌综合治疗）后：甲状腺双侧叶术后改变，右上纵隔见两枚淋巴结影，较大者大小约 1.1 cm×0.8 cm，见 FDG 异常浓聚，SUVmax 约 3.6，考虑淋巴结转移可能性大（病例 2 图 6 B）。2022-07-07

行 ^{18}F-FAPI PET/CT：右上纵隔淋巴结（2 枚），见 FAPI 异常浓聚，SUVmax 约 7.1，考虑淋巴结转移（病例 2 图 6 C）。

经过头颈外科会诊后具备手术治疗指征，于 2022-07-19 在行"内镜辅助下右上纵隔淋巴结清扫术＋右颈Ⅲ、Ⅳ区淋巴结清扫术"，术后病理（病例 2 图 7）：（右上纵隔淋巴结）淋巴结 7 枚，见转移性甲状腺乳头状癌（2/7）。（右颈Ⅲ、Ⅳ区淋巴结）查及淋巴结 10 枚，均未见转移癌（0/10）。

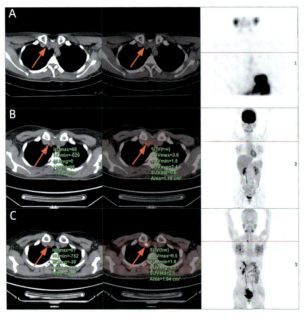

病例 2 图 6　诊断性 ^{131} 碘全身显像、^{18}F-FDG PET/CT 及 ^{18}F-FAPI PET/CT

注：A. 诊断性 ^{131} 碘全身显像（2022-06-29）；B. ^{18}F-FDG PET/CT（2022-06-30）；C. ^{18}F-FAPI PET/CT（2022-07-07）。

纵隔 1R 组可见两枚淋巴结影，较大者约 1.1 cm×0.8 cm，诊断性 ^{131} 碘全身显像（A）未见明确 ^{131} 碘浓聚；^{18}F-FDG PET/CT（B）见局部 FDG 代谢增高，SUVmax 约 3.6，靶本比 2.4，考虑淋巴结转移可能性大。^{18}F-FAPI PET/CT（C）见局部 FAPI 代谢增高，SUVmax 约 9.5，靶本比 5.9，考虑淋巴结转移。

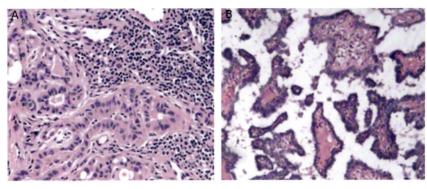

病例 2 图 7 HE 染色病理

注:A、B 为高倍镜下(10×20)。镜下见肿瘤浸润,细胞呈圆形,核大小不一,核深染,可见核仁,呈异形性,胞浆少深染,巢状排列。

(二)随访

术后 4 周(2022-08-15)复查甲状腺功能提示,甲状腺球蛋白较术前及术后 3 天显著下降,随访至 2023-04-24,促甲状腺激素抑制状态下甲状腺球蛋白持续 <1.0 ng/mL(病例 2 图 8),术后复查颈部超声未见异常。

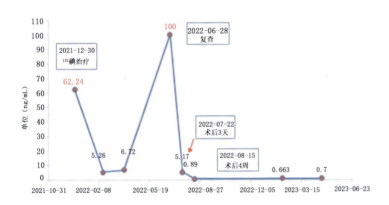

病例 2 图 8 甲状腺球蛋白变化

三、病例分析

患者中年女性,术中未见肿瘤侵犯周围组织,术后病理提示:双侧甲状腺有 5 个病灶,直径约 0.1 ~ 0.9 cm,符合甲状腺乳头状癌,局灶见甲状腺被膜侵犯,未见确切脉管内癌栓及神经侵犯;中央区淋巴结见甲状腺乳头状癌转移(4/5),BRAF V600E(+)。根据分化型甲状腺癌 TNM 分期美国癌症联合委员会美国癌症协会(alternate joint communications center,AJCC)(第八版)分期,该患者 T 分

期为 T_{1a}，N 分期为 N_{1a}，M 分期为 M_x。根据术后复发危险度评估，患者为双侧乳头状癌，病灶微小，均 < 1 cm，局部侵犯但未突出甲状腺被膜，仍局限在甲状腺内。但患者为双叶多灶甲状腺微小乳头状癌（papillary thyroid microcarcinoma, PTMC）（5 处），且 BRAF V600E（+），复发危险度评估非低危。为进一步评估，刺激性甲状腺球蛋白 62.24 ng/mL，明显升高，外院诊断性 ^{131} 碘全身显像提示：考虑少量甲状腺组织残余。双颈Ⅵ区摄碘淋巴结，考虑淋巴结转移瘤。右肺多发结节未见摄碘，考虑肺转移瘤可能性大。因此，我们推测，存在淋巴结转移或（及）肺转移瘤引起甲状腺球蛋白明显升高，诊断为"双侧甲状腺乳头状微小癌伴颈部淋巴结转移术后（$T_{1a}N_{1a}M_x$）、双肺转移瘤待查"。评估复发风险高危，排除治疗禁忌证，予 ^{131} 碘清灶治疗，治疗性 ^{131} 碘全身显像（病例 2 图 2）提示，右侧颈部淋巴结转移，局部 ^{131} 碘浓聚。双肺结节考虑肺原发病灶：炎性结节与腺瘤样增生鉴别。修正 N 分期为 N_{1b}，出院诊断为"双侧甲状腺乳头状微小癌伴颈部淋巴结转移术后（$cT_{1a}N_{1b}M_0$，Ⅰ期，高危，影像学反应欠佳）"。^{131} 碘治疗后半年内多次复查甲状腺功能提示，抑制性甲状腺球蛋白及刺激性甲状腺球蛋白仍明显升高，颈部 B 超阴性，诊断性 ^{131} 碘全身显像提示，全身未见明显摄碘病灶，符合 PET/CT 检查适应证，^{18}F-FDG PET/CT 见纵隔 1R 组两枚淋巴结影，较大者约 1.1 cm×0.8 cm，局部 FDG 代谢稍增高，SUVmax 约 3.6，靶本比 2.4，考虑淋巴结转移可能性大。而在 ^{18}F-FAPI PET/CT 检查中纵隔 1R 淋巴结明显，SUVmax 约 9.5，靶本比 5.9，较 FDG 显像增高，考虑淋巴结转移。且在 FDG 及 FAPI 显像中，^{131} 碘治疗前诊断性 ^{131} 碘全身显像所示双肺磨玻璃结节，代谢均未见明确异常，与纵隔淋巴结代谢不一致，暂不考虑存在双肺转移。经头颈外科会诊后行手术治疗，手术对右上纵隔淋巴结进行了清扫，同时也做了右颈Ⅲ、Ⅳ区淋巴结清扫术。术后病理表明，FAPI 显像中摄取增高的 2 枚纵隔 1R 淋巴结，经病理证实为转移性甲状腺乳头状癌（2/7），而右颈Ⅲ、Ⅳ区淋巴结 10 枚，均未见转移癌（0/10），与 PET/CT 显像结果相吻合。

四、诊疗经验

该患者为中年女性，术中肉眼未见肿瘤侵犯周围组织，术后病理为甲状腺双叶多灶乳头状微小癌，局部侵犯但未突出甲状腺被膜，并中央区淋巴结转移（4/5），BRAF V600E（+）。^{131} 碘治疗前查刺激性甲状腺球蛋白 > 10 ng/mL，诊断性 ^{131} 碘全身显像提示，双颈Ⅵ区见数个淋巴结，局部 ^{131} 碘摄取，考虑颈部淋巴结转移。经过 ^{131} 碘清灶治疗后，复查颈部 B 超及诊断性 ^{131} 碘全身显像未见明显异常，但甲状腺球蛋白仍明显升高，故行 PET/CT 检查寻找责任病灶。经手术治疗后门诊随访，患者病情稳定好转。该患者的治疗过程也给我们几点启发。

1. 甲状腺微小乳头状癌也常发生远处淋巴结转移，甚至远处脏器转移。

甲状腺癌手术治疗后证实本病为甲状腺微小乳头状癌，中央区淋巴结转移个数不超过 5 枚，容易被认为肿瘤侵袭性弱，从而忽视做[131]碘全身显像评估或[131]碘治疗的重要性。本病例中，诊断性[131]碘全身显像提示，双颈Ⅵ区摄碘淋巴结，[131]碘清灶治疗后，治疗性[131]碘全身显像比诊断性[131]碘全身显像发现了更多的颈部淋巴结（右颈Ⅳ区），改变了肿瘤 TNM 分期。[131]碘治疗后 6 个月复查诊断性[131]碘全身显像提示，颈部残留甲状腺及颈部摄碘淋巴结均未显示，[131]碘治疗起清除残留甲状腺及颈部摄碘淋巴结的作用。最后运用 PET/CT 显像提示了纵隔 1R 组高代谢淋巴结，后经外科手术治疗证实右上纵隔 2 枚淋巴结转移（2/7）。在[131]碘清灶治疗及淋巴结清扫术后，该患者复发风险下降，随访目标更明确。

2. PET/CT 显像在碘难治性分化型甲状腺癌寻找病灶中具有重要意义，FAPI 显像优于 FDG 显像。

2021 版《[131]I 治疗分化型甲状腺癌指南》指出，对于[131]碘全身显像阴性，与甲状腺球蛋白水平不符时，可行 PET/CT 检查进一步明确全身病变情况，再决定进一步诊疗方案。在本案例中，经过[131]碘治疗将术后残留甲状腺及颈部摄碘淋巴结清除，[131]碘全身显像为阴性，行 PET/CT 检查寻找责任病灶，利用两种显像剂提示了转移性纵隔淋巴结可能。在 FAPI 显像中，纵隔淋巴结 SUVmax 约 9.5，靶本比 5.9，对比 FDG 显像，其靶本比明显升高，可对手术医生起到精准定位的作用。结合我院研究表明，在寻找碘难治性分化型甲状腺癌责任病灶及探查不明原因甲状腺球蛋白、甲状腺球蛋白抗体升高原因等方面，我们推测 FAPI 显像优于 FDG 显像，具有较好的临床应用前景。

（病例提供者：陈希敏 张汝森 广州医科大学附属肿瘤医院）

参考文献

[1] 林岩松，黄慧强，郭晔，等. 中国临床肿瘤学会（CSCO）持续／复发及转移性甲状腺癌诊疗指南（2018 版）[M]. 北京：人民卫生出版社，2018.

[2] Manohar PM, Beesley LJ, Bellile EL, et al. Prognostic value of FDG-PET/CT metabolic parameters in metastatic radioiodine-refractory differentiated thyroid cancer[J]. Clin Nucl Med, 2018, 43 (9): 641-647.

[3] Pang Y, Zhao L, Luo Z, et al. Comparison of ^{68}Ga-FAPI and ^{18}F-FDG uptake in gastric, duodenal, and colorectal cancers[J]. Radiology, 2021, 298 (2): 393-402.

[4] 中华医学会核医学分会. ^{131}I 治疗分化型甲状腺癌指南（2021 版）[J]. 中华核医学与分子影像杂志，2021，41（4）：218-241.

病例 3　甲状腺多中心微小乳头状癌合并双肺、骨多发转移

一、病历摘要

（一）基本信息

患者女性，43 岁。

主诉：甲状腺癌术后近 9 个月。

现病史：9 个月前患者因"甲状腺左侧叶结节、双肺多发转移瘤"于 2020-03-31 于外院行"双侧甲状腺全切＋左侧喉返神经探查术"，术后病理提示：甲状腺左侧叶多中心微小乳头状癌，最大直径约 8 mm，未见包膜侵犯，未见脉管内癌栓及神经侵犯；右侧甲状腺结节性甲状腺肿。影像学检查提示，右侧颈部Ⅳ区、双肺及骨多发转移瘤。为进一步 ^{131} 碘治疗，患者已停优甲乐 4 周，于 2020-12-14 收入我院核医学科。入院时患者一般情况可，无声嘶，睡眠一般，食欲尚可，大、小便正常。

既往史、个人史：无特殊。

家族史：母亲曾因"甲状腺疾患"行双侧甲状腺全切术，术后病理提示"结节性甲状腺肿"。否认传染病史、肿瘤史、冠心病、高血压及糖尿病史。否认两系三代家族性遗传病史。

（二）体格检查

专科查体：气管居中，颈部活动度可，颈部见一长约 6 cm 的手术切口，术区伤口愈合良好，无明显红、肿、热、痛，无渗血、渗液。甲状腺部位未扪及肿块。双侧颈部未扪及肿大淋巴结。余查体无特殊。

（三）辅助检查

实验室检查：2020-11-16 甲状腺功能：甲状腺球蛋白＞ 500.0 ng/mL（参考值 3.5 ～ 77 ng/mL），甲状腺球蛋白抗体 1.61 U/mL（参考值＜ 4.11 U/mL），促甲状腺激素 0.0202 μIU/mL（参考值 0.35 ～ 4.94 μIU/mL）；2020-12-09 甲状腺功能：甲状腺球蛋白＞ 500.0 ng/mL（参考值 3.5 ～ 77 ng/mL），甲状腺球蛋白抗体 2.04 U/mL（参考值＜ 4.11 U/mL），促甲状腺激素 30.2 μIU/mL（参考值 0.35 ～ 4.94 μIU/mL）。

影像学检查：

2020-12-02 我院甲状腺彩超提示：甲状腺全切术后：右侧甲状腺区稍高回声区，范围约 7.8 mm×7.1 mm，边界尚清，内可见较丰富血流信号，考虑残余甲状腺组织可能性大，左侧甲状腺区未见明显占位病变。右侧颈部Ⅳ区稍高回声团，与正常甲

状腺回声相近，范围约 13 mm×8 mm，边界清，内可见较丰富点条状血流信号，考虑异位甲状腺组织与淋巴结转移鉴别。余双颈数个稍大淋巴结，大小约 13 mm×4 mm（左侧IV区），14 mm×3 mm（右侧IV区），边界清楚，内部回声均匀，内可见淋巴结门结构，淋巴结内可见稀疏点条状血流信号，考虑反应性改变可能性大，建议随诊。

2020-12-10 诊断性 [131] 碘全身显像：甲状腺癌术后，甲状腺双侧叶区少量甲状腺组织残留；右颈IV区异位甲状腺组织与淋巴结转移鉴别；双肺多发转移瘤；多发骨转移瘤（病例 3 图 1 至病例 3 图 3）。

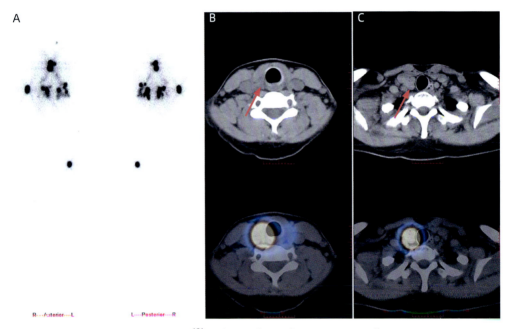

病例 3 图 1　[131] 碘全身显像和颈部 SPECT/CT 显像

注：A 图为核素 [131] 碘全身显像图像，内见左侧头部、颈部、双肺、左股骨多发放射性浓聚灶；B、C 图为核素 [131] 碘颈部 SPECT/CT 显像，其中 B 图提示甲状腺双侧叶区见放射性浓聚灶，右侧叶显著，考虑甲状腺残余；C 图为右颈IV区见 结节影，大小约 14 mm×8 mm，呈明显放射性浓聚，结合病史，考虑甲状腺组织与淋巴结转移鉴别。

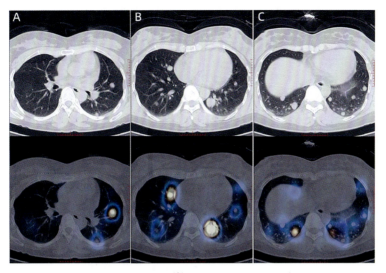

病例 3 图 2　核素 ¹³¹ 碘肺部 SPECT/CT 显像

注：图内见双肺多发结节影，呈明显放射性浓聚，较大直径约 18 mm，边界清晰，边缘光整，考虑为双肺多发转移瘤。

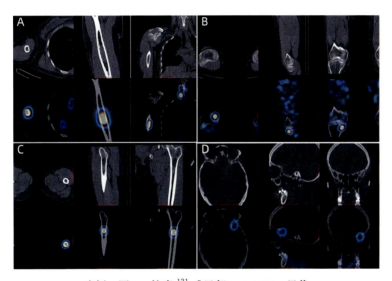

病例 3 图 3　核素 ¹³¹ 碘局部 SPECT/CT 显像

注：右侧肱骨中段、左侧股骨近段、右侧胫骨近段、左侧蝶骨大翼见多发放射性浓聚灶，其中右侧肱骨中段、左侧股骨近段病灶内见软组织密度影（A、C），右侧胫骨近段病灶内密度不均匀增高，左侧蝶骨大翼病灶内见骨质破坏影（B、D）。

（四）诊断

1. 甲状腺右侧叶多中心微小乳头状癌术后。

2. 合并双肺、骨多发转移（$T_{1a}N_xM_1$，Ⅱ期，高危）。

二、治疗经过

（一）治疗

第 1 次 ^{131} 碘治疗：患者入院后，完善检查，排除禁忌证，于 2020-12-14 行第 1 次大剂量 ^{131} 碘治疗，治疗剂量为 150 mCi，治疗前后同时给予小剂量激素、护胃等对症处理，^{131} 碘治疗后 48 小时行促甲状腺激素抑制治疗。2020-12-17 治疗剂量 ^{131} 碘全身显像（病例 3 图 4）：与 2020-12-10 诊断性核素 ^{131} 碘全身显像比较，甲状腺癌术后，甲状腺双侧叶区少量甲状腺组织残留，同前；右颈Ⅳ区异位甲状腺组织与淋巴结转移鉴别，同前；双肺多发转移瘤，同前；多发骨转移瘤，同前。第 1 次 ^{131} 碘治疗后 3 个月（2021-04-09）甲状腺功能提示：甲状腺球蛋白 2.60 ng/mL，甲状腺球蛋白抗体 2.49 U/mL，促甲状腺激素 0.0025 μIU/mL。第 1 次 ^{131} 碘治疗后 6 个月（2021-07-05）甲状腺功能提示：甲状腺球蛋白 2.12 ng/mL，甲状腺球蛋白抗体 1.51 U/mL，促甲状腺激素 0.0103 μIU/mL，抑制甲状腺球蛋白较治疗前（> 500.0 ng/mL）均明显降低。第 1 次 ^{131} 碘治疗后 6 个月（2021-07-28）甲状腺彩超提示：双侧叶切除术后，甲状腺区未见明显占位病变。双侧颈部未见明显异常肿大淋巴结。

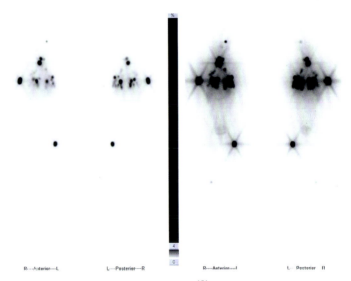

R—Anterior—L   L—Posterier—R   R—Anterinr—l   L—Posterier—R

病例 3 图 4　治疗剂量 ^{131} 碘全身显像

注：第 1 次治疗剂量 ^{131} 碘全身显像提示：甲状腺双侧叶放射性浓聚，右侧叶显著，考虑少量甲状腺组织残留；右颈Ⅳ区结节，呈明显放射性浓聚，考虑异位甲状腺组织与淋巴结转移鉴别；双肺多发明显放射性浓聚灶，考虑多发转移瘤；右侧肱骨中段、左侧股骨近段、右侧胫骨近段多发放射性浓聚灶、左侧蝶骨大翼考虑骨转移瘤。治疗剂量 ^{131} 碘全身显像结果与 2020-12-10 诊断性 ^{131} 碘全身显像结果基本类似，详见病例 3 图 1 至病例 3 图 3。

　　第 2 次 ^{131} 碘治疗：治疗前评估，2021-07-29 甲状腺功能提示：甲状腺球蛋白 10.53 ng/mL，甲状腺球蛋白抗体 1.42 U/mL，促甲状腺激素 90.7279 μIU/mL，刺激甲状腺球蛋白较前（＞500.0 ng/mL）明显降低，但仍处于较高水平。2021-07-29 诊断剂量 ^{131} 碘全身显像提示：与 2020-12-17 治疗剂量 ^{131} 碘全身显像比较，甲状腺癌术后，原甲状腺双侧叶区残留甲状腺组织已清除；右颈Ⅳ区结节较前明显缩小，未见摄碘；双肺多发转移瘤，较前减少、缩小，未见明显摄 ^{131} 碘；多发骨转移瘤，较前减少、缩小，部分组织轻度摄 ^{131} 碘。考虑患者第 1 次 ^{131} 碘治疗效果显著，目前生化和影像均提示仍存在双肺、骨多发转移瘤，完善检查，排除禁忌证，患者于 2021-08-02 行第 2 次大剂量 ^{131} 碘治疗，治疗剂量为 200 mCi。治疗前后同时给予小剂量激素、护胃等对症处理，^{131} 碘治疗后 48 小时行促甲状腺激素抑制治疗。2021-08-05 治疗剂量 ^{131} 碘全身显像提示（病例 3 图 5、病例 3 图 6）：对比 2020-12-17 治疗剂量 ^{131} 碘全身显像，原少量甲状腺残留组织现已清除；右颈Ⅳ区结节较前明显缩小，现未见摄取 ^{131} 碘；双肺多发转移瘤较前明显减少、缩小，摄碘程度较前明显减低；右下肢骨转移灶现未见明显摄取 ^{131} 碘，余多发骨转移灶摄取 ^{131} 碘程度较前减低。第 2 次 ^{131} 碘治疗后 3 个月（2021-12-06）甲状腺功能：甲状腺球蛋白 0.388 ng/mL，甲状腺球蛋白抗体 0.96 U/mL，促甲状腺激素 0.0047 μIU/mL。第 2 次 ^{131} 碘治疗后 6 个月（2022-04-25）甲状腺功能：甲状腺球蛋白 0.230 ng/mL，甲状腺球蛋白抗体 0.94 U/mL，促甲状腺激素 0.0069 μIU/mL，抑制甲状腺球蛋白均较前降低（2.12 ng/mL）。第 2 次 ^{131} 碘治疗后 6 个月（2022-04-28）甲状腺彩超提示：甲状腺区未见明显占位病变，双颈未见明显肿大淋巴结。

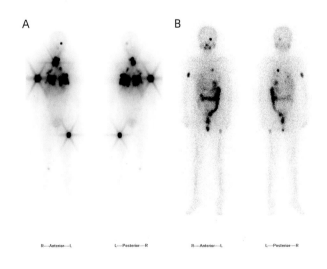

病例 3 图 5　治疗剂量 ^{131} 碘全身显像对比

注：图 A 为第 1 次 ^{131} 碘治疗后（2020-12-17）治疗剂量 ^{131} 碘全身显像，图 B 为第 2 次 ^{131} 碘治疗后（2021-08-05）治疗剂量 ^{131} 碘全身显像，与图 A 比较，图 B 提示，原少量甲状腺残留组织现已清除；双肺见多发轻度放射性浓聚灶，较前减少、缩小；多发转移瘤较前明显减少、缩小；右下肢骨转移灶现未见明显浓聚，余多发骨病灶部分放射性浓聚程度较前减低。

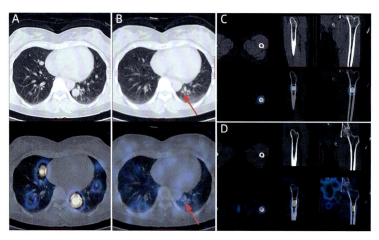

病例 3 图 6　治疗剂量 ^{131} 碘局部 SPECT/CT 显像对比

注：图 A、C 为第 1 次 ^{131} 碘治疗后（2020-12-17）治疗剂量 ^{131} 碘局部 SPECT/CT 显像，图 B、D 为第 2 次 ^{131} 碘治疗后（2021-08-05）治疗剂量 ^{131} 碘局部 SPECT/CT 显像；与图 A 比较，图 B 提示，双肺多发结节较前明显减少、缩小，较大者约 6 mm×4 mm，部分呈轻度放射性浓聚灶，放射性浓聚浓度较前明显降低，考虑双肺转移瘤治疗后明显好转；与图 C 比较，图 D 提示，左侧股骨近段见软组织影，范围较前缩小，呈放射性浓聚，考虑骨转移瘤治疗后好转。

第 3 次 ^{131} 碘治疗：患者因疫情未及时复诊，2022-09-02 甲状腺功能提示：甲状腺球蛋白 0.281 ng/mL，甲状腺球蛋白抗体 1.02 U/mL，促甲状腺激素 0.0105 μIU/mL；2022-10-31 甲状腺功能提示：甲状腺球蛋白 1.85 ng/mL，甲状腺球蛋白抗体 1.05 U/mL，促甲状腺激素＞100.00 μIU/mL，刺激甲状腺球蛋白较前（10.53 ng/mL）降低，但仍略增高。2022-11-01 诊断剂量 ^{131} 碘全身显像提示：与 2021-08-05 治疗剂量 ^{131} 碘全身显像比较，甲状腺区未见残余甲状腺组织或肿瘤复发征象；右颈Ⅳ结节未见摄 ^{131} 碘，同前；双肺多发转移瘤，较前缩小、减少，未见摄 ^{131} 碘；多发骨转移瘤，较前缩小、减少，其中右侧肱骨中段轻度摄 ^{131} 碘，余病灶未见摄 ^{131} 碘。考虑患者第 2 次 ^{131} 碘治疗效果仍非常显著，目前生化和影像均提示仍存在肺、骨转移瘤存活，完善检查，排除禁忌证，患者于 2022-11-03 行第 3 次大剂量 ^{131} 碘治疗，治疗剂量为 200 mCi，治疗前后同时给予小剂量激素、护胃等对症处理。2022-11-03 治疗剂量 ^{131} 碘全身显像提示（病例 3 图 7）：与 2021-08-05 治疗剂量 ^{131} 碘全身显像比较，甲状腺区未见残余甲状腺组织或肿瘤复发征象；右颈Ⅳ结节未见摄 ^{131} 碘，基本同前；双肺多发小结节，较前减少、缩小，未见摄[131]碘，考虑转移瘤治疗后改变；右侧肱骨中段、左侧股骨上段摄[131]碘灶，较前缩小，考虑骨转移瘤治疗后改变（肿瘤存活可能性大）；左侧蝶骨、右侧胫骨上段病灶，较前缩小，未见摄[131]碘，考虑转移瘤治疗后改变。第 3 次[131]碘治疗后 3 个月（2023-03-27）甲状腺功能：甲状腺球蛋白 0.182 ng/mL，甲状腺球蛋白抗体 0.43 U/mL，促甲状腺激素 0.0232 μIU/mL。第 3 次[131]碘治疗后 6 个月（2023-04-24）甲状腺功能：甲状腺球蛋白 0.225 ng/mL，甲状腺球蛋白抗体 ＜ 0.01 U/mL，促甲状腺激素 0.9453 μIU/mL。第 3 次[131]碘治疗后 6 个月余（2023-06-13）甲状腺功能：甲状腺球蛋白 1.08 ng/mL，甲状腺球蛋白抗体 0.56 U/mL，促甲状腺激素 97.2373 μIU/mL。刺激甲状腺球蛋白较前（1.85 ng/mL）降低，接近 1 ng/mL。第 3 次[131]碘治疗后 6 个月余（2023-06-14）诊断剂量[131]碘全身显像提示：与 2022-11-03 治疗剂量[131]碘显像比较，甲状腺区未见残余甲状腺组织或肿瘤复发征象；右颈Ⅳ结节未见摄[131]碘，基本同前；双肺多发小结节未见摄[131]碘，基本同前，考虑转移瘤治疗后改变；右侧肱骨中段、左侧股骨上段、左侧蝶骨、右侧胫骨上段病灶，未见明显摄[131]碘，考虑转移瘤治疗后改变。患者的生化和影像均提示未见明显肿瘤存活，终止进行[131]碘治疗，纳入密切随诊。

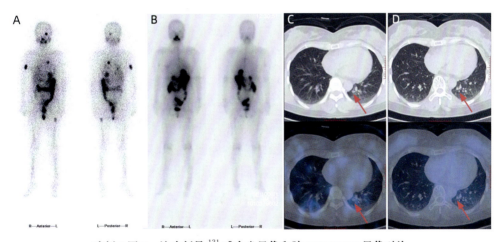

病例 3 图 7　治疗剂量[131]碘全身显像和肺 SPECT/CT 显像对比

注：图 A、C 为第 2 次[131]碘治疗后（2021-08-05）治疗剂量[131]碘全身显像及肺 SPECT/CT 显像，图 B、D 为第 3 次[131]碘治疗后（2022-11-03）治疗剂量[131]碘全身显像及肺 SPECT/CT 显像；与图 A、图 C 比较，图 B、D 提示原双肺小结节，部分较前略缩小，大者约 4 mm×3 mm，放射性浓聚均较前降低，现均未见明显放射性浓聚，考虑转移瘤治疗后好转；右侧肱骨中段、左侧股骨上段、左侧蝶骨、右侧胫骨上段病灶放射性浓聚均较前降低或基本无放射性浓聚，考虑转移瘤治疗后好转。

（二）随访

患者依从性较好，后续一直坚持促甲状腺激素抑制治疗＋定期随访。2023-09-26甲状腺功能提示：甲状腺球蛋白0.126 ng/mL，甲状腺球蛋白抗体0.83 U/mL，促甲状腺激素0.0062 μIU/mL，抑制甲状腺球蛋白维持在0.2 ng/mL左右。

三、病例分析

该患者虽然为甲状腺多中心微小乳头状癌，但刺激性甲状腺球蛋白、抑制性甲状腺球蛋白及诊断剂量[131]碘全身显像均提示：双肺和骨多发转移瘤。该患者诊断、分期、危险度分层是明确的：甲状腺右侧叶多中心微小乳头状癌术后，合并双肺、骨多发转移（$T_{1a}N_xM_1$，Ⅱ期，高危）。该患者双肺和骨病灶均可见明显摄[131]碘，对于这种情况，我们给予了连续3次大剂量[131]碘治疗，多次核素[131]碘全身显像提示双肺、骨病灶治疗后明显好转，近期治疗后刺激甲状腺球蛋白约1 ng/mL，抑制甲状腺球蛋白约0.2 ng/mL，最终治疗效果基本接近完全缓解。

四、诊疗经验

甲状腺癌是内分泌系统最常见的恶性肿瘤，近年来发病率呈持续快速增长的趋势，成为严重威胁我国居民健康的高发恶性肿瘤之一。甲状腺癌中大部分为分化型甲状腺癌，占全部甲状腺癌的90%以上，主要包括甲状腺乳头状癌和甲状腺滤泡状癌。[131]碘治疗是分化型甲状腺癌合并远处转移病灶患者的常规辅助治疗的基础。肺和骨转移是甲状腺癌远处转移的第一、第二大常见部位，预后较差，[131]碘和外放射治疗是骨转移瘤最常用的治疗方法，已知或疑似远处转移性疾病的分化型甲状腺癌患者应推荐进行[131]碘治疗，如果患者不适合[131]碘治疗，根据患者病灶数量及累及范围可以考虑全身系统性治疗或局部治疗。本病例患者几乎所有的肺和骨转移瘤明显摄取[131]碘，是非常适合[131]碘治疗的病例，经过3次大剂量[131]碘治疗，影像和生化检查显示均基本达到完全缓解的效果，明显提高患者的预后和生存时间。当然，定期复查、再次评估是非常有必要的，在治疗或随访过程中，当发现效果不佳或疾病进展可进行多学科会诊（multi-disciplinary treatment，MDT），选择最适合患者的治疗方式。

（病例提供者：李建芳　程木华　中山大学附属第三医院）

参考文献

[1]Sung H, Ferlay J, Siegel RL, et al.Global cancer statistics 2020 : GLOBOCAN estimates of incidence and mortality worldwide for 36cancers in 185 countries[J]. CA : A Cancer Journal for Clinicians, 2021, 71 (3) : 209-249.

[2]Chen W, Sun K, Zheng R, et al.Cancer incidence and mortality in china, 2014[J]. Chinese Journal of Cancer Research, 2018, 30 (01) : 1-12.

[3]Vayisoglu Y, Ozcan C.Involvement of level II b lymph node metastasis and dissection in thyroid cancer[J].Gland Surg, 2013, 2 (4) : 180-185.

[4]Haugen BR, Alexander EK, Bible KC, et al.2015 american thyroid association management guidelines for adult patients with thyroid nodules and differentiated thyroid cancer : the american thyroid association guidelines task force on thyroid nodules and differentiated thyroid cancer[J].Thyroid, 2016, 26 (1) : 1-133.

[5]Pfister DG, Spencer S, Adelstein D, et al.Head and neck cancers, version 2.2020, NCCN clinical practice guidelines in oncology[J].J Natl Compr Canc Netw, 2020, 18 (7) : 873-898.

病例 4 ^{131} 碘治疗分化型甲状腺癌多发肺转移、骨转移

一、病历摘要

（一）基本信息

患者女性，58 岁。

主诉：甲状腺癌术后 2 个月余。

现病史：患者于 1991 年体检发现甲状腺左叶结节，当时约黄豆大小，未予进一步诊治。2012 年行甲状腺超声及甲状腺静态显像检查考虑为"结节性甲状腺肿"，随后左叶甲状腺结节进行性增大。2020-11-08 行 PET/CT 检查：①甲状腺双叶多发恶性病变可能性大（甲状腺癌？）；②双肺广泛转移；③右侧髋臼后份良性骨病变？建议随诊复查。2020-11-13 在 B 超引导下行甲状腺肿物及右颈淋巴结穿刺活检术，病理提示"（甲状腺）结节性甲状腺肿、（右颈淋巴结）反应性增生"。2020-11-26 CT 引导下行右下肺结节穿刺活检，病理意见：甲状腺滤泡性癌肺转移与肺内甲状腺异位难以鉴别，结合影像学检查，倾向于甲状腺滤泡性癌肺转移可能性大。2020-11-30 在 B 超引导下再次行甲状腺肿物穿刺，镜下见甲状腺滤泡大小不一，小灶出血，未见明确肿瘤性病变。2020-12-07 在全身麻醉下行"甲状腺全切除＋双侧中央区淋巴结清扫术"，术中探查：甲状腺双叶内多个结节，大小不等，血运丰富，较多异常血管，与肌肉有粘连。术后病理：①（甲状腺左侧叶）符合结节性甲状腺肿，伴钙化，周围呈慢性淋巴细胞性甲状腺炎；②（甲状腺右侧叶）镜下 0.6 cm 结节为滤泡型甲状腺乳头状癌，未累及甲状腺被膜，未见血管及神经侵犯，周围组织呈慢性淋巴细胞性甲状腺炎；(F55691-D) 免疫组化：BRAF V600E (＋)，CK19 (＋)，TPO (－)，CD56 (－)，(F55691-J) 免疫组化：CK19 (＋)，TPO (＋)；③（左侧中央区淋巴结）镜下见纤维、脂肪、脉管及少量甲状腺组织，甲状腺呈慢性淋巴细胞性甲状腺炎改变，未见恶性；④（右侧中央区淋巴结）淋巴结未见癌转移（0/2），并见少许甲状旁腺组织。术后患者一直"优甲乐 100 μg 晨起顿服"替代抑制治疗，于 2021-03-02（停服优甲乐 21 天）行诊断剂量 ^{131} 碘全身扫描提示：①颈前甲状腺区部分甲状腺组织残留；②双肺广泛转移，病灶呈不同程度高摄取；③左侧顶骨、下颌骨右份、右肘部、左侧髂骨及右侧髋臼多发局灶性 ^{131} 碘高摄取灶，考虑多发骨转移。患者拟行 ^{131} 碘内照射治疗入院。起病以来患者精神可，胃纳可，大、小便如常，体重未见明显下降。

既往史：自诉有"安乃近"过敏史，有高血压 10 年余，血压最高时收缩压为 150 mmHg，平时"苯磺酸氨氯地平片 5 mg 口服 1 次／日"降压治疗，血压控制可。2009 年因"子宫平滑肌瘤"在我院行"子宫全切术"（具体不详）。否认肝炎、结核、

传染病史，否认糖尿病、冠心病、慢性肾病史，否认外伤史，否认输血史，否认食物过敏史，预防接种史不详。

个人史、家族史：无特殊。

（二）体格检查

体温 36.4 ℃，脉搏 83 次 / 分，呼吸 18 次 / 分，血压 149/81 mmHg。发育正常，营养良好，正常面容，表情自如，自主体位，神志清楚，查体合作。全身皮肤黏膜无黄染，无皮疹、皮下出血，无皮下结节，毛发分布正常。皮下无水肿，无肝掌、蜘蛛痣。全身浅表淋巴结无肿大。心、肺、腹未见明显异常。

专科查体：颈软无抵抗，气管居中，颈动脉搏动未见异常，颈静脉无怒张，肝颈静脉回流征阴性。颈部可见长约 4 cm 手术瘢痕，愈合良好。甲状腺双叶未及，双侧颈部未扪及肿大淋巴结。

（三）辅助检查

实验室检查（2021-03-01）：

甲功五项：游离三碘甲状腺原氨酸 4.45 pmol/L（参考值 3.54 ～ 6.47 pmol/L），游离四碘甲状腺原氨酸 9.02 pmol/L（参考值 11.4 ～ 23.2 pmol/L），促甲状腺激素 26.835 mIU/L（参考值 0.51 ～ 4.94 mIU/L），甲状腺球蛋白 2408 μg/L，抗甲状腺球蛋白抗体＜ 20.0 U/mL（参考值 0 ～ 40.0 U/mL）。

影像学检查：

2020-11-08 术前 PET/CT 检查：①甲状腺双叶多发恶性病变可能性大（甲状腺癌？）；②双肺广泛转移；③右侧髋臼后份良性骨病变？建议随诊复查（病例 4 图 1）。

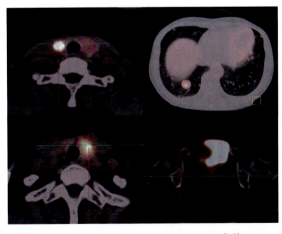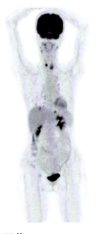

病例 4 图 1　2020-11-08 术前 PET/CT 显像

2021-03-02 刺激状态下诊断剂量 [131] 碘全身显像（[131] 碘 5 mCi）：①颈前甲状腺区部分甲状腺组织残留；②双肺广泛转移，病灶呈弥漫性高摄取；③左侧顶骨、下颌骨右份、右肘部、左侧髂骨及右侧髋臼多发局灶性 [131] 碘高摄取灶，考虑多发骨转移（病例 4 图 2）。

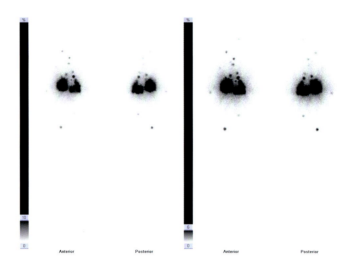

病例 4 图 2　2021-03-02 治疗前刺激状态下诊断剂量 [131] 碘全身显像（[131] 碘 5 mCi）

（四）诊断

甲状腺滤泡型乳头状癌术后伴双肺转移、骨转移（$T_{1a}N_0M_1$，Ⅳ b 期，高危）。

二、治疗经过

（一）治疗

1. 手术治疗　2020-12-07 患者在全身麻醉下行"甲状腺全切除＋双侧中央区淋巴结清扫术"。

2. [131] 碘清灶治疗　患者分别于 2021 年 3 月、2021 年 7 月、2022 年 2 月在我科口服 [131] 碘 200 mCi 治疗。

3. [131] 碘治疗 3 天后继续甲状腺素抑制治疗　左甲状腺素钠（优甲乐）100 μg 晨起顿服。

（二）随访

1. [131] 碘全身显像　患者 2021 年 3 月首次治疗后 [131] 碘全身显像及颈、胸及下腹部断层融合显像提示：①颈前甲状腺区部分甲状腺组织残留；②双肺广泛转移（右肺下叶较大病灶大小约 2.2 cm×2.2 cm），病灶呈不同程度高摄取；③左侧顶骨、下颌骨右份、右肘部、左侧髂骨及右侧髋臼多发局灶性 ^{131} 碘高摄取灶（右侧髋臼病灶大小约 $1.5\,cm\times1.0\,cm$），考虑多发骨转移（病例 4 图 3）。

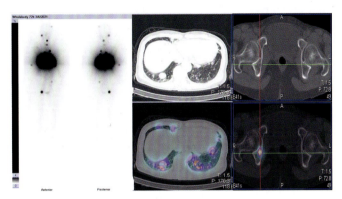

病例 4 图 3　2021-03-06 刺激状态下第 1 次治疗剂量 ^{131} 碘全身显像（^{131} 碘 200 mCi）

2021 年 7 月第 2 次治疗后 ^{131} 碘全身显像及颈、胸及下腹部断层融合显像提示：①颈前残余甲状腺组织已完全清除；②原双肺广泛转移灶明显缩小、减少（右肺下叶较大病灶大小约 $1.5\,cm\times1.2\,cm$），病灶 ^{131} 碘摄取程度明显减低，部分病灶未见 ^{131} 碘高摄取；③右侧髋臼骨转移灶仍呈 ^{131} 碘高摄取（右侧髋臼病灶大小约 $1.3\,cm\times0.9\,cm$），其余部位骨转移灶已未见 ^{131} 碘高摄取（病例 4 图 4）。

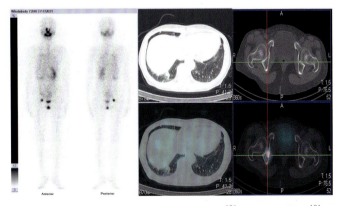

病例 4 图 4　2021-07-17 刺激状态下第 2 次治疗剂量 ^{131} 碘全身显像（^{131} 碘 200 mCi）

2022 年 2 月第 3 次治疗后 ^{131} 碘全身显像及颈、胸及下腹部断层融合显像提示：①右侧髋臼骨转移灶仍见 ^{131} 碘轻度摄取（右侧髋臼病灶大小约 $0.9\,cm\times0.7\,cm$），病灶较前缩小、硬化，摄碘程度较前降低；②双肺广泛转移灶较前进一步缩小（右肺下叶较大病灶大小约 $1.2\,cm\times1.0\,cm$），未见 ^{131} 碘摄取（病例 4 图 5）。

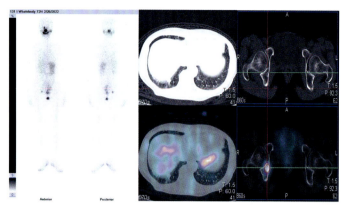

病例 4 图 5　2022-02-26 刺激状态下第 3 次治疗剂量 ^{131} 碘全身显像（^{131} 碘 200 mCi）

2022 年 9 月末次治疗后 7 个月复查刺激状态下诊断剂量（^{131} 碘 5 mCi）^{131} 碘全身显像及颈、胸及下腹部断层融合显像提示：①原右侧髋臼骨转移灶较前硬化（右侧髋臼病灶大小约 0.9 cm×0.7 cm），未见 ^{131} 碘高摄取；②双肺广泛转移灶未见 ^{131} 碘摄取，部分病灶较前进一步缩小（右肺下叶较大病灶大小约 1.1 cm×0.7 cm）（病例 4 图 6）。

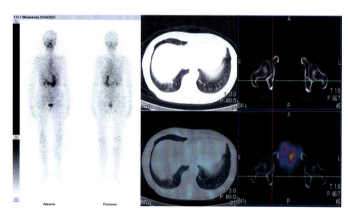

病例 4 图 6　2022-09-24 刺激状态下诊断剂量 ^{131} 碘全身显像（^{131} 碘 5 mCi）

2. ^{131} 碘治疗前后患者刺激状态下甲状腺球蛋白、甲状腺球蛋白抗体变化趋势，见病例 4 表 1。

病例 4 表 1   甲状腺球蛋白、甲状腺球蛋白抗体变化趋势

时间	促甲状腺激素（mIU/L）	甲状腺球蛋白（μg/L）	甲状腺球蛋白抗体（U/mL）
2021-03-01	26.835	2408	＜ 20.0
2021-07-12	69.980	4.2	＜ 20.0
2022-02-21	98.140	1.3	＜ 20.0
2022-09-21	48.865	0.4	＜ 20.0

注：促甲状腺激素参考值为 0.51 ～ 4.94 mIU/L。

3. 2022 年 12 月及 2023 年 6 月复查促甲状腺激素抑制状态下甲状腺球蛋白均小于 0.2 μg/L。

4. ^{131} 碘治疗后患者复查血常规和肝肾功能、甲状旁腺素、血钙均未见异常。

5. 疗效评定满意。

三、病例分析

患者为中老年女性，术后病理：甲状腺右侧叶 0.6 cm 结节为滤泡型甲状腺乳头状癌，未累及甲状腺被膜，未见血管及神经侵犯，双侧颈部中央区未见淋巴结转移。治疗前行 ^{131} 碘全身扫描提示双肺广泛转移、全身多发骨转移，且病灶有摄碘。结合术后病理，临床分期为 $T_{1a}N_0M_1$，Ⅳ b 期；危险度分层为高危，符合 ^{131} 碘治疗指征。

按照《^{131} 碘治疗分化型甲状腺癌指南》推荐肺及骨转移的治疗剂量为 5.55 ～ 7.40 GBq（150 ～ 200 mCi），结合患者的一般情况及基线检查结果，患者首次 ^{131} 碘治疗剂量为 7.40 GBq（200 mCi）。患者在首次治疗后 4 个月及 11 个月分别接受两次的清灶治疗，治疗剂量均为 7.40 GBq（200 mCi）。每次治疗后通过 ^{131} 碘全身扫描和血清学甲状腺球蛋白检测评估疗效。

晚期甲状腺癌患者，在经过规范治疗（手术＋ ^{131} 碘治疗＋甲状腺激素抑制治疗）后获得较好的治疗效果。该病例末次碘治疗结束 7 个月后复查 ^{131} 碘全身扫描（5 mCi）未见明显摄碘灶，刺激性甲状腺球蛋白 0.4 μg/L，提示疗效满意。

四、诊疗经验

滤 泡 型 甲 状 腺 乳 头 状 癌（follicular variant papillary thyroid carcinoma，FVPTC）是甲状腺乳头状癌（papillary thyroid carcinoma，PTC）中较常见的亚型，与经典型 PTC 相比，FVPTC 超声检查显示出较多的良性病灶特征，

使其诊断较为困难。FVPTC 的针吸细胞学（fine needle aspiration cytology，FNAC）检查，细胞排列和细胞质形态与肿瘤性、非肿瘤性滤泡增生性病变有重叠，容易误诊为结节性甲状腺肿或滤泡型肿瘤。该患者 3 次 B 超引导下对甲状腺结节进行 FNAC 检查均未能正确诊断 FVPTC，对于非典型病变在 FNAC 诊断过程中我们可以结合免疫细胞化学及基因检测等手段，进一步提高甲状腺结节的术前诊断正确率。有研究表明，利用 RAS 基因突变检测诊断 FVPTC 有较高的灵敏度（96%）和特异性（84%），而 BRAF V600E 基因突变是否可以鉴别 FVPTC 与滤泡状甲状腺癌（follicular thyroid carcinoma，FTC）尚不明确。

PTMC 是指肿瘤最大直径 ≤ 1 cm 的甲状腺乳头状癌。有学者认为 PTMC 可分为两种类型：Ⅰ型是单纯的原位癌、早期癌，癌灶局限于包膜内，无明显血管浸润，生物学行为呈低度恶性，无淋巴转移或远处转移的能力；Ⅱ型是隐匿型晚期癌，原发灶较小，但生物学行为呈高度恶性，癌灶浸润至包膜外、浸润血管多，容易发生颈部或远处转移。该病例患者则属于Ⅱ型的 PTMC，虽然原发病灶只有 0.6 cm，但就诊时已发现双肺广泛转移和多发骨转移，因此 PTMC 并不等于低危癌，少部分 PTMC 具有侵袭性生物学行为。研究表明，肿瘤大小（> 5 mm）、结节部位是影响 PTMC 颈部淋巴结转移的独立危险因素；另外，合并慢性淋巴细胞性甲状腺炎的 PTMC 患者转移率也会有所增加，由于慢性炎症可通过抑制细胞凋亡并刺激细胞增殖、血管生成及释放各种细胞因子和自由基来促进致瘤性微环境形成。所以对选择动态监测的 PTMC 患者，尤其是存在上述转移高危因素的患者，需要更加谨慎地选择治疗策略，即使选择动态观察也需要更加严密地随访。

该患者在甲状腺癌术后 3 个月内开始进行首次 ^{131} 碘治疗，随后在第 4 个月及第 11 个月分别进行 ^{131} 碘治疗（总剂量为 600 mCi），所有转移灶在 ^{131} 碘治疗结束后明显缩小、部分病灶消失，刺激性甲状腺球蛋白 0.4 μg/L，提示疗效满意。研究发现，远处转移摄碘的患者中 33% ～ 50% 对 ^{131} 碘治疗有完全反应，肺转移通常对 ^{131} 碘治疗反应较好，且预后良好。经验显示，^{131} 碘治疗在小于 1 cm 的病灶中反应更好。然而，骨转移一般对 ^{131} 碘治疗的反应较差，治愈率约 7%，只有早期阶段，微小转移才有治愈的机会，对于小的骨髓转移灶 ^{131} 碘治疗更有效。分化型甲状腺癌远处转移灶的疗效存在差异，部分患者病灶即使摄碘进行大剂量的 ^{131} 碘治疗也不能达到治疗作用，这可能与病灶对 ^{131} 碘的摄取能力和滞留能力存在异质性有关，其异质性主要由于钠碘同向转运体（sodium iodide symporter，NIS）蛋白表达的差异决定。目前考虑病灶摄碘减少的主要原因：①细胞膜上 NIS 蛋白的表达量减少；②NIS 蛋白表达位点的发生改变，没有定位于细胞膜上的 NIS 蛋白，不能有效转运碘至细胞内。一些个案报道发现，远处转移 FVPTC 患者只通过 ^{131} 碘治疗病灶即可达到完全缓解，与本病例情况相似，但是 FVPTC 与经典 PTC 或 FTC 对 ^{131} 碘治疗敏感性是否存在差异，还需要进一步的研究。综上所述，病灶摄取 ^{131} 碘的能力、转移灶大小及病理类型均是可能影响疗效的因素。

分化型甲状腺癌多发转移灶的患者经过前期 ^{131} 碘治疗后是否需要再次治疗，应动态评估疾病是否得到了有效控制，如血清学甲状腺球蛋白和甲状腺球蛋白抗体水平呈下降趋势，影像学检查病灶呈缩小趋势且仍摄碘，应考虑再次行 ^{131} 碘治疗。但目前对于再次行 ^{131} 碘治疗时机仍存在争议，《^{131} 碘治疗分化型甲状腺癌指南（2021版）》建议，再次清灶治疗间隔时间一般为 6 ~ 12 个月（弱推荐，低质量推荐），也有学者认为，根据患者具体情况可适当缩短时间，每次清灶治疗间隔可为 4 ~ 6 个月。总之，决定再次 ^{131} 碘治疗之前应权衡患者获益及风险情况，在此基础上来评估重复 ^{131} 碘治疗的必要性。

（病例提供者：鲁胜男　冯彦林　佛山市第一人民医院）

参考文献

[1] 张静, 李研, 吕宁, 等. 甲状腺滤泡性肿瘤基因突变及其临床病理特征分析 [J]. 中华肿瘤杂志, 2019, 41（8）：594-598.

[2] 胡作军, 王深明, 王燕华, 等. 甲状腺微小癌合并转移的诊治 [J]. 中国普通外科杂志, 2003, 12（5）：357-359.

[3] Sheng L, Shi J, Han B, et al. Predicting factors for central or lateral lymph node metastasis in conventional papillary thyroid microcarcinoma[J]. Am J Surg, 2020, 220（2）：334-340.

[4] Song HJ, Qiu ZL, Shen CT, et al. Pulmonary metastases in differentiated thyroid cancer: efficacy of radioiodine therapy and prognostic factors[J]. Eur J Endocrinol, 2015, 173（3）：399-408.

[5] 杨佳欢, 陈泽泉, 余永利, 等. 1 例伴发骨和肺转移的滤泡型甲状腺乳头状癌经一次 ^{131} 碘治疗治愈 [J]. 标记免疫分析与临床, 2021, 28（5）：896-900.

病例5 ¹³¹碘有效治疗甲状腺滤泡癌合并全身多发肺、骨转移

一、病历摘要

（一）基本信息

患者女性，49 岁。

主诉：甲状腺滤泡癌伴双肺及全身多发骨转移术后。

现病史：患者于 2020 年 4 月无明显诱因出现左上臂肿痛、活动受限等症状，自行休息后未见明显缓解，遂就诊于某医院，行 X 线片提示：左肱骨上段骨质破坏（病例 5 图 1）。后于 2020-04-30 行 PET/CT 全身显像（病例 5 图 2）提示：甲状腺左侧叶混杂密度结节，代谢稍活跃；双肺多发结节，代谢活性未见明显增高；下颌骨右侧支、左侧肱骨上段、左侧耻骨及第 4 腰椎棘突骨质破坏，代谢活跃。为进一步明确诊断，患者于 2020-05-14 在该院行"左肱骨中上段肿瘤广泛切除，人工肱骨头置换术"。术后病理提示：符合甲状腺滤泡性癌转移。遂于 2020-06-01 再次于该院行"双侧甲状腺全部切除术＋颈部淋巴结清扫术（Ⅲ、Ⅳ及Ⅶ区）＋喉返神经探查术"。术后病理（病例 5 图 3）提示：①（左侧甲状腺）广泛浸润性甲状腺滤泡癌，肿瘤大小约 5.0 cm×4.0 cm×2.0 cm，血管浸润＞4 个血管，未见明确神经侵犯；②（右侧甲状腺）甲状腺滤泡性肿瘤，考虑为甲状腺滤泡癌累及。

既往史：患者有数年高血压及糖尿病，予以药物治疗，指标控制平稳；否认冠心病、肝炎、肺结核病史，否认外伤史，否认输血史，否认食物、药物过敏史，预防接种史不详。

个人史、家族史：无特殊。

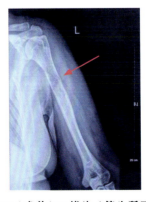

病例 5 图 1　2020-04-26（术前）X 线片（箭头所示左肱骨上段骨质破坏）

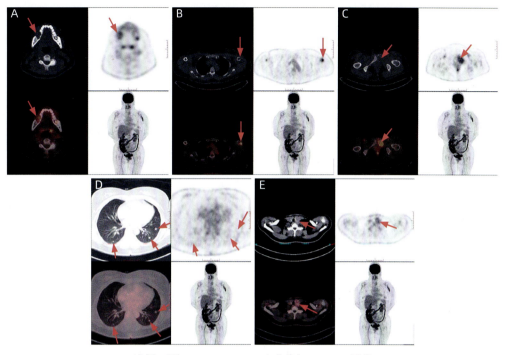

病例 5 图 2   2020-04-30（术前）PET/CT 显像

注：A～C. 箭头所示依次为下颌骨右侧支、左侧肱骨上段、左侧耻骨，骨转移瘤并软组织肿块形成，大者约 4.9 cm×3.1 cm×2.8 cm，糖代谢增高，SUVmax 5.2；D. 箭头所示为双肺散在多发转移瘤，大者直径约 0.9 cm，糖代谢无明显增高，SUVmax 0.6；E. 箭头所示为甲状腺左侧叶结节状混杂密度灶，范围约 3.1 cm×3.3 cm×4.0 cm，糖代谢增高，SUVmax 3.4。

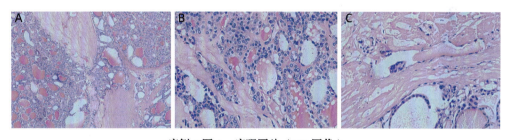

病例 5 图 3   病理图片（HE 图像）

注：A. 低倍镜下（10×10）肿瘤的包膜侵犯情况；B. 低倍镜下（40×10），提示甲状腺滤泡癌组织；C. 低倍镜下（40×10），肿瘤内的血管癌栓浸润情况。

（二）体格检查

患者颈前可见约 9 cm 手术瘢痕，愈合良好，甲状腺双叶未及，颈部未触及明确肿大淋巴结，气管居中，双侧颈静脉无怒张，双侧颈动脉搏动未见异常。余查体无特殊。

（三）辅助检查

实验室检查：

2020-05-06（术前）促甲状腺激素 1.68 mIU/L，甲状腺球蛋白＞1000 ng/mL ↑，甲状腺球蛋白抗体 26.7 U/mL。

2020-07-30（第 1 次 ^{131} 碘治疗刺激性状态）：促甲状腺激素 13.23 mIU/L（参考值 0.3～4.5 mIU/L），甲状腺球蛋白 9385.29 ng/mL ↑（参考值 0～55 ng/mL），甲状腺球蛋白抗体 0 U/mL（参考值 0～95 U/mL）。

2021-01-15（第 2 次 ^{131} 碘治疗刺激性状态）：促甲状腺激素 56.53 mIU/L，甲状腺球蛋白 20 127.49 ng/mL ↑，甲状腺球蛋白抗体 0 U/mL。

2021-08-27（第 3 次 ^{131} 碘治疗刺激性状态）：促甲状腺激素 67.46 mIU/L，甲状腺球蛋白 650.47 ng/mL ↑，甲状腺球蛋白抗体 0 U/mL。

影像学检查：

2020-07-28 甲状腺彩超（第 1 次 ^{131} 碘治疗刺激性状态）：甲状腺术后，残余甲状腺未见明显异常。双侧颈部见淋巴结声像，考虑淋巴结反应性增生。

2021-01-13 甲状腺彩超（第 2 次 ^{131} 碘治疗刺激性状态）：甲状腺术后，残余甲状腺未见明显异常。双侧颈部见淋巴结声像。

2021-08-28 甲状腺彩超（第 3 次 ^{131} 碘治疗刺激性状态）：甲状腺术后，甲状腺区未见明显异常包块。双侧颈部见淋巴结声像。

（四）诊断

甲状腺滤泡癌伴双肺及全身多发骨转移术后（$T_{3a}N_0M_1$，Ⅱ期，高危）。

二、治疗经过

（一）治疗

入院后参考中华医学会核医学分会 2018 年发布的《分化型甲状腺癌术后 ^{131} I 治疗临床路径专家共识（2017 版）》完善相关检验及检查项目，甲状腺激素及相关抗体指标详见病例 5 表 1。分别于 2020-07-30（250 mCi）、2021-01-15（250 mCi）、2021-08-27（250 mCi）予以 3 次 ^{131} 碘治疗，治疗后第 3 天行 ^{131} 碘全身显像（病例 5 图 4 至病例 5 图 6）。

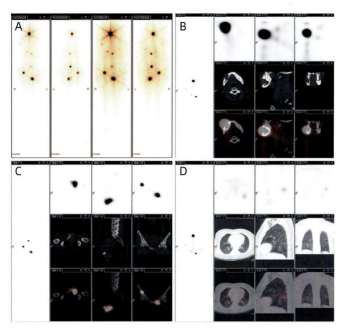

病例 5 图 4　2020-08-01 第 1 次 ^{131} 碘治疗后 3 天行 ^{131} 碘全身显像

注:A 为 ^{131} 碘全身显像图(MIP 图);B ～ D 为局部断层融合显像,提示下颌骨右侧支、左侧耻骨、双肺结节摄取 ^{131} 碘显著,为功能性转移灶。

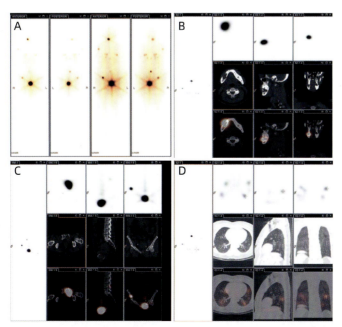

病例 5 图 5　2021-01-17 第 2 次 ^{131} 碘治疗后 3 天行 ^{131} 碘全身显像

注:A 为 ^{131} 碘全身显像 (MIP 图);B ～ D 为局部断层融合显像,提示下颌骨右侧支、左侧耻骨、双肺结节摄取 ^{131} 碘显著。

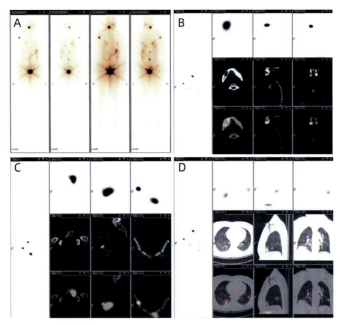

病例 5 图 6   2021-08-30 第 3 次 ^{131} 碘治疗后 3 天行 ^{131} 碘全身显像

注:A 为 ^{131} 碘全身显像图(MIP 图);B ~ D 为局部断层融合显像,提示下颌骨右侧支、左侧耻骨、双肺结节摄取 ^{131} 碘显著。

(二)随访

经过 3 次 ^{131} 碘治疗后,嘱患者定期返院复查甲状腺功能、甲状腺球蛋白及甲状腺球蛋白抗体等相关指标,结果提示甲状腺球蛋白较前明显下降(病例 5 表 1)。2023-09-14 胸部 CT 平扫见病例 5 图 7。

病例 5 表 1   患者甲状腺激素及相关抗体指标一览表

检验日期	TSH[a]	Tg[b]	TgAb[c]
2020-07-30[d]	13.23[e]	9385.29	0
2020-10-13	0.11	4836.64	0
2020-11-11	0.23	3469.38	0
2021-01-13[f]	56.53	20 127.49	0
2021-02-22	1.45	4555.46	0
2021-03-25	0.05	1115.09	0
2021-05-27	0.01	747.02	0
2021-08-27[g]	67.46	650.47	0

续表

检验日期	TSH[a]	Tg[b]	TgAb[c]
2021-10-08	0.24	1306.96	0
2021-12-03	0.01	256.57	0
2022-04-03	0.01	250.42	0
2022-09-26	0.02	225.06	0
2023-06-08	0.007	235.79	0.2

注：a. TSH 代表促甲状腺激素，mIU/L，参考区间 0.49～4.91；b. Tg 代表甲状腺球蛋白，ng/mL，参考区间 1.15～130.77；c. TgAb 代表甲状腺球蛋白抗体，U/mL，参考区间 0～4；d. 第 1 次 ¹³¹碘治疗；e. 经确认患者停服左甲状腺素钠片达 4 周，但 TSH 未能达标＞30 mIU/L，考虑为功能性转移灶引起；f. 第 2 次 ¹³¹碘治疗；g. 第 3 次 ¹³¹碘治疗。

（2020-07-28）：

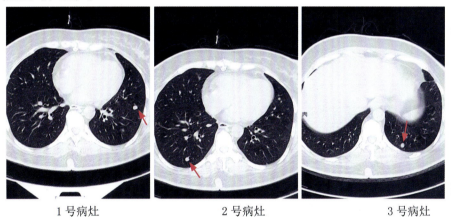

1 号病灶　　　　　　　　2 号病灶　　　　　　　　3 号病灶

（2023-09-14）：

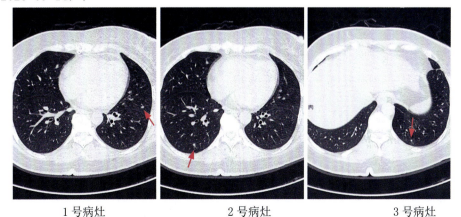

1 号病灶　　　　　　　　2 号病灶　　　　　　　　3 号病灶

病例 5 图 7　胸部 CT 平扫

注：2023-09-14 胸部 CT 平扫（对比 2020-07-28 CT）提示，原双肺多发转移瘤较前明显缩小，1 号病灶约 0.52 cm×0.23 cm（原大小约 0.81 cm×0.58 cm）；2 号病灶约 0.48 cm×0.32 cm（原大小约 0.74 cm×0.65 cm）；3 号病灶约 0.23 cm×0.23 cm（原大小约 0.77 cm×0.62 cm）。

三、病例分析

本病例诊断明确，考虑其发病隐匿性高、病情重，肿瘤原发灶较大，且首次发病时已出现肺、骨多发转移，该患者骨转移灶比较广泛，部分病灶引起骨质破坏严重（左侧耻骨）。参照《分化型甲状腺癌术后 [131]I 治疗临床路径专家共识（2017 版）》进行相关检验、检查评估后，鉴于诊断性 [131]碘全身显像提示全身多发摄碘病灶，符合大剂量 [131]碘治疗指征。在经过 3 次 [131]碘治疗后，甲状腺球蛋白等相关血液学指标明显下降（病例 5 表 1），胸部 CT 提示双肺结节较前明显缩小（病例 5 图 7）。另外，在回顾术前全身 PET/CT 显像和 3 次治疗后 [131]碘全身显像及断层融合显像的对比中，发现在远处转移灶中，双肺转移瘤的 ^{18}F-FDG 摄取是阴性但 [131]碘摄取是阳性，而骨转移灶则呈现 ^{18}F-FDG 和 [131]碘的摄取均为阳性，骨转移灶的影像学表现和我们平常的诊疗病例及目前文献报道相比是比较特殊的。

四、诊疗经验

甲状腺癌是最常见的内分泌恶性肿瘤，近年来发病率在全世界范围内显著增加。分为以下常见几种病理类型：乳头状型（PTC）、滤泡型（FTC）、未分化型（ATC）及髓样型（MTC）等类型。PTC 及 FTC 统称为 DTC，其中 PTC 是甲状腺癌中最常见的一种类型，占了 85%～90% 的比例。PTC 的侵袭性较低，预后较好，10 年生存率大约可达到 95%。分化型甲状腺癌患者的经典治疗方法为：手术切除＋选择性 [131]碘治疗＋促甲状腺激素抑制治疗。由于分化型甲状腺癌属于惰性肿瘤，因此大部分患者经过规范化治疗后，预后较好。然而，仍有一部分患者会经历复发或远处转移，在分化型甲状腺癌中，甲状腺滤泡癌出现远处转移的概率要比甲状腺乳头状癌稍高，尤其以骨转移较为多见。虽然大部分 DTC 患者预后较好，但回顾本例患者的病程，其以骨痛为首发症状来医院就诊，经过后续治疗最终确定病灶来源甲状腺肿瘤，可见其发病隐匿性高、病情重。

本病例在首次行 [131]碘治疗时促甲状腺激素在停药 4 周后，指标为 13.23 mIU/L，未能达标＞ 30 mIU/L，当时考虑可能因为残余甲状腺组织，以及该病例的部分远处转移灶分化程度较好，保留了部分甲状腺滤泡上皮细胞的功能，从而导致促甲状腺激素未能升到标准值（＞ 30 mIU/L）。由于大多数 DTC 癌组织保留了浓聚碘能力，因此对于 DTC 伴随肺、骨转移灶的治疗，根据《2021 版 [131]I 治疗分化型甲状腺癌指南》，肺转移是 DTC 最常见的远处转移，对于肺转移灶，推荐首先行 [131] 碘治疗，其中对于肺弥漫性微小转移患者 [131] 碘治疗可获得较高的完全缓解率。骨转移是仅次于肺转移的 DTC 常见远处转移，[131] 碘治疗对骨转移灶的疗效虽不如肺转移病灶，但大部分骨转移患者经过 [131] 碘治疗后病情可保持稳定，部分患者的转移病灶可减少或消失，可改善患者生活质量和延长生存期。对于伴随骨转移的 DTC 患者行外科手术联合 [131] 碘治疗可让其获益最大化，并且越早运用 [131] 碘治疗，有助于提高 DTC 骨转移患者的生存率及生活质量。

本病例经过 3 次 [131] 碘治疗后，通过观察及随访患者的甲状腺球蛋白及影像学指标，提示患者病情较前改善，证明了 [131] 碘治疗对 DTC 伴肺、骨转移患者治疗的有效性，尤其对于那些摄碘效果良好的病灶的疗效更为显著。通过比较 PET/CT 及 [131] 碘全身显像发现，本例患者的远处转移灶中，双肺转移瘤的 [18] F-FDG 摄取为阴性但 [131] 碘摄取为阳性，而骨转移灶则呈现 [18] F-FDG 和 [131] 碘的摄取均为阳性。通常来说，摄取 [18] F-FDG 的甲状腺肿瘤分化程度较低且侵袭性较高，而摄取 [131] 碘则提示甲状腺肿瘤保留分化的特点。王丹阳等学者研究认为，[18] F-FDG 和 [131] 碘同时摄取的现象可能是由 [131] 碘摄取阳性细胞失分化，使不同分化程度的肿瘤细胞共存于同一病灶内所致。[18] F-FDG 和 [131] 碘摄取的双阳性可能提示病灶具有失分化的倾向。回顾本病例的骨转移病灶发现，尽管经过了 3 次的大剂量 [131] 碘治疗，且每次的治疗后 [131] 碘全身显像均提示骨转移灶有较明显地摄取 [131] 碘，但是骨转移灶缩小并不明显，因此后续也有进展为碘难治性甲状腺癌病灶的风险。在该病例的诊疗过程中，曾让骨科专家会诊，评估骨转移灶能否行外科手术切除或局部切除的方案，但因该患者骨转移灶比较广泛，且部分病灶引起骨质破坏严重（左侧耻骨），最终因手术获益不大而没有进行外科手术切除。同时从多学科的综合治疗角度出发，在该病例的骨转移灶后续诊疗方案中，如果综合外放射治疗技术进行局部骨转移灶治疗，介入科协助评估局部骨转移灶的 [125] 碘粒子植入，肿瘤内科协助评估靶向治疗方案等的多学科诊疗，可能对该类型病例的治疗获益会更大。针对分化型甲状腺癌伴远处转移，尤其是出现肺、骨多发转移的此类病例，我们建议应尽早地进行多学科的协同诊疗，因为此类病例的临床转归更倾向于控制或者延缓病情的发展，达到姑息治疗的目的。多学科诊疗往往可以综合各个学科的优势，为此类患者带来更多的获益。

[病例提供者：朱国权　智生芳　黄晓红　南方医科大学第十附属医院
（东莞市人民医院）]

参考文献

[1] 中华医学会核医学分会. 分化型甲状腺癌术后 [131]I 治疗临床路径专家共识（2017 版）[J]. 中华核医学与分子影像杂志, 2018, 38（6）: 416-419.

[2] Siegel RL, Miller KD, Jemal A. Cancer statistics 2018[J]. Ca A Cancer Journal for Clinicians, 2018, 60（5）: 277-300.

[3] 中华医学会核医学分会. [131]I 治疗分化型甲状腺癌指南（2021 版）[J]. 中华核医学与分子影像杂志, 2021, 41（4）: 218-241.

[4] 王丹阳, 张笃安, 徐菁. ^{18}F-FDG PET/CT 在分化型甲状腺癌骨转移 [131]I 治疗疗效评估中的价值 [J]. 中华核医学与分子影像杂志, 2018, 6（38）: 399-402.

病例 6　甲状腺滤泡癌伴肺转移、骨转移

一、病历摘要

（一）基本信息

患者男性，69 岁。

主诉：甲状腺癌术后 3 年，发现肺转移 3 个月。

现病史：患者 3 年前因"右侧甲状腺结节"在外院行手术治疗（病理报告未提供），未定期复查。3 个月前患者因在当地医院行腹股沟疝手术时检查胸部 CT 提示"肺转移可能"，至我院就诊，^{18}F-FDG PET/CT 提示：两肺多发大小不等的实性结节，代谢增高，考虑转移（病例 6 图 1A）；右侧肩胛骨喙突骨质破坏伴软组织形成，代谢增高，考虑恶性病变骨转移（病例 6 图 1B）。同期，行肺占位穿刺活检，病理提示：肺组织内见甲状腺组织。3 年前医院病理切片会诊示：（右侧甲状腺）甲状腺滤泡性肿瘤，伴多灶包膜浸润，考虑甲状腺滤泡癌。遂患者于我院行左侧甲状腺切除伴甲状腺峡部切除术＋甲状旁腺自体移植术。术后病理提示:（左侧）甲状腺组织，局灶见结节性甲状腺肿；（喉前）小片纤维脂肪组织，伴异物巨细胞反应。已停用优甲乐 3 周余，拟行核素 ^{131}碘治疗收住入院。

既往史：患者 1 年前于外院行左侧腹股沟疝手术（具体不详）。

个人史、家族史：无特殊。

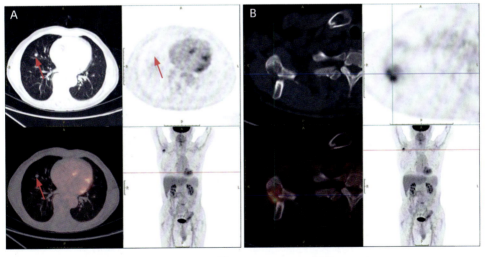

病例 6 图 1　^{18}F-FDG PET/CT 显像

注：两肺多发大小不等的实性结节，代谢增高，考虑转移（A，红箭头）；右侧肩胛骨喙突骨质破坏伴软组织形成，代谢增高，考虑恶性病变骨转移（B，定位十字架）。

（二）体格检查

生命体征平稳，神清，精神可。无突眼，双侧甲状腺未及。颈部可见长约 6 cm 条形手术瘢痕，愈合可。声音无嘶哑，双侧颈部浅表淋巴结未及肿大。余查体无特殊。

（三）辅助检查

实验室检查：核素 [131] 碘治疗前完善血清甲状腺功能全套及其他相关实验室检查：甲状腺球蛋白 6725.60 ng/mL（参考值 1.15 ～ 35 ng/mL）；甲状腺功能常规：促甲状腺刺激激素 31.93 mIU/L（参考值 0.35 ～ 4.94 mIU/L），游离甲状腺素 0.63 ng/dL（参考值 0.70 ～ 1.48 ng/dL），甲状腺球蛋白抗体 1.36 U/mL（参考值 0.00 ～ 4.11 U/mL）；碱性磷酸酶 89 U/L（参考值 50 ～ 135 U/L）。余血常规、肝肾功能、肿瘤指标及电解质未见明显异常。

影像学检查：核素 [131] 碘治疗前完善相关影像学检查：甲状腺摄碘率报告：2 小时摄碘率 3.3%，24 小时摄碘率 8.8%；甲状腺摄碘功能低于正常范围，符合甲状腺术后改变。甲状腺功能显像：甲状腺术后，颈部甲状腺区域见摄锝组织影。唾液腺功能显像：双侧腮腺及双侧颌下腺功能正常。全身及断层骨显像：①全身显像提示：右侧肩盂下部骨质破坏放射性轻度增高，考虑转移（病例 6 图 2 A）；②断层显像示：右侧肩盂下部放射性增高，同机 CT 提示局部骨质破坏，结合病史考虑转移；部分颈胸椎放射性增高，考虑退行性改变(病例 6 图 2 B)。甲状腺及颈部淋巴结超声：甲状腺全切术后，双颈部及双侧锁骨上未见明显肿大淋巴结。胸部平扫 CT：两肺多发结节，右侧肩盂下部骨质破坏，需考虑转移。

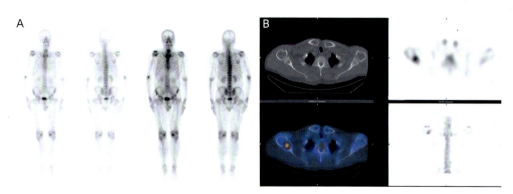

病例 6 图 2　全身及断层骨显像

注：全身显像可见右侧肩胛颈部放射性增高，考虑骨转移（A），断层显像可见右侧肩盂下部放射性增高，同机 CT 提示局部骨质破坏，结合病史考虑转移（B，红色虚线十字架）。

（四）诊断

甲状腺滤泡癌（术后）伴颈部淋巴结转移、肺转移、骨转移（$pT_xN_{1b}M_1$，Ⅳb 期，高危）。

二、治疗经过

（一）治疗

完善检查、评估病情后，患者无核素 ^{131} 碘治疗禁忌证，分别于 2022-05-10、2022-10-25 与 2023-04-18 行 3 个疗程核素 ^{131} 碘治疗，予 ^{131} 碘分别为 7.4 Mbq（200 mCi）、9.25 MBq（250 mCi）与 9.25 MBq（250 mCi）（病例 6 表 1）。

病例 6 表 1　3 次核素 ^{131} 碘治疗前后实验室指标

检验时间	促甲状腺刺激激素（参考值 0.35 ～ 4.94 mIU/L）	甲状腺球蛋白（参考值 1.15 ～ 35 ng/mL）	甲状腺球蛋白抗体（参考值 0.00 ～ 4.11 U/mL）	三碘甲状腺原氨酸（参考值 0.64 ～ 1.52 ng/mL）	游离甲状腺素（参考值 4.87 ～ 11.72 μg/dL）
2022-05-10 第 1 次碘治疗前	28.74	6725.6	1.36	1.04	6.17
2022-06-24 第 1 次碘治疗后	0.93	218.35	2.05	0.99	13.61
2022-10-25 第 2 次碘治疗前	80.08	447.20	1.34	0.47	1.66
2022-12-09 第 2 次碘治疗后	0.81	9.34	0.88	0.92	14.97
2023-04-17 第 3 次碘治疗前	> 100	123.47	0.73	0.68	2.29
2023-10-12 第 3 次碘治疗后	0.19	2.98	0.79	1.07	13.92

2022-05-12 第 1 次治疗后 ^{131} 碘全身及断层显像提示：甲状腺术后改变，甲状腺床区 ^{131} 碘浓聚，首先考虑术后残留甲状腺组织（病例 6 图 3 A-a）；双颈部未见明显肿大及异常摄 ^{131} 碘淋巴结；双肺多发结节伴 ^{131} 碘异常浓聚，考虑多发肺转移（病例 6 图 3 B-a）；右侧肩盂下部骨质破坏伴 ^{131} 碘异常浓聚，考虑转移（病例 6 图 3 C-a）；右侧髂骨 ^{131} 碘增高影，CT 未提示明显骨质破坏，转移待排。

第 1 次核素 ^{131} 碘治疗后 5 个月余，2022-10-24 复查胸部平扫 CT，提示：两肺多发结节，右侧肩盂下部骨质破坏，考虑转移，较首次治疗前部分结节减小。2022-10-25 刺激性甲状腺球蛋白 447.20 ng/mL，较首次治疗前明显降低。2022-10-27 第 2 次治疗后 ^{131} 碘全身及断层显像提示：甲状腺术后改变，甲状腺床区未见 ^{131} 碘浓聚，考虑 ^{131} 碘清甲治疗后改变（病例 6 图 3 A-b）；双肺多发结节伴 ^{131} 碘异常浓聚，考虑多发肺转移，大部分较前 2022-05-12 缩小（病例 6 图 3 B-b）；右侧肩盂下部骨质破坏伴 ^{131} 碘异常浓聚，考虑转移（病例 6 图 3 C-b）；右侧髂骨 ^{131} 碘轻度增高影，CT 未提示明显骨质破坏。

第 2 个疗程核素 ^{131} 碘治疗后 5 个月余，2023-04-17 复查胸部平扫 CT，提示：两肺多发结节，右侧肩盂下部骨质破坏，考虑转移，较第 2 个疗程核素 ^{131} 碘治疗前部分结节缩小。2023-04-18 复查全身骨显像：右侧肩盂下部放射性轻度增高，结合病史，符合转移征象。2023-04-17 刺激性甲状腺球蛋白 123.47 ng/mL，较第 2 次治疗前明显降低。2023-04-20 第 3 个疗程治疗后 ^{131} 碘全身及断层显像提示：甲状腺术后改变，甲状腺床区未见 ^{131} 碘浓聚，考虑 ^{131} 碘治疗后改变（病例 6 图 3 A-c）；两肺未见明显放射性增高，同机 CT 提示两肺多发结节，考虑肺转移，部分较前（2022-10-27）缩小（病例 6 图 3 B-c）；右侧肩盂下部骨质破坏伴 ^{131} 碘异常浓聚，考虑转移，较前相仿（病例 6 图 3 C-c）；骨盆诸骨未见明显骨质破坏及异常 ^{131} 碘浓聚。

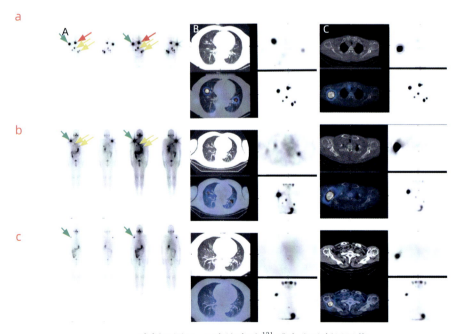

病例 6 图 3 3 次治疗后 ^{131} 碘全身及断层显像

注：第 1 次 ^{131} 碘全身显像可见甲状腺床区 ^{131} 碘浓聚影，首先考虑术后残留甲状腺组织（A，红箭头），双肺可见多发结节伴 ^{131} 碘异常浓聚，考虑多发肺转移（A，黄箭头；B，红色虚线十字架），右侧肩盂下部骨质破坏伴 ^{131} 碘异常浓聚，考虑转移（A，绿箭头；C，红色虚线十字架）。第 2 个疗程治疗后 ^{131} 碘全身及断层显像，双肺可见多发结节伴 ^{131} 碘异常浓聚，部分结节较前缩小，考虑多发肺转移（A，黄箭头；B，红色虚线十字架），右侧肩盂下部骨质破坏伴 ^{131} 碘异常浓聚，考虑转移（A，绿箭头）。第 3 个疗程治疗后 ^{131} 碘全身及断层显像，双肺部分转移结节较前缩小（A，黄箭头），考虑右侧肩盂下部转移（A，绿箭头；C，红色虚线十字架）。

（二）随访

甲状腺癌术后经 3 个疗程核素 ^{131} 碘治疗后复查，2023-10-12 抑制性甲状腺球蛋白 2.98 ng/mL，促甲状腺刺激激素 0.19 mIU/L。2023-10-13 复查 ^{18} F-FDG PET/CT 提示：两肺多发实性小结节，FDG 代谢无明显增高，较前体积缩小、代谢减低，考虑转移灶治疗后改善（病例 6 图 4 A）；右侧肩胛骨喙突骨质破坏伴软组织形成，FDG 代谢轻度增高，较前骨质硬化、代谢减低，考虑转移灶治疗后改善（病例 6 图 4 B）。

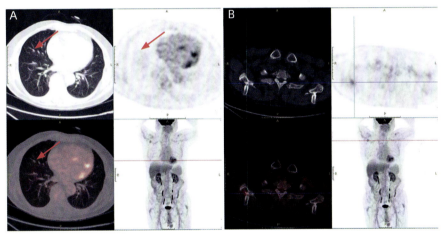

病例 6 图 4 复查 ^{18} F-FDG PET/CT 提示：肺转移（红箭头）及右侧肩胛骨转移（定位十字架）

三、病例分析

核素 ^{131} 碘治疗作为分化型甲状腺癌一种经典的、全身性的靶向治疗，对肺转移病灶常常有较好的疗效，可有效降低肿瘤负荷，同时服 ^{131} 碘之后的碘扫描有助于骨病灶性质及分化程度的判定。患者老年男性，核医学科首次就诊时已明确甲状腺滤泡癌伴肺转移，骨转移待排。患者此前分别行甲状腺右叶切除术、甲状腺左叶及峡部切除术，首诊摄碘率仍处于较高水平，甲状腺功能显像见床区残余甲状腺组织，具有明确的核素 ^{131} 碘清甲与清灶治疗的指征。

　　排除治疗禁忌证，患者接受 3 个疗程的核素 ^{131} 碘治疗。结合首次治疗前后及第 2 个疗程治疗前的实验室与影像学检查结果可见，首次治疗起到了清除残余甲状腺的作用，同时兼顾清灶治疗的目的，而右侧肩盂下部骨质破坏伴 ^{131} 碘异常浓聚，可判定为甲状腺滤泡癌骨转移。基于第 1 个疗程治疗的良好收效，我们分别间隔近半年进行了第 2 个疗程及第 3 个疗程核素 ^{131} 碘治疗。经 3 个疗程核素 ^{131} 碘治疗后肺转移灶明显缩小，甲状腺球蛋白水平逐渐降低，从治疗前后的 PET/CT 显像对比分析，骨转移病灶也趋于稳定。因此，该患者从 3 个疗程核素 ^{131} 碘治疗中明确获益。3 个疗程患者累积服 ^{131} 碘 25.9 MBq（700 mCi），肺转移灶在第 3 次治疗未见明显碘摄取，故我们暂不推荐患者继续进行 ^{131} 碘治疗，转为定期随访。

四、诊疗经验

　　核素 ^{131} 碘治疗是分化型甲状腺癌术后综合治疗的主要措施之一。根据治疗目的可分为 3 个层次：①清甲治疗：即采用 ^{131} 碘清除手术后残留的甲状腺组织；②辅助治疗：即采用 ^{131} 碘清除手术后影像学无法证实的、可能存在的转移或残留病灶；③清灶治疗：即采用 ^{131} 碘治疗手术后已知存在的无法手术切除的局部或远处甲状腺癌转移灶。清甲治疗、辅助治疗、清灶治疗不是递进关系，而是根据肿瘤分期、术中所见、术后血清学及影像学分析做出的不同治疗目的的选择，因此，充分的治疗前评估是实施恰当的 ^{131} 碘治疗的前提。

　　肺转移是分化型甲状腺癌最常见的远处转移，平扫 CT 可作为肺转移患者核素 ^{131} 碘治疗前后的影像学评价方法。根据 CT 等影像学检查，分化型甲状腺癌肺转移可有多种表现，如单发结节、多发小结节、多发大结节、双肺弥漫性微小转移灶（< 2 mm）等。对于单发的较大肺部转移灶，可优先考虑手术治疗，对于多发肺转移，首选推荐核素 ^{131} 碘治疗。若治疗后 ^{131} 碘全身显像提示病灶取碘，分化型甲状腺癌肺转移灶可获得较好疗效。影响放射性核素 ^{131} 碘治疗肺转移的因素主要有病灶摄碘能力、患者年龄、结节大小，以及是否伴有其他远处转移性病灶等。通常转移灶摄碘、年龄较小、结节较小并且无其他远处转移的患者核素 ^{131} 碘治疗后预后更佳。弥漫性微小肺转移的患者 ^{131} 碘治疗完全缓解率较高。结节较大的患者也可获益，常常会有病灶缩小、甲状腺球蛋白下降，但完全缓解率不高，预后不佳。肺转移灶 ^{131} 碘治疗剂量为 5.55 ～ 7.4 MBq（150 ～ 200 mCi），为提高疗效，经综合评估后，可酌情增加口服剂量。

　　在分化型甲状腺癌中，骨转移是仅次于肺转移的常见远处转移。单发骨转移灶应考虑外科手术切除后行核素 ^{131} 碘治疗。对于可能导致局部压迫和骨折的关键病灶应先考虑介入治疗和外科手术治疗后核素 ^{131} 碘治疗，以降低骨相关事件发生率。

经皮骨水泥成形术联合核素 ^{131} 碘是一种有效的多学科联合治疗分化型甲状腺癌骨转移的方法，治疗后患者甲状腺球蛋白明显下降，骨痛明显缓解。若关键病灶无法切除，可联合介入治疗、体外放射治疗、射频消融、^{125} 碘粒子植入治疗、^{131} 碘治疗及双膦酸盐药物治疗等。对于分化型甲状腺癌骨转移患者来说，核素 ^{131} 碘对其疗效虽不如肺转移病灶，但大部分骨转移患者经过核素 ^{131} 碘治疗后病情可保持稳定，部分患者的转移病灶可减少或消失，特别是对于早期骨转移患者，^{131} 碘治疗可以获得很好疗效；对已形成较大骨质破坏的骨转移病灶，虽然 ^{131} 碘难以将骨转移灶治愈，但常可以缓解疼痛，降低血清甲状腺球蛋白水平，并延长生存期，故对摄碘的骨转移灶推荐进行放射性核素 ^{131} 碘治疗。骨转移灶放射性核素 ^{131} 碘治疗剂量为 5.55 ～ 7.4 MBq（150 ～ 200 mCi），为提高疗效，经综合评估后，亦可酌情增加口服剂量。

核素 ^{131} 碘是治疗分化型甲状腺癌区域及远处转移性病灶的有效方法，但关于 ^{131} 碘治疗的最佳口服剂量目前尚无定论。转移灶获得的吸收剂量越高，预期生物学效应就越明显，且肿瘤亚致死剂量可能导致更多放射性碘抵抗的肿瘤细胞克隆存活，并降低后续 ^{131} 碘治疗效果。因此，为获得肿瘤致死性效应和提高放射性核素 ^{131} 碘治疗疗效，在综合考虑病灶碘摄取情况、治疗不良反应等因素的基础上，可适当增加 ^{131} 碘口服剂量。对 70 岁以上的患者，应评估其器官最大耐受剂量，一般不宜超过 5.55 MBq（150 mCi）。因病情需要，拟给予 5.55 MBq（150 mCi）以上治疗剂量时，需进行综合评估，慎重处理。我们提倡基于病灶吸收剂量的个体化治疗的临床研究，实现精准治疗，避免治疗剂量不足或过度治疗。

（病例提供者：程凌霄　宁艳丽　楼　岑　浙江大学医学院附属邵逸夫医院）

参考文献

[1]Sparano C, Moog S, Hadoux J, et al. Strategies for radioiodine treatment: what's new[J]. Cancers (Basel), 2022, 14 (15): 3800.

[2]Song HJ, Qiu ZL, Shen CT, et al. Pulmonary metastases in differentiated thyroid cancer: efficacy of radioiodine therapy and prognostic factors[J]. Eur J Endocrinol, 2015, 173 (3): 399-408.

[3]Wang H, Shi L, Huang R, et al. The association between the interval of radioiodine treatment and treatment response, and side effects in patients with lung metastases from differentiated thyroid cancer[J]. Front Endocrinol (Lausanne), 2023, 14: 1117001.

[4]Song HJ，Wu CG，Xue YL，et al.Percutaneous osteoplasty combined with radioiodine therapy as a treatment for bone metastasis developing after differentiated thyroid carcinoma[J].Clin Nucl Med，2012，37（6）：e129-133.

病例 7　甲状腺滤泡癌伴骨、肺转移 [131] 碘清灶治疗显效

一、病历摘要

（一）基本信息

患者女性，66 岁。

主诉：甲状腺癌术后伴多发转移 1 个月。

现病史：患者自诉于 2008 年因发现左颈部肿物至当地医院就诊，完善检查后行甲状腺左侧叶切除术（具体手术方式及病理结果不详）。2019 年 8 月无意中发现腰背部肿物，并进行性增大、疼痛加重，2019-08-10 至县某医院行腰背部肿物切除术，术后病理提示为甲状腺转移性滤泡癌，术后未予以特殊处理。2020-08-21 至我院就诊，增强 CT 提示：①甲状腺右侧叶多发肿物，符合甲状腺恶性肿瘤；②双肺多发结节，考虑转移；③蝶骨骨质破坏，考虑转移；④腰 2 椎体棘突术区边缘异常强化灶，考虑残留瘤灶。于 2020-08-27 在全身麻醉下行"甲状腺右侧叶切除＋颈前肌切除＋右颈Ⅵ、Ⅶ区淋巴结清扫＋右喉返神经探查术"，术后病理提示：（右叶）结节性甲状腺肿，并见甲状旁腺组织（病例 7 图 1）；会诊病理提示：（腰背部肿块活检）转移性甲状腺滤泡癌（病例 7 图 2）。患者术后已停服优甲乐并低碘饮食 3 周，于 2020-09-21 入院行 [131] 碘治疗。

既往史、个人史、家族史：无特殊。

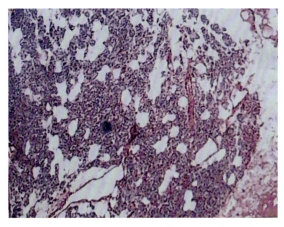

病例 7 图 1　（右叶）结节性甲状腺肿，并见甲状旁腺组织

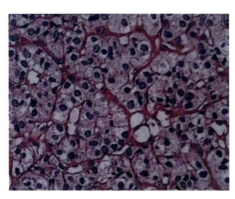

病例 7 图 2 （腰背部肿块活检）转移性甲状腺滤泡癌

（二）体格检查

颈部见陈旧性手术瘢痕，愈合良好，甲状腺床区未及明显肿物，双侧颈部未扪及肿大淋巴结。腰部见手术瘢痕，腰 2 椎体叩击痛阳性。余无阳性体征。

（三）辅助检查

实验室检查：

2020-09-21 甲状腺功能：三碘甲状腺原氨酸 0.85 ng/mL（参考值 0.6 ～ 1.81 ng/mL），甲状腺素 6.7 μg/dL（参考值 4.5 ～ 10.9 μg/dL），游离三碘甲状腺素 2.3 pg/mL（2.3 ～ 4.2 pg/mL），游离甲状腺素 0.95 ng/dL（参考值 0.89 ～ 1.76 ng/dL），促甲状腺激素 5.562 μIU/mL（参考值 0.55 ～ 4.78 μIU/mL），甲状腺球蛋白抗体 37 U/mL（参考值 0 ～ 60 U/mL），甲状腺球蛋白 > 500 ng/mL（参考值 3.5 ～ 77 ng/mL）。

血常规、肝肾功能：未见明显异常。

影像学检查：

2020-09-25 CT 检查提示：双肺多发转移结节无明显变化；甲状腺术后缺如，术区未见异常密度影；双侧腋窝略大，淋巴结无明显变化（病例 7 图 3）。

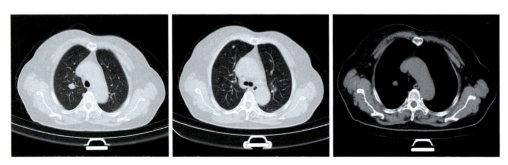

病例 7 图 3 2020-09-25 CT 检查

彩超检查提示：甲状腺术后缺如，双侧颈部及腋窝未见异常肿大淋巴结（病例7图4）。

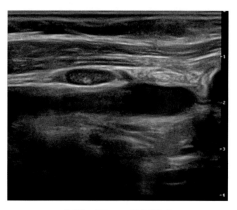

病例7图4　彩超检查

甲状腺静态显像：颅底、甲状腺床区及双肺见多发结节状核素异常摄取灶（病例7图5）。

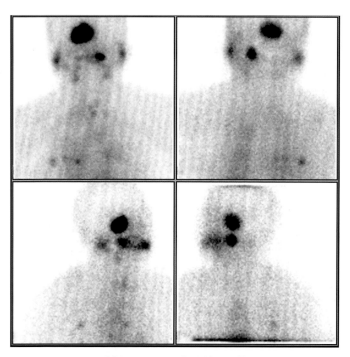

病例7图5　甲状腺静态显像

5 mCi [131] 碘全身显像提示：颅底、甲状腺床区、双肺、第2腰椎、右侧髂骨、左侧股骨见多个结节状核素摄取灶（病例 7 图 6）。

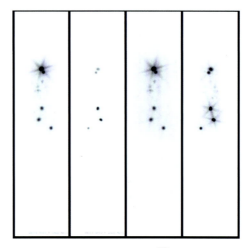

病例 7 图 6　5 mCi 诊断性 ^{131} 碘全身显像

（四）诊断

甲状腺滤泡状癌术后伴全身多处骨、双肺多发转移。

二、治疗经过

（一）治疗

2020-09-27 予以 180 mCi ^{131} 碘治疗，治疗后 72 小时 ^{131} 碘全身显像提示：颅底、甲状腺床区、双肺、第 2 腰椎、右侧髂骨、左侧股骨见多个结节状核素摄取灶（病例 7 图 7）。

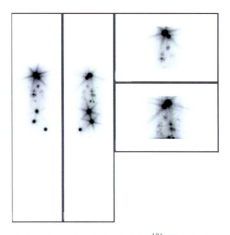

病例 7 图 7　治疗后 72 小时 ^{131} 碘全身显像

（二）后续治疗

2021-03-15 入院行第 2 次 ¹³¹ 碘治疗，检查结果提示：甲状腺球蛋白 380.80 ng/mL，甲状腺球蛋白抗体 < 15 U/mL，促甲状腺激素 19.410 μIU/mL。彩超：双侧颈部未见异常肿大淋巴结。甲状腺静态显像：颅底及双肺见多个核素摄取灶（病例 7 图 8）。 ¹³¹ 碘全身显像：颅底、双肺、第 2 腰椎、右侧髂骨、左侧股骨见多个结节状核素摄取灶（病例 7 图 9）。于 2021-03-16 予以 210 mCi ¹³¹ 碘治疗。

2021-11-30 入院行第 3 次 ¹³¹ 碘治疗，检查结果提示：甲状腺球蛋白 15.42 ng/mL，甲状腺球蛋白抗体 < 15 U/mL，促甲状腺激素 22.751 μIU/mL。彩超：双侧颈部未见异常肿大淋巴结。CT：①双肺多发转移结节明显缩小，部分未见明确显示；②蝶骨体骨质破坏及软组织肿物范围较前略缩小（病例 7 图 10）。甲状腺静态显像：颅底及双肺核素摄取较前减淡（病例 7 图 11）。 ¹³¹ 碘全身显像：颅底、右肺、第 2 腰椎、左侧股骨核素摄取灶较前明显减淡，左肺及右侧髂骨核素摄取灶较前吸收（病例 7 图 12）。于 2021-12-01 予以 230 mCi ¹³¹ 碘治疗。

2022-11-14 入院行第 4 次 ¹³¹ 碘治疗，检查结果提示：甲状腺球蛋白 4.94 ng/mL，甲状腺球蛋白抗体 14.5 U/mL，促甲状腺激素 27.5 μIU/mL。彩超：双侧颈部未见异常肿大淋巴结。CT：①右肺斜裂实性小结节，随诊；②胸 3 椎体结节影较前相仿，随诊；③蝶骨体骨质破坏及软组织肿物范围较前相仿。 ¹³¹ 碘全身显像：右侧髂骨见结节状核素摄取灶，余骨质及双肺未见明显核素摄取（病例 7 图 13）。于 2022-11-15 予以 150 mCi ¹³¹ 碘治疗。

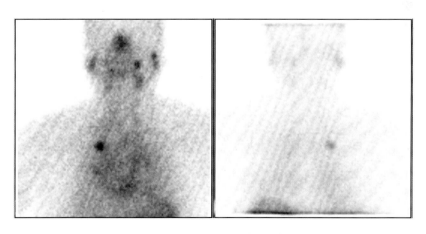

病例 7 图 8　甲状腺静态显像

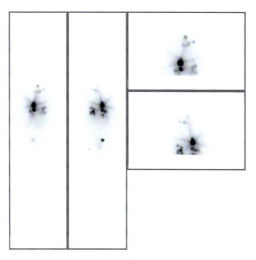

病例 7 图 9 ^{131}碘全身显像

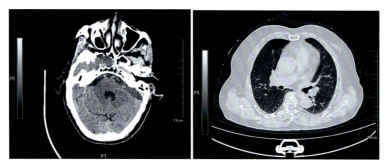

病例 7 图 10   CT 检查

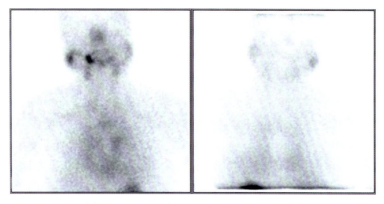

病例 7 图 11   颅底及双肺核素摄取较前减淡

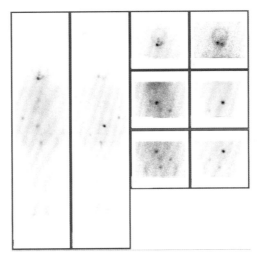

病例 7 图 12　第 3 次 ^{131} 碘治疗全身显像

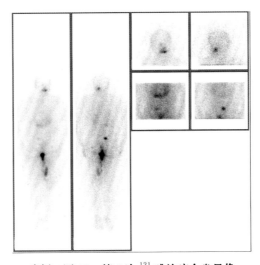

病例 7 图 13　第 4 次 ^{131} 碘治疗全身显像

病程中患者甲状腺球蛋白变化（病例 7 表 1）：

病例 7 表 1　病程中患者甲状腺球蛋白变化

	甲状腺球蛋白	甲状腺球蛋白抗体	促甲状腺激素
2020-08-21 入院手术治疗	＞500 ng/mL	26 U/mL	0.603 μIU/mL
2020-09-21 第 1 次 ^{131} 碘治疗	＞500 ng/mL	37 U/mL	5.562 μIU/mL
2020-10-30 门诊复查	＞500 ng/mL	＜15 U/mL	0.013 μIU/mL
2021-02-22 门诊复查	262.2 ng/mL	21 U/mL	0.160 μIU/mL

续表

	甲状腺球蛋白	甲状腺球蛋白抗体	促甲状腺激素
2021–03–15 第 2 次 131 碘治疗	380.80 ng/mL	< 15 U/mL	19.410 μIU/mL
2021-04-20 门诊复查	25.76 ng/mL	< 15 U/mL	0.538 μIU/mL
2021-07-21 门诊复查	6.47 ng/mL	30.3 U/mL	0.036 μIU/mL
2021-11-01 门诊复查	5.01 ng/mL	< 15 U/mL	0.352 μIU/mL
2021–11–30 第 3 次 131 碘治疗	15.42 ng/mL	< 15 U/mL	22.751 μIU/mL
2022-01-28 门诊复查	3.6 ng/mL	< 15 U/mL	2.977 μIU/mL
2022-06-11 门诊复查	2.51 ng/mL	15.2 U/mL	0.863 μIU/mL
2022–11–14 第 4 次 131 碘治疗	4.94 ng/mL	14.5 U/mL	27.5 μIU/mL
2023-01-12 门诊复查	2.12 ng/mL	14.2 U/mL	7.89 μIU/mL
2023-06-26 门诊复查	0.76 ng/mL	15.5 U/mL	0.106 μIU/mL

病程中甲状腺静态显像前后对比见病例 7 图 14。

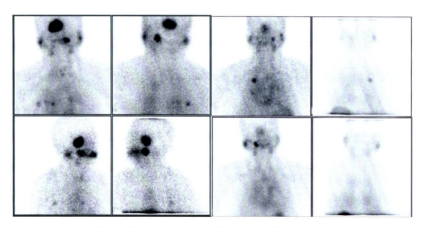

病例 7 图 14　病程中甲状腺静态显像前后对比

病程中 131 碘全身显像前后对比见病例 7 图 15。

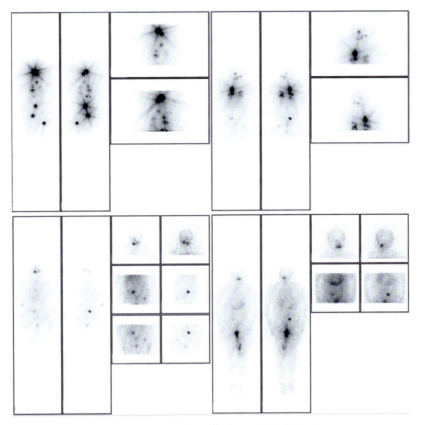

病例 7 图 15　病程中 ^{131} 碘全身显像前后对比

三、病例分析

1. 病例特点　①此病例是一例甲状腺滤泡癌不规范治疗数年后出现多处远处转移、多次 ^{131} 碘治疗疗效好的病例。甲状腺滤泡癌是分化型甲状腺癌的一种，容易血行转移至骨、肺等远处脏器。部分与甲状腺滤泡性良性肿瘤鉴别困难，影像如彩超、CT 甚至穿刺病理难以鉴别良恶性，通过手术后病理组织学是否有包膜和血管侵犯才能明确诊断。临床上彩超提示甲状腺滤泡性肿瘤，我们要排除甲状腺滤泡癌，核医学甲状腺静态显像通过甲状腺结节摄取核素能力不同，可分为"热结节""温结节""凉结节""冷结节"，"热结节"常见功能自主性甲状腺腺瘤，恶变概率为1%，"凉结节""冷结节"恶变概率分别为 10%、20% 左右，大多数甲状腺癌为"冷结节"。虽然影像学难以直接对甲状腺结节定性，可以通过 CT 或者 MRI 发现其他脏器转移灶。该患者 2008 年第一次甲状腺结节术后，12 年后才发现骨转移、双肺转移灶；②甲状腺滤泡癌属于分化型甲状腺，其恶性程度相对较低，本例虽然出现双肺转移、骨转移，分期为Ⅳ晚期患者，但经过系列规范化治疗后，患者转移灶迅速消退，且生活质量高、生存时间长。临床中分化型甲状腺癌即使出现远处转移，应该鼓励患者积极治疗，经过规范化治疗也能有高质量的生活且较长的生存时间。

2. 诊疗思路分析　本例患者是以腰痛症状，CT 检查发现甲状腺滤泡癌骨转移的。对于脊柱肿瘤，除了原发骨肿瘤外，更多的是继发性恶性肿瘤，它一般呈多发，核医学全身骨显像具有全身扫描、灵敏度高等特点，广泛用于恶性肿瘤骨转移的排查。当怀疑骨继发恶性肿瘤时，我们应该仔细询问病史，特别应更多关注手术史及病理情况。大部分继发性骨恶性肿瘤是通过血行转移，常合并肺、肝部等其他脏器转移，临床中还应该进行全身脏器影像学检查，以发现更多脏器转移及寻找原发灶。核医学 PET/CT 在寻找原发灶及探查更多转移灶方面是佼佼者，具有全身显像、融合了解剖的 CT 影像与功能代谢的分子为一体等优势，在临床中广泛应用。本例患者全身骨显像除了发现第 2 腰椎转移外，还额外发现了蝶窦、髂骨及股骨转移，增强 CT 进一步证实蝶窦骨转移软组织破坏灶，并且发现双肺转移灶。

部分甲状腺滤泡癌具有小癌灶大转移的特点，部分患者是以转移灶症状来源就诊，病理提示甲状腺滤泡癌来源才发现甲状腺原发灶。本例患者也是腰椎术后病理提示甲状腺滤泡癌，询问有甲状腺结节切除手术的既往史。彩超提示残留甲状腺结节为良性结甲结节，术后病理得到确认，并未在残留甲状腺发现滤泡癌原发灶。分化型甲状腺癌具有分泌甲状腺球蛋白并受促甲状腺激素抑制特点，临床上通过血清甲状腺球蛋白高低来判断分化型甲状腺复发转移及疗效评估。本例患者在全切术后第 1 次 ^{131} 碘治疗前甲状腺球蛋白＞ 500 ng/mL，符合全身多发转移肿瘤高负荷状态，经过 5 次 ^{131} 碘治疗，甲状腺球蛋白逐步下降，2023 年 6 月份抑制状态下甲状腺球蛋白＜ 1 ng/mL，肺部 CT 提示双肺转移灶已经吸收。分化型甲状腺癌术后 ^{131} 碘治疗前通常需要低碘饮食、停服左甲状腺素片 3 ～ 4 周，血清促甲状腺激素＞ 30 μIU/mL 方可治疗。由于分化型甲状腺癌转移灶分化程度高，具有与正常甲状腺组织类似的分泌甲状腺激素的功能，特别是一些分化程度高、转移广泛的分化型患者分泌甲状腺激素多，尽管患者已经行甲状腺全切术，停服左甲状腺激素 3 ～ 4 周，促甲状腺激素仍然＜ 30 μIU/mL，有的甲状腺功能正常，甚至甲状腺功能亢进。本例患者前 3 次 ^{131} 碘治疗前肿瘤负荷高，停服左甲状腺素 3 周，促甲状腺激素分别为 5.562 μIU/mL、19.410 μIU/mL、22.751 μIU/mL，这种情况下，是 ^{131} 碘治疗指征，而不能照本宣科，不能一味追求大于 30 μIU/mL 才治疗。经过 3 次大剂量 ^{131} 碘治疗，肿瘤负荷大大下降，后续 2 次治疗前停服左甲状腺素后促甲状腺激素较前明显升高。

本例患者 ^{131} 碘治疗前详细检查有利于评估病情，比如有经验的彩超医生可以发现颈部小的转移淋巴结，小剂量 ^{131} 碘显像可以初步评估全身转移情况，有部分患者分期发生改变，为确定大剂量 ^{131} 碘治疗提供客观证据。^{99m}Tc 静态显像既可以行唾液腺显像，了解唾液腺分泌及排泄功能，也可以行甲状腺静态显像，评估术后甲状腺残留量。分化型甲状腺癌 [99m]Tc 静态显像转移灶显影阳性有个例报道，缺乏大样本数据，转移灶显影阳性提示分化程度高、碘治疗效果好、预后良好，多见于甲状腺乳头状癌滤泡亚型及甲状腺滤泡癌。

四、诊疗经验

1．正面经验　①MDT 在疑难或晚期分化型甲状腺癌规范化、个体化治疗发挥重大价值。甲状腺 MDT 一般涵盖影像、超声、病理、核医学、外科、肿瘤内科、放疗科、内分泌科、介入科、中医科等学科，对疑难病例发挥不同学科优势，提供更多诊治思路及方法，为患者提供最优的个体化诊治方案，以保障患者利益最大化。MDT 优势在本病例得到充分的体现，影像学专家寻找颅底骨转移灶，超声专家判断甲状腺残留多少及甲状腺结节分类情况，病理科专家明确了残留甲状腺结节为良性，并对外院腰椎术后病灶会诊，明确了甲状腺滤泡骨转移。在后续治疗方面，确定了先手术切除、再行 [131] 碘治疗结合甲状腺激素抑制治疗，必要时局部骨转移手术或者配合外放照射放疗一套综合、个体化治疗方案。疑难病例 MDT 具有明确诊断、分期及个体化治疗等优势。②分化型甲状腺癌术后 [131] 碘治疗前全面的检查有利于患者的准确分期、剂量确定及预后判断。本例患者在第 1 次 [131] 碘治疗前影像学 CT、核医学的全身骨显像发现双肺转移灶及全身多处骨转移灶，达到准确分期。对于需要数次 [131] 碘治疗的患者，治疗前唾液腺显像也是非常有必要的，这能够评估唾液功能基础状态及唾液腺损伤情况，甲状腺静态显像可以了解残留甲状腺情况，转移灶高锝酸盐显像阳性也可以预判有较好疗效。治疗前小剂量 [131] 碘扫描可以全身显像，发现全身病灶摄碘情况，对我们临床决定个体化制订 [131] 碘剂量提供客观依据。通过小剂量 [131] 碘扫描可以看到转移灶摄取碘的能力，也给了在停药状态下促甲状腺激素未达到 30 μIU/mL 敢于 [131] 碘治疗的信心。

2．负面经验　①第 1 次 [131] 碘治疗前局部甲状腺静态显像发现双肺转移灶 [99m]Tc 的摄取，而诊断医师没有补充 [99m]Tc 静态显像的全身扫描，了解其他转移灶 [99m]Tc 摄取情况；②基层医院对甲状腺结节疾病的认识不足导致治疗不规范。第 1 次手术时当地基层医院未行规范化的甲状腺手术，也未对术后标本行病理化验，术后患者没有检测促甲状腺激素及对甲状腺球蛋白等指标进行随访，也没有行甲状腺抑制治疗，这是导致后期多处骨、双肺等远处转移的诱因。

（病例提供者：谢　健　杨传盛　赣州市肿瘤医院

朱高红　昆明医科大学第一附属医院）

参考文献

[1] 李慧，丛慧，李从心，等 . 远处转移灶对分化型甲状腺癌患者停服左旋甲状腺素后 TSH 升高的影响 [J]. 中华核医学与分子影像杂志，2015，35（4）：262-264.

[2] 高洪波，张树龙，李娜，等 .^{99}Tcm 04-静态显像在分化型甲状腺癌发现转移病变中的价值 [J]. 标记免疫分析与临床，2016，23（5）：501-504.

病例 8　甲状腺癌肺转移灶 [131] 碘清灶治疗

一、病历摘要

（一）基本信息

患者女性，26 岁。

主诉：甲状腺癌术后拟行 [131] 碘治疗。

现病史：患者确诊甲状腺癌于 2020-03-17 行"双侧甲状腺全切术＋双侧中央区淋巴结清扫术＋左侧颈Ⅱ～Ⅴ b 区淋巴结清扫术"，术后病理：①（左侧甲状腺）甲状腺乳头状癌（经典型），肿物大小约 3.5 cm×1.5 cm×2.0 cm，累及被膜但未穿透，见脉管内癌栓，未见神经侵犯。免疫组化：BRAF V600E（-），CK19（+），TPO 局灶（+）；②（右侧甲状腺）甲状腺组织，未见癌；③颈部淋巴结转移癌（7/25）：左Ⅲ、Ⅳ区 4/8、左中央区 3/3；左Ⅱa 区 0/8、左Ⅴ 0/3、右Ⅱb 区 0/1、右中央区 0/1，喉前组织 0/1。诊断为"左侧甲状腺乳头状癌并左颈中央区、左颈侧区淋巴结转移（$pT_2N_{1b}M_0$，Ⅰ期，中危）。"，术后予早晨顿服左甲状腺素钠片 100 μg 行促甲状腺激素抑制治疗。目前已停用左甲状腺素钠片 3 周，低碘饮食 1 个月，收入院行 [131] 碘治疗。

既往史、个人史、家族史：无特殊。

（二）体格检查

颈前区见手术瘢痕，双侧甲状腺未触及，双侧颈部未触及肿大淋巴结。气管居中，胸廓无畸形，双肺呼吸音清，未闻干、湿性啰音。腹平软，全腹无压痛和反跳痛。脊柱四肢无畸形。生理反射存在，病理反射未引出。

（三）辅助检查

2020-05-17：促甲状腺激素 21.441 mIU/L↑（参考值 0.34～5.60 mIU/L），游离三碘甲状腺原氨酸 3.97 pmol/L↓（参考值 3.8～6.0 pmol/L），游离甲状腺素 3.86 pmol/L↓（参考值 7.86～21.0 pmol/L），甲状腺球蛋白抗体＜0.1 U/mL（参考值 0～4.9 U/mL），甲状腺球蛋白 16.97 μg/L（参考值 1.15～130.77 μg/L）。尿碘 102.6 μg/L（参考值 100～299 μg/L）。

2020-05-18：总 25- 羟基维生素 D 20.20 ng/mL↓。尿绒毛膜促性腺激素（-）。

SPECT/CT 唾液腺动态显像＋甲状腺静态显像＋局部断层（2020-04-20，$Na^{99}Tc^mO_4$ 5 mCi）（病例 8 图 1）：①颈前区未见放射性摄取增高，符合双侧甲状腺切除术后改变；②双侧唾液腺未见明显异常。

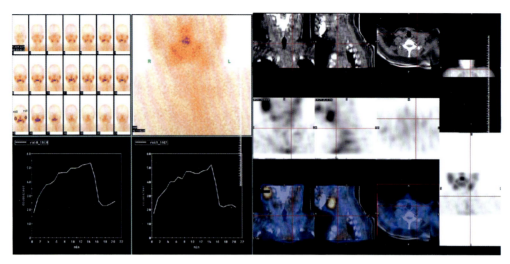

病例 8 图 1　SPECT/CT 唾液腺动态显像＋甲状腺静态显像＋局部断层

甲状腺彩超（2020-05-18）：甲状腺术后，甲状腺区未见明显异常。

心电图报告（2020-05-18）：T 波改变（V_3、V_4）。

CT-颈部平扫＋胸肺部平扫＋头颅平扫（2020-05-18）：①甲状腺术后缺如；②双肺下叶多个小结节（最大者位于右肺下叶内基底段，直径约 1.1 cm），考虑肺转移灶（病例 8 图 2）；③右上纵隔淋巴结（约 1.5 cm×1.1 cm），考虑淋巴结转移灶（病例 8 图 3）；④头颅未见异常。

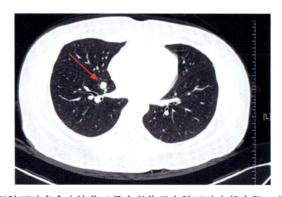

病例 8 图 2　双肺下叶多个小结节（最大者位于右肺下叶内基底段，直径约 1.1 cm）

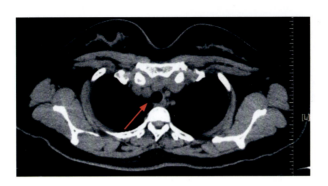

病例 8 图 3 右上纵隔淋巴结（1.5 cm × 1.1 cm）

（四）诊断

左侧甲状腺乳头状癌并左颈中央区、左颈侧区淋巴结转移术后，双肺转移灶，上纵隔淋巴结转移灶（$cT_2N_0M_1$，Ⅱ期，高危）。

二、治疗经过

（一）治疗

第 1 次 131 碘治疗：2020-05-23，清灶治疗，150 mCi。

SPECT/CT 131 碘全身显像（2020-05-25，$Na^{131}I$ 150 mCi）：①双侧甲状腺区摄取，考虑为术后残甲组织；②双肺多发结节状摄碘灶，考虑为肺多发转移灶（病例 8 图 4）。

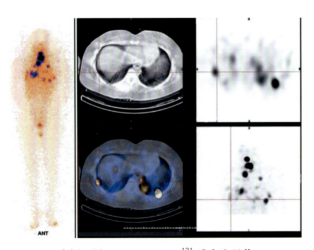

病例 8 图 4 SPECT/CT 131 碘全身显像

第 1 次 131 碘治疗后 6 个月评估：

2020-11-24：促甲状腺激素 > 50.00 mIU/L ↑，游离三碘甲状腺原氨酸

2.55 pmol/L ↓，游离甲状腺素 1.24 pmol/L ↓，甲状腺球蛋白抗体 0.2 U/mL，甲状腺球蛋白 24.61 μg/L。总 25- 羟基维生素 D 17.39 ng/mL ↓。血 β- 绒毛膜促性腺激素未见异常。

　　彩超甲状腺及颈部淋巴结（2020-11-24）：①颈前区未见明显异常包块回声；②左侧颈部实性低回声区，考虑淋巴结，建议复查。

　　CT- 颈部平扫＋胸肺部平扫（2020-11-24）：①甲状腺术后缺如；②双肺转移灶，部分结节消失，部分结节较前稍缩小（最大者位于右肺下叶内基底段，直径约 0.7 cm）（病例 8 图 5）；③右上纵隔淋巴结转移灶，较前缩小（约 1.5 cm×0.9 cm）（病例 8 图 6）。

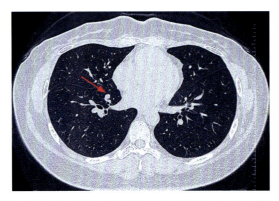

病例 8 图 5　双肺转移灶，部分结节消失，部分结节较前稍缩小（最大者位于右肺下叶内基底段，直径约 0.7 cm）

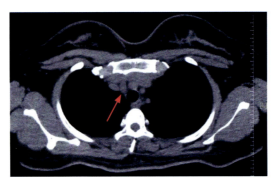

病例 8 图 6　右上纵隔淋巴结转移灶，较前缩小（约 1.5 cm×0.9 cm）

　　第 2 次 131 碘治疗：2020-11-25，清灶治疗，180 mCi。

　　SPECT/CT 131 碘全身显像（2020-11-27，Na131I 180 mCi，病例 8 图 7）：①双侧甲状腺区未见摄碘，符合术后碘治疗后改变；②右上纵隔结节状摄碘灶，考虑为淋巴结转移灶；③右肺结节状摄碘灶，考虑为肺转移灶，余肺内摄碘结节较前减少。

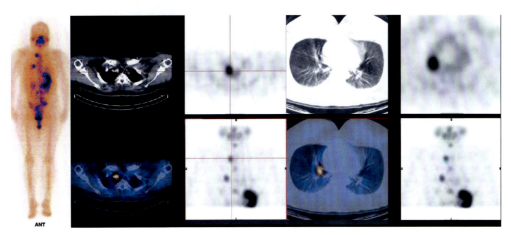

病例 8 图 7　SPECT/CT^{131} 碘全身显像

第 2 次 ^{131} 碘治疗后 7 个月评估：

2021-07-05：促甲状腺激素＞50.00 mIU/L ↑，游离三碘甲状腺原氨酸 3.34 pmol/L ↓，游离甲状腺素 2.96 pmol/L ↓，甲状腺球蛋白抗体＜0.1 U/mL，甲状腺球蛋白 12.33 μg/L。总 25- 羟基维生素 D　18.42 ng/mL ↓。糖类抗原 2-42 22.31 U/mL ↑（参考值 0 ～ 20 U/mL）。血 β- 绒毛膜促性腺激素未见异常。

心电图（2021-07-05）：窦性心律不齐；T 波改变（Ⅱ、Ⅲ、avF、V_3 ～ V_6）。

CT- 颈部平扫＋胸肺部平扫（2021-07-05）：①甲状腺术后缺如；②右肺下叶内基底段转移灶，较前缩小（直径约 0.5 cm）（病例 8 图 8）；③右上纵隔淋巴结转移灶，较前缩小（约 1.1 cm×0.9 cm）（病例 8 图 9）。

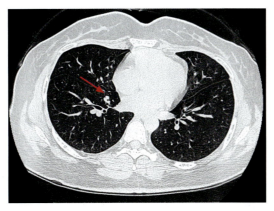

病例 8 图 8　右肺下叶内基底段转移灶，较前缩小

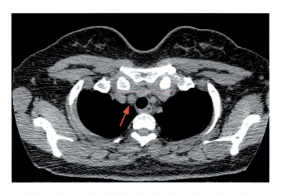

病例 8 图 9　右上纵隔淋巴结转移灶，较前缩小

第 3 次 ^{131} 碘治疗：2021-07-06，清灶治疗，200 mCi。

SPECT/CT ^{131} 碘全身显像（2021-07-08，Na^{131} I 200 mCi）：①双侧甲状腺区未见摄碘，符合术后碘治疗后改变；②右上纵隔结节状摄碘灶，考虑为淋巴结转移灶；③右肺结节状摄碘灶，考虑为肺转移灶（病例 8 图 10）。

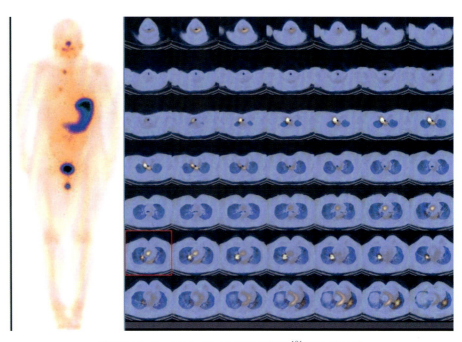

病例 8 图 10　2021-07-08 SPECT/CT ^{131} 碘全身显像

第 3 次 ^{131} 碘治疗后 6 个月评估：

2022-01-11：促甲状腺激素＞46.60 mIU/L ↑，游离三碘甲状腺原氨酸 3.77 pmol/L ↓，游离甲状腺素 1.66 pmol/L ↓，甲状腺球蛋白抗体＜0.1 U/mL，

甲状腺球蛋白 9.39 μg/L。总 25- 羟基维生素 D　15.52 ng/mL ↓。糖类抗原 2-42 21.13 U/mL ↑。血 β- 绒毛膜促性腺激素未见异常。

心电图（2022-01-11）：窦性心律不齐。

CT- 颈部平扫＋胸肺部平扫（2022-01-11，病例 8 图 11 至病例 8 图 13）：①甲状腺术后缺如；②右肺下叶内基底段转移灶，较前缩小（约 0.4 cm×0.3 cm）；③右上纵隔淋巴结转移灶，较前缩小（约 0.8 cm×0.7 cm）；④新见左肺下叶背段结节（约 0.7 cm×0.4 cm），建议复查。

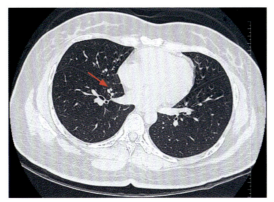

病例 8 图 11　右肺下叶内基底段转移灶，较前缩小

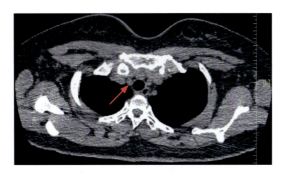

病例 8 图 12　右上纵隔淋巴结转移灶，较前缩小

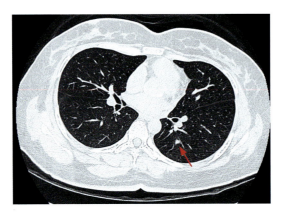

病例 8 图 13　新见左肺下叶背段结节（约 0.7 cm × 0.4 cm）

第 4 次 ^{131} 碘治疗：2022-01-12，清灶治疗，180 mCi。

SPECT/CT ^{131} 碘全身显像（2022-01-14，Na^{131}I　180 mCi）：①双侧甲状腺区未见摄碘，符合术后碘治疗后改变；②右上纵隔结节状摄碘灶，考虑为淋巴结转移灶（病例 8 图 14）；③右肺结节状摄碘灶消失。

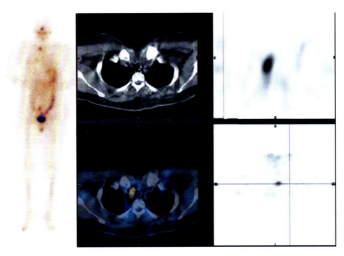

病例 8 图 14　2022-01-14 SPECT/CT ^{131} 碘全身显像

第 4 次 ^{131} 碘治疗后 6 个月评估：

2022-08-02：促甲状腺激素＞ 47.60 mIU/L ↑，游离三碘甲状腺原氨酸 3.61 pmol/L ↓，游离甲状腺素 4.66 pmol/L ↓，甲状腺球蛋白抗体＜ 0.1 U/mL，甲状腺球蛋白 6.59 μg/L。总 25- 羟基维生素 D　20.67 ng/mL ↓。糖类抗原 2-42 16.25 U/mL。血 β- 绒毛膜促性腺激素未见异常。

甲状腺及颈部淋巴结彩超检查（2022-08-02）：颈前区未见明显异常包块回声。

科内床旁心电图（2022-08-01）：正常心电图。

CT-颈部平扫＋胸肺部平扫（2022-08-01，病例 8 图 15、病例 8 图 16）：
①甲状腺术后缺如；②右肺下叶内基底段结节与前相似（约 0.3 cm×0.3 cm），考虑
为肺转移灶治疗后改变；③右上纵隔淋巴结转移灶与前相似（约 0.8 cm×0.7 cm）；
④原左肺下叶背段结节已消失。

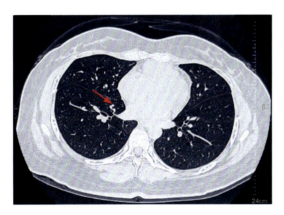

病例 8 图 15　右肺下叶内基底段结节与前相似

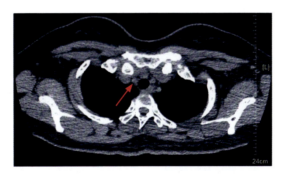

病例 8 图 16　右上纵隔淋巴结转移灶与前相似

第 5 次 ¹³¹ 碘治疗：2022-08-03，清灶治疗，200 mCi。

SPECT/CT ¹³¹ 碘全身显像（2022-08-05，Na¹³¹I 200 mCi）：右上纵隔淋巴结转
移灶，摄取较前减低，考虑为治疗后改变（病例 8 图 17）。余全身未见异常摄碘病灶。

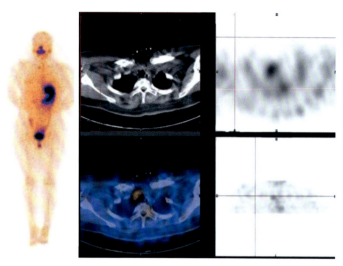

病例 8 图 17 SPECT/CT ^{131} 碘全身显像

第 5 次 ^{131} 碘治疗后 7 个月评估：

2023-03-12，首次抑制性甲状腺球蛋白 < 1 μg/L：促甲状腺激素 0.014 mIU/L ↓，游离三碘甲状腺原氨酸 4.90 pmol/L，游离甲状腺素 20.58 pmol/L，甲状腺球蛋白抗体 0.1 U/mL，甲状腺球蛋白 0.97 μg/L ↓。

CT- 颈部平扫＋胸肺部平扫（2023-08-06，病例 8 图 18、病例 8 图 19）：①甲状腺术后缺如；②右肺下叶内基底段肺转移灶较前缩小（约 0.25 cm×0.15 cm）；③右上纵隔淋巴结转移灶较前缩小（约 0.7 cm×0.6 cm）。

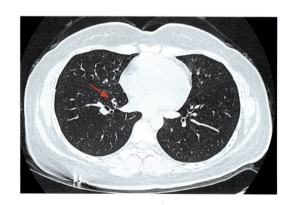

病例 8 图 18 右肺下叶内基底段肺转移灶较前缩小

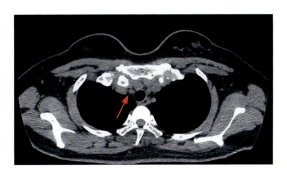

病例 8 图 19　右上纵隔淋巴结转移灶较前缩小

PET/CT 全身显像（2023-08-21，¹⁸F-FDG，病例 8 图 20）：①双侧甲状腺术后缺如，术区未见高代谢恶性肿瘤征象；②右肺下叶背段微小结节（直径约 0.2 cm），代谢未见增高，考虑为肺转移灶治疗后改变；③上纵隔气管右前方淋巴结（直径约 0.6 cm）伴钙化，代谢未见增高，考虑为淋巴结转移灶治疗后改变；④双侧颈部Ⅰb、Ⅱ、Ⅲ区多个淋巴结代谢增高（较大者约 1.6 cm×0.8 cm，SUVmax 为 3.3，SUVave 为 2.1），考虑为淋巴结炎性增生，建议随诊；⑤双侧卵巢高代谢影及类圆形低密度影，考虑为生理性浓聚及卵泡影；⑥全身其他部位未见明显异常。

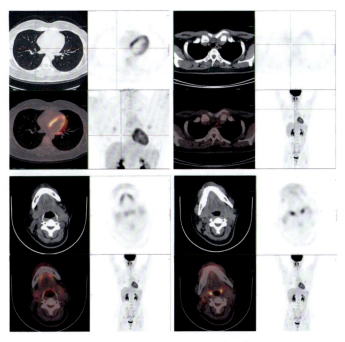

病例 8 图 20　PET/CT 全身显像

2023-11-05：促甲状腺激素 0.01 mIU/L ↓，游离三碘甲状腺原氨酸 4.86 pmol/L，游离甲状腺素 17.68 pmol/L，甲状腺球蛋白抗体 0.1 U/mL，甲状腺球蛋白 0.98 μg/L ↓。

诊断：左侧甲状腺乳头状癌，并颈部淋巴结转移、纵隔淋巴结转移、双肺转移、术后及 ^{131}碘清灶治疗后，$cT_2N_0M_1$，Ⅱ期，中危，疗效不确切。

（二）随访

历经 5 次 ^{131}碘清灶治疗，肺转移灶较前明显缩小，上纵隔淋巴结转移灶较前明显缩小。第 5 次 ^{131}碘治疗后 7 个月，首次抑制性甲状腺球蛋白＜1 μg/L。随访中甲状腺球蛋白变化情况见病例 8 表 1。5 次 ^{131}碘治疗后 SPECT/CT ^{131}碘全身显像见病例 8 图 21。

病例 8 表 1 随访中甲状腺球蛋白变化情况

	促甲状腺激素（mIU/L）	甲状腺球蛋白（μg/L）	甲状腺球蛋白抗体（U/mL）
2020-04-20，首次 ^{131}碘治疗前	0.131	3.98	0.2
2022-09-18，5 次 ^{131}碘治疗后 6 周	0.186	1.38	＜ 0.1
2023-02-24，5 次 ^{131}碘治疗结束后 6 个月	0.075	1.10	＜ 0.1
2023-11-05，5 次 ^{131}碘治疗结束后 15 个月	0.010	0.98	0.1
2024-03-24，5 次 ^{131}碘治疗结束后 20 个月	0.036	0.89	＜ 0.1

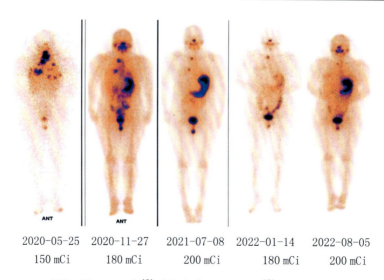

2020-05-25	2020-11-27	2021-07-08	2022-01-14	2022-08-05
150 mCi	180 mCi	200 mCi	180 mCi	200 mCi

病例 8 图 21 5 次 ^{131}碘治疗后 SPECT/CT ^{131}碘全身显像

三、病例分析

患者青年女性，甲状腺癌术后分期为 $pT_2N_{1b}M_0$，Ⅰ期，中危。^{131} 碘治疗前评估，刺激性甲状腺球蛋白 16.97 μg/L，甲状腺彩超提示甲状腺区未见明显异常，$Na^{99}Tc^mO_4$ 5 mCi SPECT/CT 显像提示双侧甲状腺未见放射性分布，考虑存在甲状腺癌转移灶的可能。CT 检查提示双肺下叶多个小结节（最大者直径约 1.1 cm），考虑为肺转移灶，右上纵隔淋巴结增大（约 1.5 cm×1.1 cm），考虑淋巴结转移灶。^{131} 碘治疗前分期修正为 $cT_2N_0M_1$，Ⅱ期，高危，首次予 150 mCi ^{131} 碘行清灶治疗，治疗后碘扫提示双肺多发摄碘病灶，右上纵隔淋巴结摄碘，均考虑为转移灶。后续行 4 次 ^{131} 碘清灶治疗，剂量分别为 180 mCi、200 mCi、180 mCi、200 mCi。5 次 ^{131} 碘治疗后全身异常摄碘灶基本消失，肺转移灶明显缩小（直径从 1.1 cm 降至 0.2 cm），右上纵隔淋巴结转移灶明显缩小（从 1.5 cm×1.1 cm 减少至 0.6 cm×0.5 cm），抑制性甲状腺球蛋白从治疗前 3.98 μg/L 降至 0.89 μg/L。因目前仍可见结构病灶，抑制性甲状腺球蛋白＞0.2 μg/L，疗效评价为 IDR，持续动态监测，随诊频率 3～6 个月。

四、诊疗经验

分化型甲状腺癌 ^{131} 碘治疗按治疗目的的不同，可分为清甲治疗、辅助治疗和清灶治疗：清甲治疗即清除术后残留的甲状腺组织，辅助治疗即清除术后常规影像学无法证实的但可能存在的转移/残留病灶，清灶治疗即清除术后已知的局部/远处转移灶。^{131} 碘治疗有利于分化型甲状腺癌术后的再分期和应用血清甲状腺球蛋白分层监测病情，指导个体化的后续治疗与管理方案。清甲治疗、辅助治疗、清灶治疗三者之间不是递进关系，而是根据 TNM 分期、术中所见、术后血清学及影像学的实时评估综合分析做出的不同治疗目的的选择，因此，规范的 ^{131} 碘治疗前评估是实施恰当的 ^{131} 碘治疗的前提。

分化型甲状腺癌患者均应行术后 TNM 分期和复发危险度分层评估，并根据随访期间血清学如甲状腺球蛋白、甲状腺球蛋白抗体、促甲状腺激素等及影像学检查如颈部超声、SPECT/CT ^{131} 碘全身显像、CT、MRI、^{18}F-FDG PET/CT 等来实时动态评估患者的复发风险，明确 ^{131} 碘治疗指征、目标及患者的可能获益，从而及时避免过度治疗及治疗不足的问题。

^{131} 碘辅助治疗主要适用于术后无确切残留或转移灶但怀疑可能存在局部或远处转移、复发的患者，因此辅助治疗前的综合评估十分重要。对于疾病复发风险较高，高血清甲状腺球蛋白水平但影像学为阴性或临床可疑肿瘤残留的患者，^{131} 碘辅助治疗可有效改善总体生存率（overall survival，OS）及无病生存率（disease free survival, DFS)，应常规推荐。一项前瞻性研究表明，高血清甲状腺球蛋白水平患者经过危险度分层系统评估后，超过 90% 为中高危，辅助治疗有助于降低其复发及肿瘤相关死亡风险。辅助治疗推荐的 [131] 碘剂量为 3.70 ～ 5.55 GBq（100 ～ 150 mCi），具体取决于存在的危险因素。

对摄碘性分化型甲状腺癌转移或复发病灶可选择性应用 [131] 碘清灶治疗，治疗的效果最终取决于病灶获得的吸收剂量及其对电离辐射的敏感性，转移灶获得的吸收剂量越高，预期生物学效应就越明显。分化型甲状腺癌肺转移灶的 [131] 碘清灶治疗剂量一般为 5.55 ～ 7.40 GBq（150 ～ 200 mCi），在治疗 6 个月左右可考虑行此次 [131] 碘清灶治疗的疗效评估，为是否再次进行 [131] 碘治疗或其他治疗提供依据。清灶治疗的评估应采用分化型甲状腺癌疗效反应评估体系，结合甲状腺球蛋白／甲状腺球蛋白抗体血清学及影像学两方面结果进行疗效评估及综合判断：①疗效满意（excellent response，ER）：无须再次 [131] 碘治疗，进入促甲状腺激素抑制治疗，随访频率 6 ～ 12 个月；②疗效不确切（indeterminate response，IDR）：促甲状腺激素抑制治疗＋持续动态监测，随访频率 3 ～ 6 个月；③血清学反应欠佳（biochemical incomplete response，BIR）：甲状腺球蛋白／甲状腺球蛋白抗体稳定或下降者，促甲状腺激素抑制治疗＋持续动态监测，随诊频率 3 ～ 6 个月；甲状腺球蛋白／甲状腺球蛋白抗体上升者，考虑 [18] F-FDG PET/CT 等进一步影像学检查，以明确是否存在不摄碘的结构性病灶；④影像学反应欠佳：a. 血清甲状腺球蛋白水平明显下降（或呈下降趋势），影像学显示摄碘性病灶缩小（或病灶呈缩小趋势）且仍摄碘，可再次行 [131] 碘治疗，再次 [131] 碘治疗应基于患者血清学及影像学获益的前提下进行，直至病灶不再对 [131] 碘治疗有反应；b. 摄碘功能较好的肺部微小转移病灶，因其有望通过 [131] 碘治疗达到 ER 状态，可考虑在 6 ～ 12 个月再次行 [131] 碘治疗。总之，[131] 碘是治疗分化型甲状腺癌区域及远处转移性病灶的有效方法，[131] 碘治疗有利于分化型甲状腺癌术后的再分期和应用血清甲状腺球蛋白分层监测病情，避免过度治疗及治疗不足的问题，可提高无病生存率（disease free survival，DFS），提高疾病特异性生存率。

［病例提供者：周　围　南方医科大学顺德医院（佛山市顺德区第一人民医院）］

参考文献

[1] 中华医学会核医学分会. ^{131}I 治疗分化型甲状腺癌指南（2021 版）[J]. 中华核医学与分子影像杂志，2021，41（4）：218-241.

[2]Amin MB，Edge SB，Greene FL，et al.AJCC cancer staging manual[M].8th.New York：Springer，2017.

[3]Steart BW，Wild CP.World cancer report 2014[M].Lyon：International Agency for Research on Cancer，2014：16-53.

[4]Cheng L，Sa R，Luo Q，et al.Unexplained hyperthyroglobulinemia in differentiated thyroid cancer patints as indication for radioiodine adjuvant therapy：a prospective multicenter study[J].Journal of Nuclear Medicine，2021，62（1）：62-68.

[5]Tuttle RM.Controversial issues in thyroid cancer management[J].Journal of Nuclear Medicine，2018，59（8）：1187-1194.

病例9　多次复发的分化型甲状腺癌多模态显像

一、病历摘要

（一）基本信息

患者女性，81岁。

主诉：甲状腺癌6次术后近3年，扪及颈前区肿物半年余。

现病史：患者半年前扪及颈前区不规则肿物，逐渐长大，突出于皮肤，质地较硬，无压痛，肿物表面见迂曲血管影，无发热，无心悸、怕热、多汗、多食、消瘦等不适。患者既往2009年在当地医院行两次甲状腺癌手术（具体不详）；随后于2010年在外院行两次甲状腺癌手术（具体不详），自诉行左侧甲状腺全切除术＋双侧颈淋巴结功能性清扫，术后病理为甲状腺滤泡癌，术后服用优甲乐治疗（具体不详）。患者于2015年5月发现右侧甲状腺肿物，无伴疼痛不适。2016-01-11本院CT检查提示：甲状腺癌术后改变，右侧残存甲状腺前外侧及胸骨柄上方占位结节，考虑肿瘤复发转移。2016-01-15在我院行右侧甲状腺肿瘤切除术，术后病理：病变符合（右侧）甲状腺滤泡癌。患者于2017年12月因再次发现颈前肿物半年余，随后于2017-12-18复查CT提示：甲状腺癌术后改变，原甲状腺右叶软组织影未见明确显示；原胸骨柄上方肿块较前明显增大；甲状腺右叶小结节，建议复查；双侧颌下、颏下、颈部多发稍大淋巴结；双肺多发结节，建议复查以除外转移瘤。患者随后于2017-12-19在我院行胸骨后甲状腺恶性肿瘤切除术，术后病理提示：病变符合甲状腺滤泡癌。术后曾服用优甲乐治疗，无规律服用。起病以来，体重无明显下降。

既往史、个人史、家族史：无特殊。

（二）体格检查

颈前见手术瘢痕；颈前区扪及较大不规则肿物，明显突出皮肤，质地硬，无压痛，肿物表面见迂曲血管影。余查体无特殊。

（三）辅助检查

2020-10-22本院实验室检查提示：

甲功五项：游离三碘甲状腺原氨酸4.99 pmol/L（参考值2.8～6.3 pmol/L），游离甲状腺素4.57 pmol/L（参考值10.48～24.38 pmol/L），三碘甲状腺原氨酸2.27 nmol/L（参考值1.02～2.96 nmol/L），甲状腺素28.9 nmol/L（参考值55.5～161.3 nmol/L），促甲状腺刺激激素12.887 mIU/L（参考值0.38～4.34 mIU/L）。

甲状腺抗原抗体组合：抗促甲状腺激素受体抗体 1.77 U/L（参考值 0 ～ 1.75 U/L），甲状腺球蛋白 17.77 ng/mL（参考值 3.5 ～ 77 ng/mL），抗甲状腺球蛋白抗体 10.30 U/mL（参考值 0 ～ 115 U/mL）。

肿瘤标志物：癌胚抗原 3.17 μg/L（参考值 0 ～ 5 μg/L）。

甲状旁腺素 15.2 pg/mL（参考值 18.5 ～ 88.0 pg/mL）。

余血常规、肝胆十二项、生化十项、凝血功能等无异常。

影像学检查：

2020-11-02 本院 ^{99m}Tc-MIBI SPECT/CT 亲肿瘤断层显像提示（病例 9 图 1、病例 9 图 2）：①颈前正中巨大不规则软组织肿物，亲肿瘤显像阳性，结合病史，考虑甲状腺癌术后复发，病变向下侵犯胸骨、左侧锁骨头、左侧胸壁，邻近气管受压；②甲状腺癌术后改变，右叶残留少量甲状腺组织，左叶术后缺如；③右侧坐骨局部骨质破坏伴软组织肿物形成，左侧股骨中段骨髓腔内异常软组织密度影，亲肿瘤显像阳性，结合病史，考虑骨转移；④断层 CT 所示双肺多发大小不一的结节，亲肿瘤显像阴性，考虑双肺转移。

2020-11-04 本院甲状腺癌术后诊断性 ^{131}碘全身显像提示（病例 9 图 3）：①甲状腺癌术后改变，右叶残留较多有摄 ^{131}碘功能甲状腺组织，左叶残留少量有摄 ^{131}碘功能甲状腺组织；②颈前正中巨大不规则软组织肿物，无摄 ^{131}碘功能，结合病史，考虑甲状腺癌术后复发（失分化可能性大），建议穿刺活检；③右侧坐骨局部骨质破坏伴软组织肿物形成，有摄 ^{131}碘功能，结合病史，考虑骨转移；左侧股骨中段骨髓腔内异常软组织密度影，无摄 ^{131}碘功能，考虑骨转移；④双肺多发大小不一的结节，无摄 ^{131}碘功能，考虑双肺转移。

2020-11-09 本院 ^{18}F-FDG PET/CT 全身显像提示（病例 9 图 4、病例 9 图 5）：①甲状腺癌术后，双侧甲状腺区残留少量正常甲状腺组织（右侧为主）；颈前正中见糖代谢异常增高的巨大不规则软组织肿物，病灶向前突出皮肤表面，向下侵犯胸骨、左侧锁骨头、左侧第 1 前肋及左侧胸壁，结合 ^{131}碘全身断层显像，考虑甲状腺滤泡癌术后复发（失分化可能性大），建议穿刺活检；②右侧肺门、纵隔气管隆突下多发糖代谢异常增高的肿大淋巴结，考虑淋巴结转移；③双肺散在多发大小不等的糖代谢稍增高的结节，考虑肺转移；肝 S4 糖代谢异常增高的低密度结节，考虑肝转移；左侧肾上腺糖代谢稍增高的软组织结节，考虑肾上腺转移；④顶骨左侧、右侧颞骨、右侧髂骨、右侧坐骨支、左侧股骨颈、左侧股骨中段多发骨质破坏伴糖代谢异常增高灶，考虑多发骨转移。

其他检查：无。

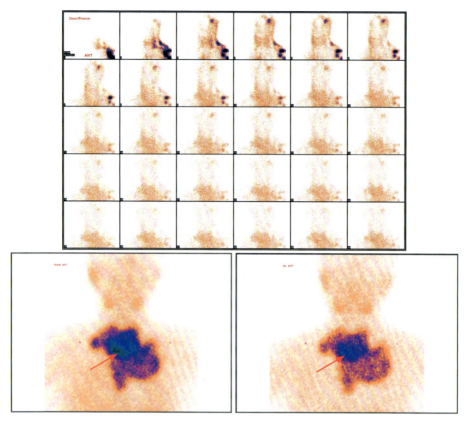

病例 9 图 1 ^{99m}Tc–MIBI SPECT/CT 甲状腺亲肿瘤显像

注：动态相示颈前肿物显像剂提前分布，早期相示颈前肿物显像剂异常浓聚分布，2 小时延迟相肿物显像剂仍明显浓聚分布，显像剂未见消退。

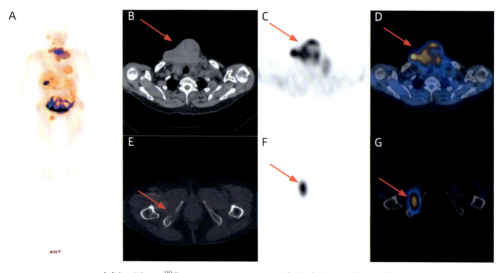

病例 9 图 2 ^{99m}Tc–MIBI SPECT/CT 亲肿瘤全身及断层显像

注：颈前正中见不规则巨大软组织肿物影，最大层面大小约 13.0 cm×7.4 cm，显像剂异常浓聚分布，病灶向前突出皮肤表面，向下侵犯胸骨、左侧锁骨头、左侧胸壁，邻近气管受压变扁；右侧坐骨局部溶骨性骨质破坏伴软组织肿物形成，相应部位显像剂异常浓聚分布。

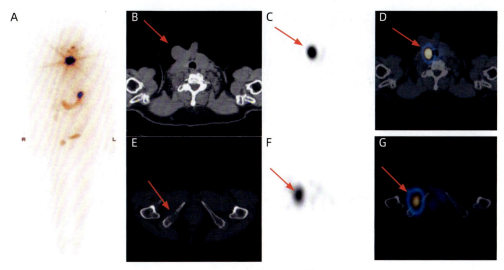

病例 9 图 3　甲状腺癌术后诊断性 [131] 碘全身显像

注：甲状腺癌术后改变，右叶残留少量甲状腺组织，显像剂明显浓聚分布；左叶残留极少量甲状腺组织，显像剂轻微浓聚分布；颈前正中见不规则巨大软组织肿物影，相应部位未见显像剂异常浓聚分布；右侧坐骨局部溶骨性骨质破坏伴软组织肿物形成，相应部位显像剂异常浓聚分布。

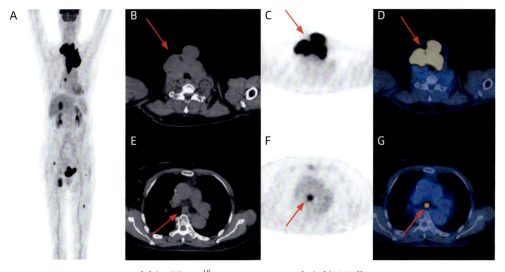

病例 9 图 4　[18] F-FDG PET/CT 全身断层显像

注：颈前正中见糖代谢异常增高的不规则巨大软组织肿物影，SUVmax 为 27.0，侵犯范围广泛；纵隔气管隆突下见糖代谢异常增高的肿大淋巴结影，大小约为 1.2 cm×1.1 cm，SUVmax 为 9.9。

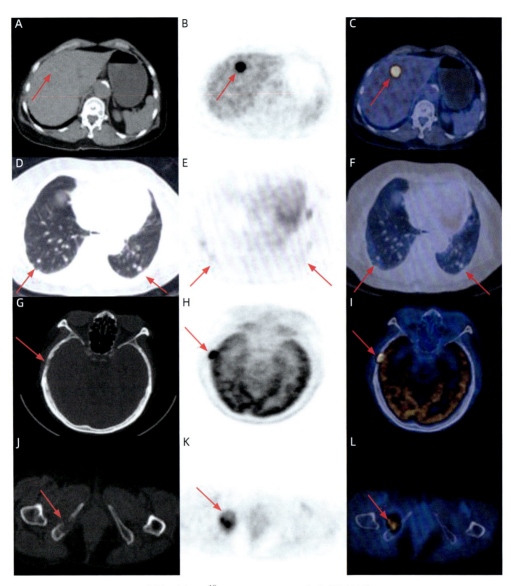

病例 9 图 5　^{18}F-FDG PET/CT 全身断层显像

注：肝 S4 段见糖代谢异常增高的低密度结节影，大小约为 1.5 cm×1.6 cm，SUVmax 为 16.0；双肺散在多发糖代谢稍增高的大小不等结节影，大者大小约为 1.6 cm×1.5 cm，SUVmax 为 1.8；右侧颞骨、右侧坐骨支溶骨性骨质破坏伴糖代谢异常增高，部分伴软组织影形成，SUVmax 为 6.6。

（四）诊断

甲状腺滤泡癌术后复发，伴淋巴结、双肺、肝、左侧肾上腺及多发骨转移（$T_{4b}N_1M_1$，Ⅳb 期，高危）。

二、治疗经过

（一）治疗

患者于 2020-11-12 在彩超引导下行颈前区肿物穿刺活检术，术后病理提示：符合甲状腺滤泡癌。

（二）随访

患者拒绝进一步治疗，仅口服优甲乐抑制治疗，随访 1 年后死亡。

三、病例分析

1. 诊断思路分析　本病例患者已行 6 次甲状腺滤泡癌手术近 3 年，就诊时扪及颈前肿物半年余，术后未规律服用优甲乐治疗，实验室检查提示促甲状腺刺激激素 12.887 mIU/L，甲状腺球蛋白 17.77 ng/mL，结合临床症状和实验室检查，高度怀疑甲状腺癌术后复发。因此，首先建议患者进行了 ^{99m}Tc-MIBI SPECT/CT 甲状腺亲肿瘤显像，结果提示颈前肿物亲肿瘤显像阳性，考虑甲状腺癌复发，另全身显像又发现右侧坐骨、左侧股骨病灶呈 MIBI 亲肿瘤显像阳性，考虑甲状腺癌骨转移；^{99m}Tc-MIBI SPECT/CT 断层显像提示双肺结节，但 MIBI 亲肿瘤显像阴性，仍考虑双肺转移；从 ^{99m}Tc-MIBI SPECT/CT 亲肿瘤显像结果提示甲状腺癌伴多发转移，那么复发及转移病灶是否具有摄 ^{131} 碘功能，是否具备 ^{131} 碘治疗的条件，需要进一步行诊断性 ^{131} 碘全身显像来明确，碘扫结果提示仅右侧坐骨病灶具有摄 ^{131} 碘功能，甲状腺癌复发灶及其余转移灶均不摄取 ^{131} 碘，考虑为失分化。甲状腺癌诊疗指南（2022 年版）指出，分化型甲状腺癌患者随访中出现甲状腺球蛋白升高且 ^{131} 碘诊断性全身扫描阴性者查找转移灶时，可考虑使用 PET/CT 检查。为进一步明确甲状腺癌复发及转移灶的代谢情况，建议患者进行 ^{18}F-FDG PET/CT 全身显像，显像结果提示甲状腺癌复发灶及转移灶均呈 FDG 高摄取，PET/CT 显像发现了更多的转移灶，为进一步诊疗提供了更准确的分期。

2. 多学科讨论（核医学科、甲状腺外科、肿瘤科、放射科）　患者确诊为晚期复发转移性分化型甲状腺癌，^{131} 碘全身显像提示，双叶残留少量摄 ^{131} 碘功能甲状腺组织，右侧坐骨转移病灶具有摄 ^{131} 碘功能，颈前甲状腺癌复发病灶及其余全身多处转移灶均不摄碘，但 ^{18}F-FDG PET/CT 显像提示甲状腺癌复发灶及转移灶均呈 FDG 高摄取。结合以上影像学表现，考虑甲状腺癌复发病灶及大部分转移灶为失分化，因此，采用 ^{131} 碘治疗效果欠佳，难以从 ^{131} 碘治疗中获益，甲状腺癌复发病灶较大（> 10 cm），局部侵犯范围广泛，手术切除难度大，不能完整切除病灶，且患者为 81 岁高龄，不易耐受手术切除，建议可采用放射性 ^{125} 碘粒子植入治疗甲状腺癌复发病灶，同时采用靶向和免疫治疗为主的综合治疗，以减轻症状，减缓肿瘤进展。

四、诊疗经验

本病例为术后经历多次复发的甲状腺癌患者，最后诊断为晚期复发转移性甲状腺癌。患者来我科初诊时，为明确诊断，首先进行了 ^{99m}Tc-MIBI 甲状腺亲肿瘤显像，^{99m}Tc-MIBI 是一种亲脂性阳离子化合物，由于肿瘤细胞的脂溶性及其所带电荷，MIBI 可通过异化扩散被摄取，依赖细胞膜和线粒体膜两侧跨膜电位差进入细胞，并进入线粒体，其中 90% 在线粒体聚集，同时，由于病变组织血流丰富，线粒体膜活跃，毛细血管通透性增高，因此大量摄取 ^{99m}Tc-MIBI。本例患者病史较长、颈前肿物体积较大，^{99m}Tc-MIBI 甲状腺肿瘤显像早期相及延迟相均为阳性，因此考虑甲状腺癌复发可能性大，最后经病理证实；另外为寻找可能的转移灶，该患者进行了 ^{99m}Tc-MIBI 全身显像，发现右侧坐骨、左侧股骨病灶呈 MIBI 亲肿瘤显像阳性，考虑甲状腺癌骨转移；其余骨骼、双肺结节、淋巴结、肝等处病灶 MIBI 亲肿瘤显像阴性，推测原因可能是由于病灶体积较小、肿瘤组织低血管化、低氧代谢及肿瘤细胞密度低引起 ^{99m}Tc-MIBI 摄取不足所致。本病例患者随后进行了 ^{131}碘全身显像、^{18}F-FDG PET/CT 全身显像，通过三种多模态显像方式相结合，比较全面地展示了甲状腺癌复发灶及转移灶的影像学特点，明确了病灶的摄碘状态及分化情况，从而为后续的规范化治疗提供重要依据。

2022 年版甲状腺癌诊疗指南中指出，对于远处转移高危分化型甲状腺癌患者，外科手术＋ ^{131}碘治疗＋促甲状腺激素抑制治疗是主要的综合治疗模式。2023 年第二版甲状腺结节和分化型甲状腺癌诊治指南指出，针对分化型甲状腺癌复发或转移病灶，可选择的治疗方案依次为手术治疗、^{131}碘治疗、促甲状腺激素抑制治疗和新型靶向药物治疗，为强推荐。本病例患者于 2017 年出现甲状腺癌复发及远处转移情况，属于高危患者，但患者术后未行进一步的 ^{131}碘辅助治疗和规律的促甲状腺激素抑制治疗，缺乏规范的诊治，管理不到位，是导致患者再次复发并多发转移的原因。因此，甲状腺癌外科手术后需要良好的术后管理，以获得长期局部控制，降低术后复发风险，局部晚期甲状腺癌术后需要个体化地实施 ^{131}碘辅助治疗和促甲状腺激素抑制治疗。

如何能进一步对甲状腺癌的精准识别并规范管理是最终从源头控制局部晚期甲状腺癌发病率的关键。远期的预后更是对术者专业技术水平、临床经验积累和多学科诊治整合运用能力的综合考验。甲状腺癌的治疗应以外科为主导，根据患者不同病情，通过 MDT 模式，与核医学科、内分泌科、放疗科、肿瘤内科、病理科、影像科等共同协商制订个体化的综合治疗方案。

（病例提供者：段晓蓓　黄斌豪　江门市中心医院）

参考文献

[1]Weitzman SP，Sherman SI.Novel drug treatments of progressive radioiodine-refractory differentiated thyroid cancer[J].Endocrinol Metab Clin North Am，2019，48（1）：253-268.

[2]中国临床肿瘤学会指南工作委员会.中国临床肿瘤学会（CSCO）分化型甲状腺癌诊疗指南2021[J].肿瘤预防与治疗，2021，34（12）：1164-1201.

[3]Filetti S，Durante C，Hartl DM，et al.ESMO clinical practice guideline update on the use of systemic therapy in advanced thyroid cancer[J].Ann Oncol，2022，33（7）：674-684

[4]中华医学会内分泌学分会，中华医学会外科学分会甲状腺及代谢外科学组，中国抗癌协会头颈肿瘤专业委员会，等.甲状腺结节和分化型甲状腺癌诊治指南（第二版）[J].中华内分泌代谢杂志，2023，39（3）：181-226.

[5]中华人民共和国国家卫生健康委员会医政医管局.甲状腺癌诊疗指南（2022年版）[J].中国实用外科杂志，2022，42（12）：1343-1357，1363.

病例10 分化型甲状腺癌的多模态显像

一、病历摘要

（一）基本信息

患者女性，70岁。

主诉：甲状腺癌术后12年余，3次[131]碘治疗后1个月余。

现病史：2010-11-19因发现甲状腺恶性肿瘤行"甲状腺全部切除＋颈部淋巴结清扫术"，术后病理提示：（右侧）结节性甲状腺肿，伴纤维化、钙化，部分区域乳头状增生，以及较多的磨玻璃样核上皮（考虑部分癌变，乳头状癌）；（左侧）结节性甲状腺肿伴囊性变。淋巴结均未见癌转移：左颈Ⅱ区（0/3）、右颈Ⅲ区淋巴结（0/10）、右颈Ⅳ区淋巴结（0/2）、右颈Ⅴ区淋巴结（0/2）、右颈Ⅵ区淋巴结（0/6）、右颈Ⅵ区淋巴结（0/3）。术后规律口服"左甲状腺素片150μg 1次／日"抑制治疗。2021-11-28因"右眼视力下降3年余，失明1年余"行相关检查（详见影像学检查部分），考虑甲状腺癌合并全身多处骨转移，最大者位于右侧咀嚼肌间隙－中颅窝。2021-11-30行"大脑病损切除术"，术后病理：（右额顶占位）符合甲状腺癌脑转移；（右额顶骨）查见腺癌累及；IHC：SATB-2（-），ER（-），WT-1（-），HCG（-），GATA3（-），CK5/6（-），Villin（-），PR（-），CD56（+），P40（-），TTF-1（+），NapsinA（-），GFAP（-），CK7（-），Ki-67（+，5%），TG（+），CK20（-）。术后病理会诊意见：①（右额顶占位）分化型甲状腺滤泡组织浸润性生长，结合病史及免疫组化，首先考虑转移性甲状腺滤泡性癌；②（右额顶骨）转移性甲状腺滤泡性癌。因病情复杂，2021-12-20核医学科联合肿瘤内科、放疗科、甲状腺外科、介入科及超声科进行多学科会诊，讨论结果：①先栓塞治疗颌面部病灶；②建议脊柱MRI平扫＋增强检查，以决定腰椎局部治疗方式；③颅顶骨病灶送基因检测；④待颌面部及腰1椎体病灶局部治疗后，若一般情况许可，可考虑行[131]碘治疗。遂于2021-12-29在介入科行"右侧颈外动脉分支血管介入栓塞术（右侧颌面部转移瘤）"。术后分别于2022-08-09、2023-03-17及2023-09-06行3次[131]碘内照射治疗，治疗剂量均为200 mCi。[131]碘治疗后规律口服"左甲状腺素片150μg 1次／日"抑制治疗。因血甲状腺球蛋白水平高，行[18]F-FDG PET/CT检查，结果提示全身多处骨异常高代谢灶，其中腰1椎体伴明显软组织肿块形成，并突入椎管内，建议外科治疗。今为进一步治疗腰1椎体病变，收住入院。

既往史：患者10年余前因"子宫肌瘤"行子宫切除术。既往住院期间诊断"白细胞减少、手术后甲状旁腺功能减低"，患者未进行规律药物治疗和监测相关指标。

个人史：出生于福建省，久居福建省，生活起居尚规律，无化学物质、放射物质、有毒物质接触史，无冶游、吸毒史，无吸烟、饮酒史。已婚丧偶，适龄结婚，育1子1女，子女体健。

家族史：父亲已故，死因不详，母亲体健，无家族及遗传病史。

（二）体格检查

体温 36.6 ℃，脉搏 60 次／分，呼吸 20 次／分，血压 109/72 mmHg。肿瘤生活质量评分标准（KPS 评分）90 分，神志清楚。颈部可见陈旧性手术瘢痕，长约 10 cm，愈合可，未及肿物。颈软，未见颈静脉怒张，双侧颈动脉无异常搏动。甲状腺未触及，气管居中。颈部、腋窝、锁骨上等浅表淋巴结均未及肿大。双肺呼吸音清，未闻及干、湿性啰音。心率 60 次／分，律齐，未闻及杂音。腹平坦，腹式呼吸运动存在，下腹部见陈旧性手术瘢痕组织，约 6 cm，愈合可，未见腹壁静脉曲张，未见胃、肠型及异常蠕动波，腹软，无压痛、反跳痛，肝脾未触及，未触及包块，墨菲氏征阴性，麦氏点无压痛，肝区未及叩击痛，双侧肾区未及叩痛，肝浊音界存在，位于右锁骨中线第 5 肋间，下界位于右肋缘，脾浊音界无扩大，移动性浊音阴性，肠鸣音 3 次／分，未闻及振水音、气过水音及血管杂音。脊柱生理弯曲存在，活动自如，无叩击痛。四肢无畸形，关节无红肿、畸形，活动无受限，双下肢无水肿。四肢肌力、肌张力正常，双侧膝腱、跟腱反射正常，克匿格征阴性，双侧巴氏征未引出。

（三）辅助检查

实验室检查（2023-11-29）：

血常规：白细胞 2.99×10^9/L，红细胞 2.89×10^{12}/L，血红蛋白 97 g/L，血小板 133×10^9/L。

常规生化全套：白蛋白 39.9 g/L，γ-谷氨酰转肽酶 91 U/L，乳酸脱氢酶 289 U/L，碱性磷酸酶 136 U/L，钙 1.30 mmol/L。

C 反应蛋白 17.83 mg/L，血沉 93 mm/h。

甲状腺相关指标（病例 10 表 1）：

病例 10 表 1　甲状腺相关指标

日期	FT$_3$（pmol/L）	FT$_4$（pmol/L）	TSH（mIU/L）	Tg（ng/mL）	TgAb（U/mL）
2021-12-15	4.39	14.70	0.299	2363	17.6
2021-12-28	5.75	18.60	0.077	—	25.5
2022-08-01	5.72	6.97	1.850	> 500	77.1

续表

日期	FT$_3$（pmol/L）	FT$_4$（pmol/L）	TSH（mIU/L）	Tg（ng/mL）	TgAb（U/mL）
2022-08-08	**5.88**	**6.98**	**2.370**	**15715**	**81.1**
2022-09-27	4.18	17.60	0.149	1078	23.3
2023-03-16	5.32	7.70	3.020	1896	20.3
2023-05-05	4.56	11.20	3.070	749	16.4
2023-06-25	4.54	19.20	0.448	474	17.0
2023-09-05	4.00	6.81	6.880	2453	24.8
2023-10-23	4.60	23.40	0.065	137	20.8

注：**加粗部分**为 [131] 碘治疗前停服左甲状腺素片 4 周后的数据，促甲状腺激素未大于 30 mIU/L 考虑与全身多发甲状腺癌转移灶相关。参考范围：游离三碘甲状腺原氨酸（free triiodothyronine，FT$_3$）：3.1 ～ 6.8 pmol/L、游离甲状腺素（free thyroxine，FT$_4$）：12 ～ 22 pmol/L、促甲状腺激素（thyroid-stimulating hormone，TSH）：0.27 ～ 4.2 mIU/L、甲状腺球蛋白（thyroglobulin，Tg）：3.50 ～ 77 ng/mL、甲状腺球蛋白抗体（Tg antibody，TgAb）：0 ～ 115 U/mL。

既往主要影像学检查：

（2021-11-21）颅脑 MRI 平扫＋增强（病例 10 图 1）：①右侧咀嚼肌间隙 - 中颅窝占位性病变，病变累及右侧海绵窦、右侧蝶窦及右侧翼腭窝；双侧额顶骨多发占位性病变；以上考虑转移瘤可能；②右侧眼球突出，右侧视神经稍变细，右侧外直肌及视神经明显受压左移。

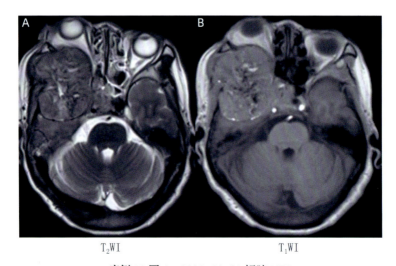

T$_2$WI   T$_1$WI

病例 10 图 1   2021-11-21 颅脑 MRI

注： [131] 碘治疗前颅脑 MRI（A、B）提示：右侧咀嚼肌间隙 - 中颅窝占位，T$_2$WI 呈混杂等 - 高信号，T$_1$WI 呈混杂等 - 低信号。

（2021-11-28）^{18}F-FDG PET/CT（病例 10 图 2）：①右侧咀嚼肌间隙 - 中颅窝高代谢团块，考虑转移，邻近右侧下颌支、右侧眼眶外侧壁、右侧翼突内外侧板、右侧筛窦纸板、右侧蝶骨、颞骨、额骨见骨质吸收破坏，病变累及右侧海绵窦及右侧蝶窦；②双侧额、顶骨、右侧肱骨上段、左侧锁骨、左侧肩胛骨、双侧多根肋骨、脊柱多发椎体及附件、骶骨右侧、右侧髂骨、右侧耻骨、左侧坐骨、右侧股骨大转子、左侧股骨头及双侧股骨上段多发骨质破坏伴异常高代谢，考虑转移；③甲状腺术区未见异常高代谢灶。

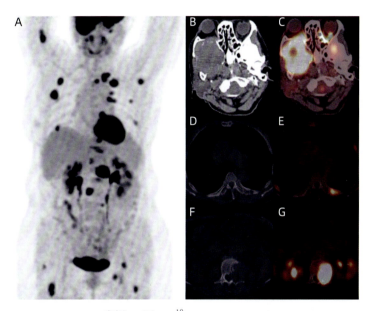

病例 10 图 2　^{18}F-FDG PET/CT

注：A. 最大密度投影图提示全身多发高代谢病灶；B、C. 右侧咀嚼肌间隙 - 中颅窝占位伴代谢明显增高（SUVmax ＝ 10.4）；D、E. 左侧第 7 后肋骨质破坏伴代谢增高（SUVmax ＝ 5.9）；F、G. 腰 1 椎体骨质破坏伴代谢明显增高（SUVmax ＝ 11.6）。

（2021-12-14）全身骨显像（病例 10 图 3）：①右侧颅面骨、左侧锁骨近胸骨端、右侧第 3 侧肋、左侧第 2 前肋、右侧第 8 后肋、多个胸腰椎及右侧肱骨上段等处异常显像剂摄取增高，考虑肿瘤多发骨转移可能性大；②右侧骶髂关节、双侧膝关节及右足异常显像剂摄取增高，考虑骨关节炎症性病变。

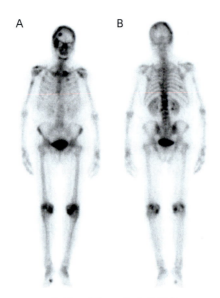

病例 10 图 3   全身骨显像

注：全身骨显像前位（A）和后位（B）图见右侧颅面骨、相当于左侧锁骨近胸骨端、右侧第 3 侧肋、左侧第 2 前肋、右侧第 8 后肋、多个椎体及右侧肱骨上段等处异常放射性摄取增高。

（2021-12-17）[68]Ga-FAPI PET/CT：右侧咀嚼肌间隙 - 中颅窝团块，左侧锁骨、双侧多根肋骨、脊柱多发椎体及附件、骶骨右侧、骨盆诸骨多发骨质破坏，部分 FAP 表达增高，均考虑转移（病例 10 图 4）。

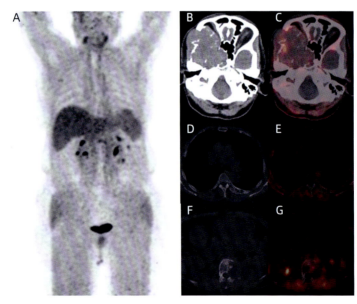

病例 10 图 4   ^{68}Ga-FAPI PET/CT

注：A. 最大密度投影图提示全身多发稍高代谢病灶；B、C. 右侧咀嚼肌间隙 - 中颅窝占位，放射性摄取增高；D、E. 左侧第 7 后肋骨质破坏，放射性摄取未见明显增高；F、G. 腰 1 椎体骨质破坏，放射性摄取轻度增高。

（2021-12-28）胸腰椎 MRI 平扫：多发椎体及肋骨骨质破坏伴部分软组织肿块形成，腰 1 椎体左侧神经根受压、椎管变窄，考虑多发转移瘤可能。

（2022-08-12）^{131} 碘全身显像及 SPECT/CT 断层显像：①甲状腺癌术后，残留甲状腺组织显影；②颅面骨、左侧锁骨、左侧肩胛骨、多个椎体、多根肋骨、骨盆诸骨、右侧肱骨、双侧股骨及左侧胫骨等处多发骨质破坏，部分伴软组织肿块形成，^{131} 碘摄取不同程度增高，考虑全身多发骨转移（病例 10 图 5）。

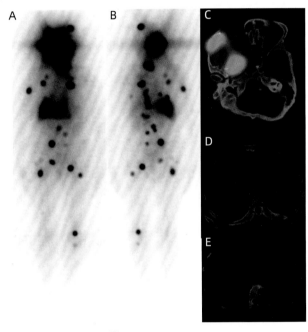

病例 10 图 5　^{131} 碘治疗后显像（2022-08-12）

注：全身平面显像前位（A）和后位（B）图可见全身多处摄碘灶，考虑全身多发骨转移。SPECT/CT 断层显像（C ～ E）提示右侧咀嚼肌间隙 - 中颅窝、左侧第 7 后肋及腰 1 椎体骨质破坏伴明显摄 ^{131} 碘。

（2023-03-16）颅脑 MRI 平扫（病例 10 图 6）：①右侧顶骨占位术后改变；②右侧咀嚼肌间隙 - 中颅窝占位性病变，范围较前稍缩小，转移瘤？③双侧额顶骨多发占位性病变，转移瘤？④右侧眼球突出，右侧外直肌及视神经明显受压左移，程度较前减轻。

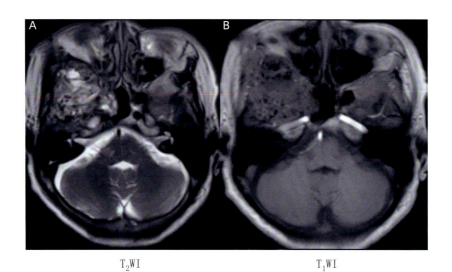

T₂WI   T₁WI

病例 10 图 6   2023-03-16 颅脑 MRI

注：第 2 次 ^{131} 碘治疗前颅脑 MRI（A、B）提示，右侧咀嚼肌间隙 - 中颅窝占位，较前缩小，T_2WI 呈混杂等 - 高信号，T_1WI 呈混杂等 - 低信号。

（2023-03-22）^{131} 碘全身显像及 SPECT/CT 断层显像：①甲状腺癌术后、^{131} 碘治疗后，残留甲状腺组织已清除；②颅面骨、左侧锁骨、左侧肩胛骨、多个椎体、多根肋骨、骨盆诸骨、右侧肱骨、双侧股骨及左侧胫骨等 ^{131} 碘摄取增高灶，考虑肿瘤多发骨转移，部分病灶较前缩小，部分病灶摄 ^{131} 碘增加（病例 10 图 7）。

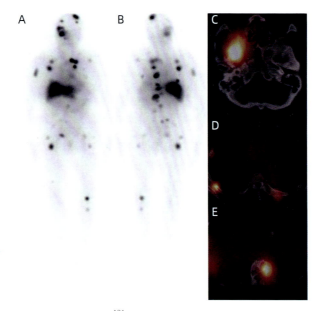

病例 10 图 7 ^{131} 碘治疗后显像（2023-03-22）

注：全身平面显像前位（A）和后位（B）图见全身多处摄碘灶，考虑多发骨转移，较前好转。SPECT/CT 断层显像（C～E）提示，右侧咀嚼肌间隙 - 中颅窝、右侧第 5、第 6 后肋、左侧第 7 后肋及腰 1 椎体骨质破坏伴明显摄 ^{131} 碘，部分病灶较前缩小。

（2023-09-11）^{131} 碘全身显像及 SPECT/CT 断层显像结果：颅面骨、左侧锁骨、左侧肩胛骨、多个椎体、多根肋骨、骨盆诸骨、右侧肱骨及双侧股骨等全身多处骨骨质破坏，部分伴软组织肿块形成，大部分病灶摄 ^{131} 碘较前增多，颌面部病灶摄 ^{131} 碘减少（病例 10 图 8）。

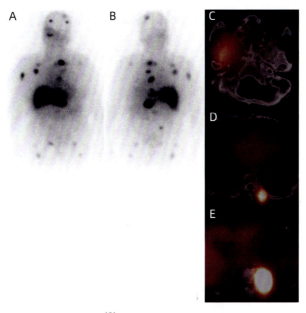

病例 10 图 8　^{131} 碘治疗后显像（2023-09-11）

注：全身平面显像前位（A）和后位（B）图见全身多处摄碘灶，考虑多发骨转移，较前好转。SPECT/CT 断层显像（C～E）提示，右侧咀嚼肌间隙 - 中颅窝、左侧第 7 后肋及腰 1 椎体骨质破坏伴明显摄 ^{131} 碘。

（2023-10-23）颅脑 MRI 平扫（病例 10 图 9）：①右侧顶骨占位术后改变；②右侧咀嚼肌间隙 - 中颅窝占位性病变，范围较前稍增大；③双侧额、顶骨多发占位性病变，与前大致相仿，转移瘤？④右侧眼球突出，右侧外直肌及视神经明显受压左移，程度较前稍明显。

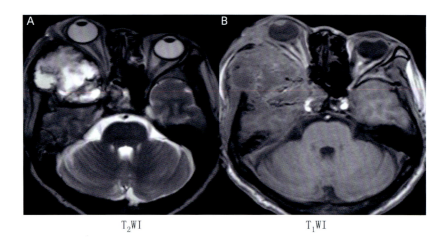

T₂WI　　　　　　　　　T₁WI

病例 10 图 9　2023-10-23 颅脑 MRI

注：第 3 次 ^{131} 碘治疗后 1 个月颅脑 MRI（A、B）提示，右侧咀嚼肌间隙 – 中颅窝占位，范围较前增大，T₂WI 呈混杂等 – 高信号，高信号区范围较前增大，T₁WI 呈混杂等 – 低信号，低信号区范围较前增大，考虑肿瘤坏死。

（2023-11-01）^{18}F-FDG PET/CT（病例 10 图 10）：①右侧咀嚼肌间隙 – 中颅窝团块，考虑转移（其内大片状坏死区）；②双侧额、顶骨、右侧肱骨上段、左侧锁骨、左侧肩胛骨、双侧多根肋骨、脊柱多发椎体及附件、骶骨右侧、右侧髂骨、右侧耻骨、左侧坐骨、右侧股骨大转子、左侧股骨头及双侧股骨上段多发骨质破坏，大部分病灶代谢较前明显减低，考虑转移。

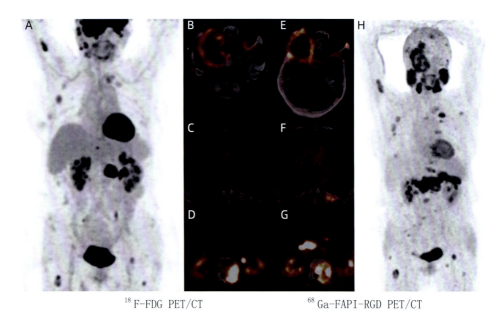

^{18}F-FDG PET/CT　　　　　　　^{68}Ga-FAPI-RGD PET/CT

病例 10 图 10　^{18}F-FDG 及 ^{68}Ga-FAPI-RGD PET/CT

注：A. ^{18}F-FDG PET 最大密度投影图（MIP）提示全身多发高代谢灶；B～D. 右侧咀嚼肌间隙 - 中颅窝占位，左侧第 7 后肋及腰 1 椎体高代谢灶；H. ^{68}Ga-FAPI-RGD PET/MIP 示全身多发放射性摄取增高灶；E～G. 上述病灶呈放射性摄取异常增高。

（2023-11-10）^{68}Ga-FAPI-RGD PET/CT：右侧咀嚼肌间隙 - 中颅窝团块、双侧额、顶骨、右侧肱骨上段、左侧锁骨、左侧肩胛骨、双侧多根肋骨、脊柱多发椎体及附件、骶骨右侧、右侧髂骨、右侧耻骨、左侧坐骨、右侧股骨大转子、左侧股骨头及双侧股骨上段多发骨质破坏，大部分病灶摄取显像剂较 FDG 更高，考虑转移（病例 10 图 10）。

（2023-11-25）全脊柱 MRI 平扫：胸、腰、骶椎及胸骨多发骨质破坏，部分伴软组织肿块，结合病史，考虑转移瘤。

（四）诊断

右侧甲状腺乳头状癌术后伴多发骨转移（$T_xN_0M_1$，Ⅳ b 期，高危）。

二、治疗经过

（一）治疗

2010-11-19 因"发现甲状腺肿瘤"于外院行"甲状腺全切＋颈部淋巴结清扫术"。

2021-11-30 行"大脑病损切除术＋颅骨修补术"。

2021-12-29 行"右侧颈外动脉分支血管介入栓塞术"。

2022-08-09、2023-03-17 及 2023-09-06 分别行 3 次 ^{131}碘治疗。

（二）随访

患者于 2023-10-31 注射地舒单抗 120 mg。目前服用左甲状腺素片 150 μg 1 次/日。低钙血症、白细胞减少等已对症处理。未使用其他抗肿瘤药物。

患者两次 PET/CT 检查结果提示，腰 1 椎体高代谢灶，局部软组织肿块形成并突入椎管内，建议外科手术治疗。患者目前已入住骨科，完善相关检查，择期行腰椎减压手术。

三、病例分析

1. 病例特点　本例患者甲状腺癌术后 10 年余出现右眼视力下降及失明症状，颅脑 MRI 检查提示右侧咀嚼肌间隙 - 中颅窝占位性病变，^{18}F-FDG PET/CT 及全身骨显像提示，除颅面骨转移外，全身多处骨均可见骨质破坏伴异常显像剂浓聚，最终诊断甲状腺癌伴全身多发骨转移，为进一步制订治疗方案提供了有力的依据。考虑到患者病情复杂且严重，先后采用介入、手术、^{131}碘及地舒单抗等多种治疗，并在治疗过程中运用多模态显像，包括传统的影像学检查方法，如 CT、MRI、^{18}F-FDG PET/CT，和新探针 ^{68}Ga-FAPI 及 ^{68}Ga-FAPI-RGD PET/CT 显像。

2. 诊疗思路分析及多学科讨论　患者为甲状腺癌晚期伴全身多发骨转移，颅骨转移术后，病理诊断是分化型甲状腺癌来源。由核医学科牵头介入科、肿瘤内科、放疗科、甲状腺外科及超声科进行多学科讨论，考虑最大病灶位于右侧咀嚼肌间隙－中颅窝，且引起患者右眼视力下降不适，建议首先采用介入栓塞方法处理颌面部病灶，而后予 ^{131}碘治疗有摄碘功能的转移病灶。在第 3 次 ^{131}碘治疗前，查刺激状态下甲状腺球蛋白水平仍较高，行 ^{18}F-FDG PET/CT 及 ^{68}Ga-FAPI-RGD PET/CT 检查，结果见：全身多发骨转移，且腰 1 椎体骨质破坏区伴明显软组织肿块形成；右侧咀嚼肌间隙－中颅窝占位内大片坏死区，考虑治疗后改变。因腰 1 椎体伴明显软组织肿块形成，局部突入椎管内，考虑 ^{131}碘治疗后局部有可能出现水肿，进而压迫脊髓，甚至引起瘫痪的风险较大，建议外科治疗腰 1 椎体病变，并联合地舒单抗及靶向药物治疗。因转移灶仍有较强的摄碘功能，可继续行 ^{131}碘治疗。患者目前入住脊柱外科，完善术前检查，择期行腰 1 椎体病灶切除术。

四、诊疗经验

美国甲状腺协会指南推荐使用 ^{18}F-FDG PET/CT 可用于 DTC 复发和转移的检测。然而，有研究表明，^{18}F-FDG PET/CT 检测的灵敏度为 45% ～ 87% 不等。^{68}Ga-FAPI 是一种新型靶向 FAP 的放射性显像剂，在许多肿瘤的癌症相关成纤维细胞中高度表达，应用于多种恶性肿瘤的显像，并取得了可喜的结果。有研究证实，^{68}Ga-FAPI PET/CT 在探测转移性 DTC 病灶方面优于 ^{18}F-FDG PET/CT，尤其是在淋巴结和肺转移方面，为后续靶向 FAP 的放射性核素治疗的可行性提供了基础。已有研究者使用 ^{177}Lu-EB-FAPI 治疗进展期转移性甲状腺癌患者，疾病控制率达到 83%，显示出较好的治疗效果。在本病例中，患者多处骨转移病灶摄取 FAPI 较 FDG 低，考虑可能与这些转移灶 FAP 表达水平不高有关。因此，有必要探索新的靶向探针。整合素 αvβ$_3$ 是肿瘤发生发展中的另一重要靶点，它是一种跨膜糖蛋白，在活化的内皮细胞、新形成的血管和几种类型的肿瘤细胞中高度表达；有文献报道，靶向该受体的分子探针可用于转移性 DTC 病灶的显像。但由于单靶点 RGD 探针存在血液清除速率快、在肿瘤内滞留时间短等缺陷，限制了其在放射性核素治疗中的应用。^{68}Ga-FAPI-RGD 是一种靶向 FAP 和 αvβ$_3$ 的双特异性异源二聚体放射性示踪剂，已有研究发现可以显著提高肿瘤的摄取和滞留，不但靶病灶／非靶病灶比值更高，而且肿瘤摄取比值随着时间的推移逐渐增高，表明 FAPI-RGD 拥有良好的治疗应用前景。本病例中患者分别进行 ^{18}F-FDG 和 ^{68}Ga-FAPI-RGD 显像，发现 ^{68}Ga-FAPI-RGD PET/

CT 对骨转移灶的检出率及肿瘤摄取程度均优于 ^{18}F-FDG PET/CT，这为该患者将来的治疗提供了更多的可能性。

（病例提供者：陈　芸　刘建云　缪蔚冰　福建医科大学附属第一医院）

参考文献

[1]Haugen BR, Alexander EK, Bible KC, et al.2015 american thyroid association management guidelines for adult patients with thyroid nodules and differentiated thyroid cancer：the american thyroid association guidelines task force on thyroid nodules and differentiated thyroid cancer[J].Thyroid, 2016, 26（1）：1-133.

[2]Fu H, Wu J, Huang J, et al. ^{68}Ga fibroblast activation protein inhibitor PET/CT in the detection of metastatic thyroid cancer：comparison with ^{18}F-FDG PET/CT[J]. Radiology, 2022, 304（2）：397-405.

[3]Fu H, Huang J, Zhao T, et al.Fibroblast activation protein-targeted radioligand therapy with ^{177}Lu-EB-FAPI for metastatic radioiodine refractory thyroid cancer：first-in-human, dose-escalation study[J].Clin Cancer Res, 2023, 29（23）：4740-4750.

[4]Zang J, Wen X, Lin R, et al.Synthesis, preclinical evaluation and radiation dosimetry of a dual targeting PET tracer[^{68}Ga]Ga-FAPI-RGD[J].Theranostics, 2022, 12（16）：7180-7190.

病例 11 甲状腺滤泡状癌合并广泛静脉癌栓

一、病历摘要

（一）基本信息

患者女性，28 岁。

主诉：甲状腺癌术后 1 个月。

现病史：患者 1 个月前因"甲状腺肿物"于外院就诊，2015-07-14 外院 PET/CT 提示甲状腺右叶及峡部恶性肿瘤，侵犯右侧颈内静脉，并右颈内静脉、右头臂静脉、上腔静脉、右心房癌栓形成。患者于 2015-07-22 在外院行"双侧甲状腺全切术＋非体外循环下右颈内静脉、上腔静脉、右心房癌栓切开取出术"，术中提示甲状腺右叶及峡部肿物向后侵犯右侧颈内静脉，与右侧气管壁少许粘连。术后病理提示：甲状腺右侧叶滤泡状癌（多发结节，直径约 1～4 cm），可见血管侵犯，局部浸润横纹肌；血管内肿物送检长约 11 cm，直径约 2 cm，形态符合甲状腺滤泡性癌癌栓；淋巴结未见癌（0/1）；甲状腺左侧叶结节性甲状腺肿。已停优甲乐 4 周，现为进一步 [131] 碘治疗，收入我院核医学科。患者精神食欲尚可，大、小便正常，体重较前无明显变化。

既往史、个人史、家族史：无特殊。

（二）体格检查

专科检查：神清，颈部、胸部可见手术切口，长约 15 cm，愈合良好，无渗血、渗液，甲状腺区未扪及肿块，双侧颈部未扪及肿大淋巴结。余查体无特殊。

（三）辅助检查

实验室检查：

2015-08-19 甲状腺功能：甲状腺球蛋白 251.32 ng/mL，甲状腺球蛋白抗体 31.3 U/mL（参考值 0～60 U/mL），促甲状腺激素 138.613 μIU/mL。

影像学检查：

2015-07-14 外院 PET/CT 提示（病例 11 图 1、病例 11 图 2）：甲状腺右叶及峡部肿块（向下延伸至胸骨上缘水平，邻近气管受压），代谢活跃，考虑恶性肿瘤；右侧颈内静脉起始段、右头臂静脉、上腔静脉、右心房上部节段性代谢活跃，考虑癌栓形成；甲状腺左叶小结节，代谢未见异常，考虑结节性甲状腺肿或小囊肿；双侧颈部小淋巴结，代谢未见异常，多考虑反应性增生。

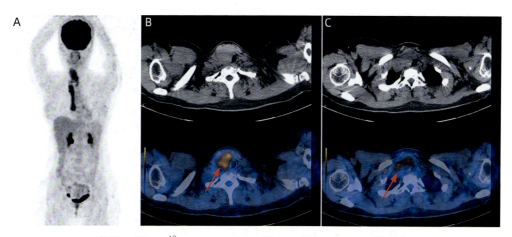

病例 11 图 1　^{18}F-FDG PET/CT 的 MIP 图及 PET/CT 断层图 1

注：甲状腺右侧叶及峡部见一低密度肿块影，向下延伸至胸骨上缘水平，侵犯临近右侧颈内静脉，相应水平气管受压向左移位，肿块最大层面约 4.0 cm×2.6 cm，可见明显放射性浓聚，SUVmax 约 6.5。

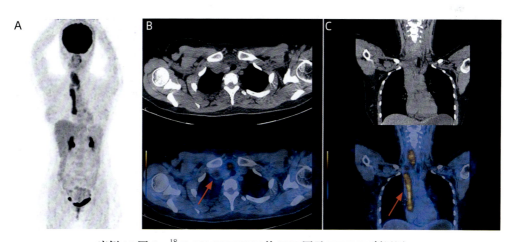

病例 11 图 2　^{18}F-FDG PET/CT 的 MIP 图及 PET/CT 断层图 2

注：右颈内静脉起始段、右头臂静脉、上腔静脉、右心房上部增粗，可见节段性明显放射性浓聚，SUVmax 约为 8.3，累及长度约 12 cm。

2015-07-30 颈胸部增强 CT 提示（病例 11 图 3）：双侧甲状腺术后缺如；右颈内静脉、右头臂静脉细窄，右头臂静脉远端疑充盈缺损，注意排除癌栓可能；前上纵隔及中纵隔少量积气；双肺少量炎症；双侧少量胸腔积液，并下叶节段性肺不张；未见明确肺动脉栓塞征象。

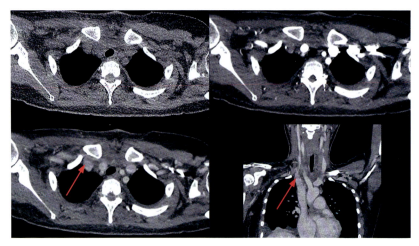

病例 11 图 3　颈胸部增强 CT

注：右颈内静脉、右头臂静脉细窄、右头臂静脉远端疑充盈缺损。

2015-08-18 甲状腺彩超提示：甲状腺切除术后，甲状腺区未见明显占位病变。双侧颈部未见明显肿大淋巴结。

（四）诊断

1. 甲状腺右侧叶及峡部甲状腺滤泡状癌合并广泛静脉癌栓术后（$T_{4b}N_0M_1$，Ⅱ期，高危）。

2. 右侧头臂静脉远端癌栓残留可能性大。

二、治疗经过

（一）治疗

第 1 次 [131] 碘治疗：患者入院后，完善检查，排除禁忌证，于 2015-08-24 行第 1 次大剂量 [131] 碘治疗，治疗剂量为 150 mCi，治疗前后同时给予护胃等对症处理，[131] 碘治疗后 48 小时行促甲状腺激素抑制治疗。2015-08-28 治疗剂量 [131] 碘全身显像提示（病例 11 图 4）：环状软骨前方摄碘组织，考虑甲状腺癌术后甲状腺组织残余可能性大；右侧头臂静脉远端摄碘组织，考虑癌栓可能性大。第 1 次 [131] 碘治疗后 3 个月（2015-11-12）甲状腺功能提示：甲状腺球蛋白 3.07 ng/mL，甲状腺球蛋白抗体 19.4 U/mL，促甲状腺激素 0.058 μIU/mL。第 1 次 [131] 碘治疗后 9 月（2016-05-25）甲状腺功能：甲状腺球蛋白 11.05 ng/mL，甲状腺球蛋白抗体 27.3 U/mL，促甲状腺激素 131.092 μIU/mL，其中刺激甲状腺球蛋白较治疗前（251.32 ng/mL）明显降低。2016-03-31 PET/CT 提示（病例 11 图 5）："双侧甲状腺全切术、右侧颈内静脉、上腔静脉及右心房癌栓切开取出术后"复查：甲状腺区未见明确肿瘤复发或转移征象；

右侧颈内静脉、右头臂静脉、上腔静脉及右心房走行区未见明显肿瘤复发征象；双侧颈部小淋巴结，代谢未见增高，多考虑反应性增生。第 1 次 ^{131} 碘治疗后 9 个月（2016-05-25）甲状腺彩超：甲状腺切除术后，甲状腺区未见明显占位病变；双侧颈部未见明显肿大淋巴结。

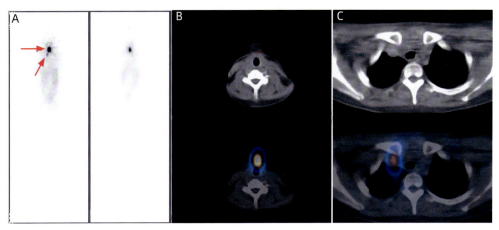

病例 11 图 4　^{131} 碘全身显像及 ^{131} 碘 SPECT/CT 显像

注：A 图为 ^{131} 碘全身显像，B、C 图为 ^{131} 碘 SPECT/CT 显像，如图箭头及十字架所示：环状软骨前方见放射性浓聚灶，考虑甲状腺癌术后甲状腺组织残余可能性大；右侧头臂静脉远端见放射性浓聚灶，考虑癌栓可能性大。

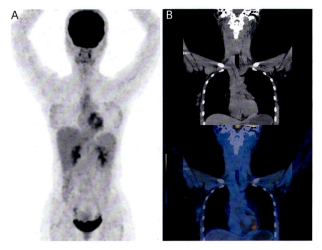

病例 11 图 5　^{18}F-FDG PET/CT 的 MIP 图及 PET/CT 断层图

注：甲状腺区未见明显放射性浓聚；右侧颈内静脉、右头臂静脉、上腔静脉及右心房走行区未见明显放射性浓聚。

第 2 次 ^{131} 碘治疗：考虑患者 ^{131} 碘治疗效果显著，2016-05-25 甲状腺功

能：甲状腺球蛋白 11.05 ng/mL，甲状腺球蛋白抗体 27.3 U/mL，促甲状腺激素
131.092 μIU/mL，其中刺激甲状腺球蛋白较治疗前（251.32 ng/mL）明显降低，但
仍处于较高水平。患者入院后，完善检查，排除禁忌证，患者于 2016-05-30 行第
2 次大剂量 [131] 碘治疗，治疗剂量为 200 mCi，治疗前后同时给予护胃等对症处理，
[131] 碘治疗后 48 小时行促甲状腺激素抑制治疗。2016-06-04 治疗剂量 [131] 碘全身显
像提示（病例 11 图 6）：甲状腺区未见明显甲状腺组织残留或肿瘤复发征象；右侧
头臂静脉远端摄碘组织，考虑癌栓可能性大。第 2 次 [131] 碘治疗后 3 个月（2016-08-
10）甲状腺功能：甲状腺球蛋白 1.24 ng/mL，甲状腺球蛋白抗体 < 15.0 U/mL，促
甲状腺激素 0.140 μIU/mL。第 2 次 [131] 碘治疗后 6 个月（2016-11-01），甲状腺功
能：甲状腺球蛋白 0.25 ng/mL，甲状腺球蛋白抗体 < 15.0 U/mL，促甲状腺激素
0.068 μIU/mL；甲状腺彩超提示：甲状腺切除术后，甲状腺区未见明显占位病变；
双侧颈部未见明显肿大淋巴结。2016-11-03 颈胸部增强 CT 提示（病例 11 图 7）：
双侧甲状腺术后缺如；甲状腺术区未见明显复发征象；右颈内静脉、右头臂静脉、
上腔静脉充盈良好，未见明显癌栓残留；未见明确肺动脉栓塞征象。

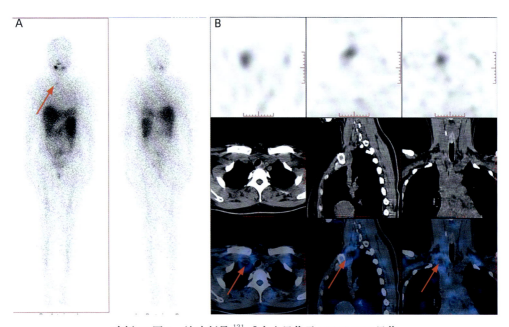

病例 11 图 6　治疗剂量 [131] 碘全身显像及 SPECT/CT 显像

注：A、B 图分别为治疗剂量 [131] 碘全身显像及 SPECT/CT 显像，图中箭头所示：右侧头臂静
脉远端可见放射性浓聚灶，考虑癌栓可能性大。

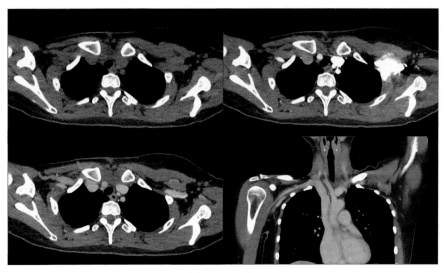

病例 11 图 7　颈胸部增强 CT

注：右颈内静脉、右头臂静脉、上腔静脉、右心房造影剂充盈良好，未见明显癌栓残留。

（二）随访

患者依从性较好，后续一直坚持促甲状腺激素抑制治疗＋定期随访。

第 2 次 [131] 碘治疗后 1 年（2017-05-15）甲状腺功能：甲状腺球蛋白 0.53 ng/mL，甲状腺球蛋白抗体＜ 15.0 U/mL，促甲状腺激素 0.027 μ IU/mL。第 2 次 [131] 碘治疗后 1 年余（2017-09-25）甲状腺彩超提示：甲状腺切除术后：甲状腺区未见明显占位病变；双侧颈部未见明显肿大淋巴结。

第 2 次 [131] 碘治疗后 2 年（2018-07-23）甲状腺功能：甲状腺球蛋白 0.34 ng/mL，甲状腺球蛋白抗体 0.90 U/mL（参考值 0 ～ 4.11 U/mL），促甲状腺激素 0.1599 μ IU/mL；甲状腺彩超提示：甲状腺切除术后，甲状腺区未见明显占位病变；双侧颈部未见明显肿大淋巴结。

第 2 次 [131] 碘治疗后 3 年（2019-10-28）甲状腺功能：甲状腺球蛋白 0.23 ng/mL，甲状腺球蛋白抗体 0.53 U/mL（参考值 0 ～ 4.11 U/mL），促甲状腺激素 0.0524 μ IU/mL；甲状腺彩超提示：甲状腺切除术后，甲状腺区未见明显占位病变；双侧颈部未见明显肿大淋巴结。

该患者第 2 次 [131] 碘治疗后 3 年内抑制甲状腺球蛋白一直维持在 0.23 ～ 0.53 ng/mL，彩超均未见明显复发征象。

第 2 次 [131] 碘治疗后 3 年至今患者一直在当地复诊，已电话随访，患者目前已结婚、已生育，患者自诉至电话随访前所有检查均未提示明显复发、转移征象。

三、病例分析

本例患者为青年女性，亚急性病程。因甲状腺滤泡癌合并广泛静脉癌栓，通过手术已把大部分肿瘤及癌栓切除。术后患者甲状腺功能、增强 CT 及 ^{131} 碘全身显像均提示患者体内有肿瘤组织残留，特别是右侧头臂静脉远端癌栓残留，可见摄碘。该患者诊断和分期是明确的，甲状腺右侧叶及峡部甲状腺滤泡状癌合并广泛静脉癌栓术后（$T_{4b}N_0M_1$，II 期，高危），右侧头臂静脉远端癌栓残留。患者经过 2 次大剂量 ^{131} 碘治疗，影像显示右侧头臂静脉远端癌栓消失。第 2 次 ^{131} 碘治疗后 3 年内抑制甲状腺球蛋白一直维持在 0.23 ～ 0.53 ng/mL，彩超均未见明显复发征象。总之，该患者经过外科手术＋单一 ^{131} 碘治疗，达到的治疗效果几乎接近完全缓解，多学科诊疗已经为该患者争取了近 10 年的高水平生存质量。而且该患者目前情况仍处于稳定水平，暂未出现明显疾病进展的情况。

四、诊疗经验

分化型甲状腺癌主要包括甲状腺乳头状癌、甲状腺滤泡状癌，甲状腺滤泡癌约占所有甲状腺癌的 10%，甲状腺滤泡癌和甲状腺乳头状癌的生物学特征和临床表现存在显著差异。与甲状腺乳头状癌相比，甲状腺滤泡癌被认为是一种更具侵袭性的疾病，更常发现通过血行播散发生肺、骨的远处转移，预后较差。甲状腺滤泡癌合并广泛静脉癌栓是非常少见的，既往研究显示出不同程度的静脉受累，癌栓可从颈内静脉一直延伸至右心房。

一些研究人员报道，在有明显静脉阻塞体征的癌栓患者中，可手术切除癌栓＋辅助放疗或 ^{131} 碘治疗或靶向治疗等多模式治疗，提高患者预后。而对于本例患者，虽然是广泛的静脉癌栓，从右颈内静脉一直延伸至右心房，但已行手术切除，大部分癌栓已清除，仅残余少量的静脉癌栓且明显摄碘，也是可以直接通过单一的 ^{131} 碘治疗方式使患者达到比较满意的效果，有研究报道甚至可达到完全缓解。在这例静脉癌栓的治疗中，令我们惊奇的是，癌栓的静脉在 ^{131} 碘治疗后竟然完全再通。虽然此例患者 ^{131} 碘治疗后 10 年均未出现明显复发或进展的情况，但是此类患者一定要密切随访、复查，发现复发或进展的迹象可以早期处理。当然，在治疗过程中，也存在一定风险。最大的风险是癌栓脱落，栓塞到其他重要脏器，比如肺和脑，造成肺动脉栓塞和脑栓塞。虽然我们治疗的这例患者和病例报告的一些病例没有出现癌栓脱落的情况，但在治疗的过程中要密切关注这种重要风险的存在。

（病例提供者：李建芳　程木华　中山大学附属第三医院）

参考文献

[1]D'Avanzo A，Treseler P，Ituarte PH，et al.Follicular thyroid carcinoma：histology and prognosis[J].Cancer，2004，100（6）：1123-1129.

[2]Gronlund MP，Jensen JS，Hahn CH，et al.Risk factors for recurrence of follicular thyroid cancer：A systematic review[J].Thyroid，2021，31（10）：1523-1530.

[3]Taib NA，Hisham AN.Follicular thyroid carcinoma with direct tumour extension into the great cervical veins and right atrium：is transcervical thrombectomy a safe option？[J].Asian J Surg，2007，30（3）：216-219.

[4]Kavanal AJ，Singh D，Sood A，et al.Radioactive iodine as a single-modality treatment in a tumor thrombus arising from follicular thyroid carcinoma[J].J Nucl Med Technol，2021，49（1）：82-83.

[5]Hyer SL，Dandekar P，Newbold K，et al.Thyroid cancer causing obstruction of the great veins in the neck[J].World J Surg Oncol，2008，6：36.

病例 12   甲状腺乳头状癌伴肾转移

一、病历摘要

（一）基本信息

患者女性，53 岁。

主诉：甲状腺癌二次术后 2 个月，入院行核素 [131] 碘治疗。

现病史：患者因"体检发现甲状腺结节"1987-03-18 于外院行"右侧甲状腺全切＋颈部淋巴结清扫术"，术后诊断：右甲状腺乳头状癌（病理报告未见），后未定期随访。患者 2022-07-04 因咳嗽发热于外院查胸部 CT 平扫提示"双肺多发结节，考虑肺转移瘤"，2022-07-08 腹部增强 CT 提示"左肾下极结节，直径约 13 mm，透明细胞癌可能性大"。遂至我院泌尿外科就诊，2022-07-13 完善 PET/CT 检查，提示"左肾下极恶性病变考虑；两肺多发转移性肿瘤"。2022-07-14 肾脏增强磁共振提示"左肾下极肿块伴出血，考虑肾癌"。2022-07-15 右肺结节穿刺，病理提示：（右肺穿刺）肺组织内见甲状腺滤泡，考虑转移性甲状腺癌。临床分析讨论后决定切除左叶甲状腺后行放射性核素 [131] 碘清甲与清灶治疗。排除手术禁忌后 2022-07-22 于我院行"（内镜辅助）单侧甲状腺叶切除（左侧）"术，术中所见：右甲状腺切除术后，左侧甲状腺腹侧面与颈前肌群广泛粘连，未及明显肿块，左颈部未见明显肿大淋巴结，术后病理提示：（左）甲状腺组织，局灶见结节性甲状腺肿。术后恢复可，患者无手足麻木、声音嘶哑、颈部不适、颜面部水肿，规律口服优甲乐，每日一次，每次 100/150 μg 交替服用。近 1 个月前已停用优甲乐，拟于我院行核素 [131] 碘治疗。

既往史：患者右侧卵巢＋输卵管切除术后 28 年（良性）。

个人史：无特殊。

家族史：父母、1 兄、1 子体健。

（二）体格检查

神清，精神可，生命体征平稳，疼痛评分：0 分。双侧甲状腺未及，颈部可见条形规则瘢痕 2 处，一处长约 12 cm，一处长约 3 cm，愈合可。声音无嘶哑，双侧颈部浅表淋巴结未及明显肿大。腹部未及明显包块，双侧肾区无叩击痛。

（三）辅助检查

实验室检查：

2022-09-27 促甲状腺激素 34.41 mIU/L（参考值 0.35 ～ 4.94 mIU/L），刺激性甲状腺球蛋白 869.31 ng/mL（参考值 1.15 ～ 35.00 ng/mL），甲状腺球蛋白抗体

0.92 U/mL（参考值 0.00 ～ 4.11 U/mL）。肾功能及肿瘤标志物未见明显异常。

影像学检查：

2022-07-13 PET/CT：①左肾下极占位，伴 FDG 代谢增高，首先考虑恶性肿瘤；双肺多发结节，部分伴 ^{18} F-FDG 代谢增高，考虑多发转移性肿瘤；②右侧甲状腺切除术后改变，左叶甲状腺密度均匀，FDG 代谢未见异常（病例 12 图 1）。2022-07-14 肾脏增强磁共振：左肾下极肿块伴出血，考虑肾癌（病例 12 图 2）。2022-09-22 甲状腺功能显像：甲状腺术后，颈部甲状腺区域见少量摄锝组织影。2022-09-27 全身骨显像：右侧第 7 肋放射性增高，结合病史，考虑穿刺后改变。

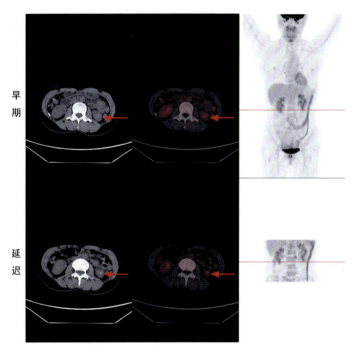

病例 12 图 1　^{18} F-FDG PET/CT 检查

注：左肾下极实质内可见一枚类圆形稍高密度影（箭头），大小约 1.2 cm×1.0 cm，边界欠清，其内可见一微小点状钙化，^{18} F-FDG 代谢轻度增高，早期显像 SUVmax ＝ 2.43，延迟显像 SUVmax ＝ 2.88，仍高于周围肾实质。

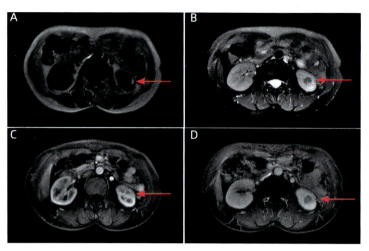

病例 12 图 2　肾脏增强磁共振

注：左肾下极可见约 2 cm×1.5 cm 结节，信号混杂，可见 T_1WI 高信号（A）、T_2WI 低信号（B），增强后皮质期不均匀强化（C），髓质期强化退出（D）。

（四）诊断

1. 甲状腺乳头状癌（术后）伴双肺转移、肾转移（$pT_xN_xM_1$，Ⅱ期，高危）。
2. 甲状腺功能减退症。

二、治疗经过

（一）治疗

完善相关检查，排除核素治疗禁忌证后，患者分别于 2022-09-27、2023-02-28、2023-08-07 接受 3 次核素 ^{131} 碘治疗，分别予 ^{131} 碘 7.4 MBq（200 mCi）、9.25 MBq（250 mCi）、9.25 MBq（250 mCi）。

第 1 次治疗（2022-09-29）后行 ^{131} 碘全身及断层显像（病例 12 图 3、病例 12 图 4）。^{131} 碘全身显像：颈部原甲状腺床区、双肺、上腹部见 ^{131} 碘浓聚影，全身余部未见异常 ^{131} 碘分布增高影；^{131} 碘颈部断层显像：甲状腺术后，颈部原甲状腺床区见 ^{131} 碘浓聚影，残留组织或转移淋巴结可能性大。^{131} 碘胸部断层显像：①双肺多发结节，内见 ^{131} 碘浓聚，考虑甲状腺癌转移；②纵隔、双肺门、双侧腋窝多发淋巴结显示，建议随访；^{131} 碘腹部断层显像：左肾下极见 ^{131} 碘局灶浓聚，首先考虑甲状腺癌转移。

第 2 次治疗（2023-03-02）前：促甲状腺激素＞100.00 mIU/L，刺激性甲状腺球蛋白 525.22 ng/mL，甲状腺球蛋白抗体 0.63 U/mL。双肾 CT 平扫所见：左肾下极见隐约稍低密度结节影伴斑点钙化，边界欠清；影像诊断：左肾下极可疑结节伴钙化，建议增强等进一步检查。泌尿系统超声所见：左肾下极可见一偏高回声团，大小约 1.58 cm×2.26 cm×1.86 cm，边界欠清，内回声不均，可见少许血流信号；影像诊断：左肾下极偏高回声团，建议结合其他检查。治疗后 ^{131} 碘全身显像：上纵隔、双肺及上腹部见 ^{131} 碘浓聚影。^{131} 碘颈部断层显像：甲状腺术后，颈部原甲状腺床区未见 ^{131} 碘浓聚影，符合 ^{131} 碘清甲治疗后改变。^{131} 碘胸部断层显像：①双肺多发结节，部分结节内 ^{131} 碘浓聚，考虑甲状腺癌转移，部分较前改善；②上纵隔（Ⅶ区）饱满淋巴结，其内 ^{131} 碘浓聚，考虑甲状腺癌淋巴结转移。^{131} 碘腹部断层显像：左肾下极稍低密度灶，其内 ^{131} 碘异常浓聚，考虑甲状腺癌肾转移。

　　第 3 次治疗（2023-08-10）前：促甲状腺激素 51.32 mIU/L，刺激性甲状腺球蛋白 502.00 ng/mL，甲状腺球蛋白抗体 1.48 U/mL。泌尿系统超声所见：左肾下极可见一偏高回声团，大小约 1.81 cm×1.68 cm，边界欠清，内回声不均，可见少许血流信号；影像诊断：左肾下极偏高回声团，建议结合其他检查。治疗后 ^{131} 碘全身显像：上纵隔、双肺及上腹部见 ^{131} 碘浓聚影，部分病灶摄碘较前减少。^{131} 碘颈部断层显像：甲状腺术后，颈部原甲状腺床区未见 ^{131} 碘浓聚影，符合 ^{131} 碘清甲治疗后改变。^{131} 碘胸部断层显像：①双肺多发结节，部分结节内 ^{131} 碘浓聚，考虑甲状腺癌转移，部分较前改善；②上纵隔（Ⅶ区）饱满淋巴结，其内 ^{131} 碘浓聚，考虑甲状腺癌淋巴结转移，较前摄碘减少，体积略减小。^{131} 碘腹部断层显像：左肾下极稍低密度灶，其内 ^{131} 碘异常浓聚，考虑甲状腺癌肾转移，较前相仿。

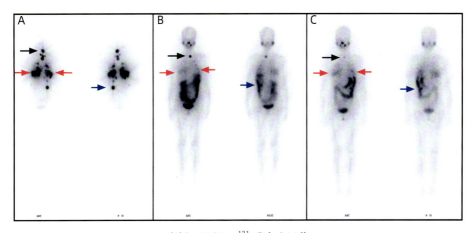

病例 12 图 3　^{131} 碘全身显像

　　注：第 1 次核素 ^{131} 碘治疗在颈部原甲状腺床区（A，黑箭头）、双肺（A，红箭头）、上腹部（A，蓝箭头）见 ^{131} 碘浓聚影。第 2 次核素 ^{131} 碘治疗上纵隔（B，黑箭头）、双肺（B，红箭头）及上腹部（B，蓝箭头）可见 ^{131} 碘浓聚影较前明显改善。第 3 次核素 ^{131} 碘治疗上纵隔（C，黑箭头）、双肺（C，红箭头）及上腹部（C，蓝箭头）^{131} 碘浓聚影较前改善。

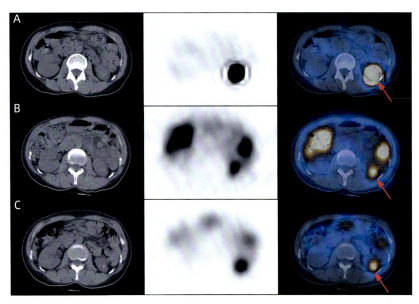

病例 12 图 4　核素^{131}碘断层显像 + CT 图像融合

注：第 1 次核素^{131}碘治疗（A）、第 2 次核素^{131}碘治疗（B）及第 3 次核素^{131}碘治疗（C），左肾下极^{131}碘浓聚较前改善，同机 CT 提示局部见稍低密度影，边界模糊，其内伴钙化。

（二）随访

末次复查，抑制性甲状腺球蛋白仍偏高，2023-09-29 抑制性甲状腺球蛋白 37.88 ng/mL；甲状腺功能常规：促甲状腺激素 0.02 mIU/L，三碘甲状腺原氨酸 1.45 ng/mL（参考值 0.64 ～ 1.52 ng/mL），四碘甲状腺原氨酸 14.75 μg/dL（参考值 4.87 ～ 11.72 μg/dL），游离三碘甲状腺原氨酸 4.53 pg/mL（参考值 1.71 ～ 3.71 pg/mL），游离甲状腺素 2.13 ng/dL（参考值 0.70 ～ 1.48 ng/dL）；甲状腺球蛋白抗体 1.33 U/mL；血常规：白细胞 3.0×10^9/L [参考值（3.5 ～ 9.5）$\times 10^9$/L]，单核细胞百分比 13.8%（参考值 3.0% ～ 10.0%），淋巴细胞 0.65×10^9/L [参考值（1.10 ～ 3.20）$\times 10^9$/L]。肿瘤标志物：糖类抗原 125 35.30 U/mL（参考值 ＜ 35.00 U/mL），铁蛋白 245.00 μg/L（参考值 13.00 ～ 150.00 μg/L）；上述余项及生化未见明显异常。

三、病例分析

本例患者甲状腺乳头状癌病史较长，欠缺规范随访，再次就诊时多种影像学检查异常，包括肾脏超声、平扫 CT、增强磁共振及 PET/CT 均提示两肺多发结节与左肾占位，明确诊断成为临床难点。

按照常规临床诊断思路，甲状腺乳头状癌临床预后普遍较好，且该患者病史较长，遂甲状腺乳头状癌的肺转移与肾转移暂不列为优先诊断考虑；其次，双肺结节影像学表现首先考虑为转移瘤，加之发现左肾占位，综合考虑，肾恶性肿瘤伴双肺转移可能性不能排除，因此患者于泌尿外科咨询手术治疗。临床医生与患者沟通后，综合评估病灶部位、穿刺取样难度及病理结果对诊断的贡献度等，最终决定进行肺部病灶穿刺。肺穿刺病理最终结果提示甲状腺来源，提示为甲状腺乳头状癌伴双肺多发转移，此结论与临床医生的初步判断相佐。即核素治疗之初，存在两种可能诊断，一元论考虑甲状腺癌伴双肺及左肾转移，二元论考虑甲状腺癌伴双肺转移且同时患有非甲状腺来源的左肾肿物。本例患者左肾占位的影像学表现特异性欠佳，且肿瘤标志物亦无明显提示意义，因此，如何判断肾脏病灶的性质及来源成为该患者选择治疗方案的制约点。甲状腺癌肺转移诊断已明确，肾脏病灶性质虽不确定，但亦有来源于甲状腺的可能，可选择残余甲状腺切除术与核素 ^{131} 碘治疗，与此同时，也可对肾脏病灶是否来源于甲状腺进行判断；亦可选择完善肾脏病灶穿刺，待穿刺结果再决定治疗方案。最终患者及家属选择前者。

甲状腺乳头状癌伴肺转移为核素 ^{131} 碘治疗的绝对适应证，经综合评估，排除治疗禁忌证后，本例患者完成首次核素 ^{131} 碘治疗，治疗后 ^{131} 碘全身显像及断层显像除见颈部残留甲状腺组织与肺转移灶摄取 ^{131} 碘外，左肾占位见明显摄碘，确诊左肾病灶为甲状腺癌转移瘤。后续经过 3 个疗程核素 ^{131} 碘治疗，影像学评估提示左肾肿块缩小。综上，核素 ^{131} 碘治疗及其显像在分化型甲状腺癌肾转移的诊断与治疗中，均发挥了关键作用。

四、诊疗经验

甲状腺乳头状癌是最常见的一种分化型甲状腺癌，以淋巴转移为主，远处转移相对少见，通常发生于肺部及骨骼，肾脏转移则非常罕见。分化型甲状腺癌肾转移常伴有其他部位的多发转移。分化型甲状腺癌肾转移需与原发肾恶性肿瘤进行鉴别，超声、增强 CT、增强磁共振及 PET/CT 等无明显特征性表现，因此容易误诊，而核素 ^{131} 碘治疗与核医学常规显像检查在分化型甲状腺癌远处转移的治疗中具有不可替代的临床价值。

分化型甲状腺癌肾转移通常出现在原发灶切除后数年甚至数十年，有研究提出，当发现患者肾脏占位时，若既往有甲状腺癌病史或合并甲状腺结节，无论病理是滤泡状癌还是乳头状癌，无论单侧抑或双侧肾占位，均需考虑到甲状腺癌转移的可能性。对于分化型甲状腺癌肾转移的治疗，早期已有学者提出可进行最大限度切除肿瘤、补充甲状腺激素与核素 ^{131} 碘治疗，其中肿瘤的最大限度切除对于良好预后起着至关重要的作用。另有文献对分化型甲状腺癌罕见远处转移的核素 ^{131} 碘治疗效果进行了相关研究,结果显示,对于肾转移的患者,虽未能得到完全缓解,但大部分病情保持稳定,表明核素 ^{131} 碘治疗对改善分化型甲状腺癌肾转移患者确有疗效。本例患者诊断为甲状腺乳头状癌伴远处转移灶,制定了规范的核素 ^{131} 碘治疗方案,3 个疗程核素 ^{131} 碘治疗总剂量 25.9 MBq（700 mCi）,治疗后复查评估, ^{131} 碘显像提示,双肺病灶及左肾病灶放射性浓聚明显变淡,影像学提示左肾病灶缩小,甲状腺球蛋白水平下降,均提示本例患者从核素 ^{131} 碘治疗中明显获益。但是患者抑制性甲状腺球蛋白仍偏高,说明患者体内肿瘤负荷仍较高,后续还需要密切随访评估。

分化型甲状腺癌出现复发或转移,尤其当抑制性甲状腺球蛋白或抗体缓慢增高或者居高不下时,需要进行全面影像学评估,其中 PET/CT 检查具有特殊的意义。对于分化型甲状腺癌复发灶及转移灶的探测,PET/CT 检查具有明显优势,有助于早期识别高危分化型甲状腺癌,更好地指导临床治疗,对于分化型甲状腺癌失分化程度的评估、碘难治分化型甲状腺癌的识别及预后的评判亦具有重要意义,并可作为血清甲状腺球蛋白阳性而核素 ^{131} 碘显像阴性患者的补充检查,其在分化型甲状腺癌的诊疗过程中发挥重要作用,应在适当的临床时机选择完善该项检查,用于治疗方法和随访计划的全面评估。本例患者双肺及左肾转移瘤,在核素 ^{131} 碘显像及 PET/CT 影像中均有显像剂摄取,表明转移灶具有摄碘能力的同时葡萄糖代谢水平亦有增高,这提示本例患者甲状腺癌分化程度欠佳。然而,经过 3 个疗程核素 ^{131} 碘治疗、^{131} 碘全身显像、断层显像、其他影像学及血清学复查,评估患者确有获益,表明 PET/CT 显像虽在探测分化型甲状腺癌复发转移及判断肿瘤分化程度具有重要优势,但并不能替代其他的影像学检查,需结合临床实际进行选择与组合,才能实现更全面更精准的影像学评估。

本例患者的临床诊断中,按照常规思路也会考虑肾脏恶性肿瘤伴肺转移,若未选择穿刺检查,或穿刺检查未能成功获取病变组织,则易造成误诊,后续也许会进行经验性放化疗,那么疗效必然不佳,对于患者来说,不仅延误疾病治疗的良机,也增加了不必要的经济负担。拓展到日常临床工作,恶性肿瘤术后的患者,规范随诊及发现病情异常后的完善检查都是非常重要且必需的。本例患者序贯治疗效果如何、失分化进程何去何从、是否有再次放射性核素 ^{131} 碘治疗机会、如何选择左肾转移灶的手术或局部放射治疗的时机,仍需进一步根据临床情况抉择。

（病例提供者：黄小娟　宁艳丽　楼　岑　浙江大学医学院附属邵逸夫医院）

参考文献

[1]Gao Y, Deng W, Chen Y, et al.Renal metastases as the initial presentation of papillary thyroid carcinoma：A case report and literature review[J].Mol Clin Oncol, 2017, 6（6）：821-824.

[2]Song HJ, Xue YL, Xu YH, et al.Rare metastases of differentiated thyroid carcinoma：pictorial review[J].Endocr Relat Cancer, 2011, 18（5）：R165-174.

[3] 张鑫，王琦，李建兴 . 甲状腺癌肾转移 1 例 [J]. 临床泌尿外科杂志，2015，30（06）：573-574.

[4]Xu H, Zeng W, Tang Y.Metastatic thyroid follicular carcinoma presenting as a primary renal tumor[J].Intern Med, 2012, 51（16）：2193-2196.

[5] 唐潇伟，施良，王俊，等 .^{18}F-FDG PET/CT 鉴别高危及碘难治性分化型甲状腺癌的价值 [J].中国医学影像学杂志，2022，30（03）：210-214，229.

病例 13　青少年甲状腺乳头状癌伴肺转移 [131] 碘联合靶向治疗

一、病历摘要

（一）基本信息

患者女性，10 岁。

主诉：甲状腺乳头状癌第 2 次术后 3 个月。

现病史：患者因"甲状腺双叶肿物"2020-07-26 于某医院行 PET/CT 全身显像提示：甲状腺右叶低密度结节，代谢较活跃，考虑甲状腺癌；右颈Ⅱ～Ⅵ区多发代谢活跃淋巴结，考虑转移；双肺弥漫性多发代谢活跃结节，考虑转移。遂于 2020-08-29 入住该院，查甲状腺及颈部彩超：甲状腺右侧叶实性肿物并微钙化，符合甲状腺癌声像，建议穿刺；甲状腺左侧叶实性结节并微钙化（TI-RADS 5）；双侧颈部Ⅳ、Ⅵ区及右侧Ⅱ、Ⅲ区多发肿大淋巴结，考虑转移性淋巴结声像。完善其他相关检查后，考虑甲状腺恶性肿瘤可能性大，遂于 2020-08-31 行"甲状腺右叶及峡部切除＋右侧侧颈淋巴结清扫＋右颈Ⅵ区淋巴结清扫术"。术中探查：甲状腺右叶可扪及 1 枚结节，大小约 3 cm×2 cm，质硬，边界欠清。术后病理：①（甲状腺右叶肿物）镜检为甲状腺乳头状癌，经典型，癌组织累及甲状腺被膜及横纹肌，可见脉管内癌栓，未见明确神经束侵犯；②（右颈Ⅱ、Ⅴ区淋巴结）0/29、0/10 未见癌转移；③（右颈Ⅲ、Ⅳ区淋巴结）2/4、6/9 见甲状腺乳头状癌转移，淋巴结外纤维组织内见甲状腺乳头状癌浸润；④（右颈Ⅵ区淋巴结）0/2 未见癌转移。2020-10-27 患者复查超声提示：左侧颈部Ⅳ、Ⅵ区多发淋巴结，转移待排。为进一步治疗，患者于 2020-12-11 入院行"左甲状腺腺叶全切＋喉返神经解剖＋左侧颈淋巴结清扫术＋气管切开术"，术中探查：左侧甲状腺未触及明显肿物。术后病理：①（甲状腺左叶）结节性甲状腺肿，另见甲状腺旁组织；②（左Ⅱ、Ⅲ、Ⅴ区淋巴结）0/18、0/11、0/19 未见癌；③（左Ⅳ、Ⅵ区淋巴结）2/18、2/7 见甲状腺乳头状癌转移。病理会诊结果提示：（甲状腺）乳头状癌，实性/梁状亚型占比约 60%，乳头占比约 40%，切片中为双病灶，肿瘤最长径约 1.5 cm，镜下瘤组织侵犯并穿透甲状腺被膜，侵犯横纹肌，可见脉管内瘤栓，未见侵犯神经束膜，瘤旁甲状腺组织为结节性甲状腺肿改变。（淋巴结）甲状腺乳头状癌转移，有癌转移的淋巴结最大直径约 2.3 cm，淋巴结转移灶最大面积约 2.2 cm×1.5 cm，转移灶侵犯并穿透淋巴结被膜，未见淋巴结融合现象。术后无声音嘶哑，偶有手脚抽筋，无饮水呛咳。为进一步治疗，患者于核医学科就诊。患者发病以来，精神及睡眠状况良好，食欲一般，大、小便及体重无明显变化。

既往史、个人史、家族史：无特殊。

（二）体格检查

颈部 15 cm U 形手术瘢痕，甲状腺双叶未及，双侧颈部未触及肿大淋巴结。双肺呼吸音粗糙，可闻及干、湿性啰音，未闻及胸膜摩擦音；双手呈杵状指改变，双手指尖青紫；余无特殊。

（三）辅助检查

实验室检查：

2021-01-25 甲状腺球蛋白 3010.0 μg/L（参考值 3.5 ～ 77 μg/L），甲状腺球蛋白抗体 15.6 kIU/L（参考值 ≤ 115 kIU/L），促甲状腺激素 0.00 μIU/mL（参考值 0.3 ～ 5.0 μIU/mL）；余血常规、肝肾功能等基本正常。

2021-03-08 甲状腺球蛋白 31 200.0 μg/L，甲状腺球蛋白抗体 165.00 kIU/L，促甲状腺激素 107.31 μIU/mL；余血常规、肝肾功能等基本正常。

影像学检查：

2021-03-08 颈部 B 超：左侧颈部 II 区肿大淋巴结，考虑炎性增生可能。

2021-03-08 甲状腺静态显像：双侧甲状腺未见明确残留。

2021-03-08 甲状腺摄 ^{131} 碘试验：2 小时（4.3%），6 小时（4.1%）摄碘率降低。

2021-03-08 胸部 CT：双肺弥漫分布大小不等结节影，部分融合成团。

2021-03-10 查 ^{131} 碘全身显像（3 mCi）提示：右侧甲状腺区轻度 ^{131} 碘浓聚影；双肺多发转移瘤伴 ^{131} 碘摄取。

（四）诊断

右侧甲状腺乳头状癌伴双侧颈部淋巴结转移术后伴双肺转移（$T_{3b}N_{1b}M_1$，II 期，高危）。

二、治疗经过

（一）治疗

2021-03-08 患者查 ^{131} 碘全身显像（3 mCi）提示：右侧甲状腺区轻度 ^{131} 碘浓聚影；双肺多发转移瘤伴 ^{131} 碘摄取。且该患者术后甲状腺球蛋白水平处于高值，遂于 2021-03-10 在核医学科行 ^{131} 碘治疗（60 mCi）。治疗后第 3 天 ^{131} 碘全身显像（60 mCi）提示右侧甲状腺残留，双肺多发转移瘤弥漫性摄取 ^{131} 碘（病例 13 图 1）。

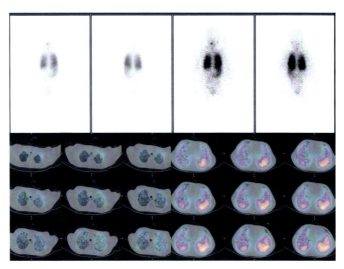

病例 13 图 1　第 1 次 ^{131} 碘治疗（60 mCi）后第 3 天 ^{131} 碘全身显像

治疗后患者每 3 个月复查一次，甲状腺球蛋白持续处于高值，2022-04-25 复查甲状腺球蛋白 26 045.0 μg/L，甲状腺球蛋白抗体 121.0 kIU/L，促甲状腺激素 42.93 μIU/mL；余血常规、肝肾功能等基本正常。2022-04-25 复查胸部 CT 提示，第 1 次 ^{131} 碘治疗后，双肺多发转移瘤部分结节较前缩小后逐渐增大，与第 1 次 ^{131} 碘治疗时大小及范围相仿（病例 13 图 2）。

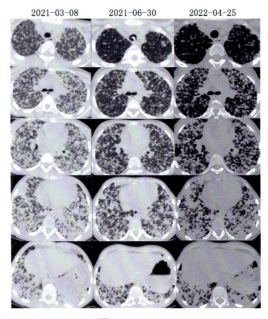

病例 13 图 2　第 1 次 ^{131} 碘治疗（60 mCi）后胸部 CT 变化

遂于 2022-04-28 于核医学科行第 2 次 ^{131} 碘治疗（50 mCi），治疗后第 3 天 ^{131} 碘全身显像（50 mCi）提示，右侧甲状腺残留已清除，双肺多发转移瘤 ^{131} 碘摄取较前部分减低（病例 13 图 3）。

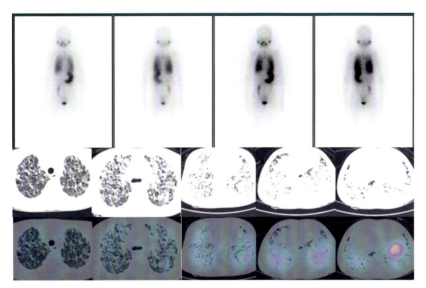

病例 13 图 3　第 2 次 ^{131} 碘治疗（50 mCi）后第 3 天 ^{131} 碘全身显像

后患者仍每 3 个月复查 1 次，甲状腺球蛋白持续无明显下降（病例 13 图 4）。

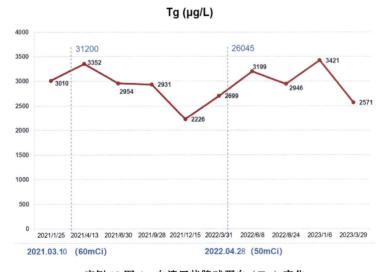

病例 13 图 4　血清甲状腺球蛋白（Tg）变化

2023-03-29 患者查甲状腺球蛋白 2571.0 μg/L，甲状腺球蛋白抗体 17.7 kIU/L，

促甲状腺激素 1.05 μIU/mL；余血常规、肝肾功能等基本正常。基因检测：NCOA4-RET NM_020975.4；NM_00114526 融合，突变频率 8.8%。此时患者已满 12 周岁，遂于 2023-03-29 开始普拉替尼靶向治疗，每次 200 mg，每日 1 次；同时维持促甲状腺激素抑制治疗；定期复查，监测甲状腺球蛋白、甲状腺球蛋白抗体、甲功五项、血常规、肝肾功能、电解质等。

（二）随访

患者靶向治疗 1 个月后复查，双手指甲即由靶向治疗前的青紫变为红润（病例 13 图 5），呼吸困难症状也较前好转。后患者仍每个月复查 1 次至 2023 年 11 月，甲状腺球蛋白值在 2407 ～ 3964 μg/L 波动，未见明显下降。血压检测、肝功能指标均未见明显异常。2023-05-10 及 2023-08-10 复查胸部 CT 提示，普拉替尼靶向治疗后，双肺多发转移瘤较前明显缩小（病例 13 图 6）。患者靶向治疗 2 个月后，检查发现血小板升高，遂予以潘生丁（双嘧达莫）对症处理，但血小板未见明显下降（病例 13 图 7）。

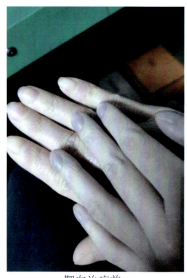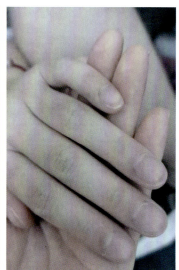

靶向治疗前　　　　　　　　　　　靶向治疗后

病例 13 图 5　靶向治疗前后双手指甲变化

2022-04-25　　2023-05-10　　2023-08-10

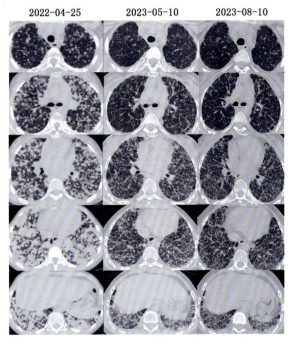

病例 13 图 6　靶向治疗前后胸部 CT 对比

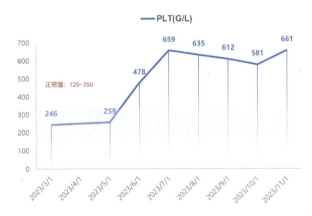

病例 13 图 7　靶向治疗后血小板（PLT）变化

三、病例分析

根据患者术后病理及影像检查，按美国癌症联合委员会甲状腺癌分期系统（第八版）分期，病例中患者诊断为右侧甲状腺乳头状癌伴双侧颈部淋巴结转移术后伴双肺转移（$T_{3b}N_{1b}M_1$，Ⅱ期，高危）。病例中患者行甲状腺癌手术时年龄为 10 岁，属于儿童及青少年分化型甲状腺癌（differentiated thyroid carcinoma in children and adolescents，caDTC）。该患者初始就诊即发现双肺多发弥漫性代谢活跃结节，考虑为肺转移。caDTC 患者肺转移多以双肺弥漫性微小转移灶为主，并且大多数远处转移病灶通常表现出较好的 ^{131}碘摄取能力。在该患者第 2 次术后，对其进行 ^{131}碘全身显像，评估发现，右侧甲状腺残留，双肺多发转移瘤弥漫性摄取 ^{131}碘（病例 13 图 1）。且该患者术后甲状腺球蛋白水平处于高值，符合 ^{131}碘治疗范畴。因此，该患者在第 2 次术后 3 个月时进行了第 1 次 ^{131}碘治疗，治疗剂量按经验根据成人推荐用量折算 1/2，并结合患者肺功能情况进行减量，最后确定为 60 mCi。治疗后随访 12 个月，复查胸部 CT 提示，双肺多发转移瘤较 3 个月复查时有增大，较 1 年前第 1 次 ^{131}碘治疗时大致相仿（病例 13 图 2）。检验结果提示，甲状腺球蛋白水平仍处于高值，经临床综合评估后，考虑病灶仍然摄取 ^{131}碘并且有临床反应，应进行重复治疗。故对该患者进行第 2 次 ^{131}碘治疗，治疗剂量为 50 mCi。治疗后第 3 天对该患者再行 ^{131}碘全身显像检查，结果提示，右侧甲状腺残留已清除，双肺多发转移瘤 ^{131}碘摄取较前部分减低（病例 13 图 3）。

病例中患者为青少年女性，第 1 次 ^{131}碘治疗后 3 个月复查胸部 CT，结果提示双肺多发转移瘤较前缩小，治疗后 1 年复查胸部 CT 提示双肺多发转移瘤较 1 年前大致相仿，但较 3 个月复查时有增大。尽管病灶在治疗 12 个月后 ^{131}碘全身显像显示肺部转移瘤摄取 ^{131}碘，但 ^{131}碘治疗后 1 年内肺部病灶无明显好转，呼吸困难症状仍然明显，甲状腺球蛋白水平仍处于高值无明显下降（病例 13 图 4），判断属于碘难治性（radioiodine refractory，RAIR）-caDTC。处于疾病进展期的远处转移性 RAIR-caDTC 患者，尤其该患者伴有明显的呼吸困难症状，单药 ^{131}碘治疗可能很难获益更多，可尝试采用靶向治疗。该患者基因检测提示，NCOA4-RET 融合突变，突变频率 8.8%。而 RET 抑制剂普拉替尼 / 普雷西替尼（pralsetinib）已于 2020-12-01 获批用于治疗 RET 融合阳性需要系统治疗且放射性碘难治的 12 岁及以上晚期或转移性甲状腺癌患者。根据文献报道，RET 和 NTRK 融合基因为主的特异性靶点抑制剂有助于诱导病灶再分化，因此普拉替尼靶向治疗可能为该患者后续重新采用 ^{131}碘治疗提供机会。综合专家讨论分析，考虑该患者为 caDTC，^{131}碘治疗可能会出现肺纤维化问题，以及其碘难治状态，于是在该患者满 12 周岁后开始普拉替尼靶向治疗，每次 200 mg，每日 1 次；同时维持促甲状腺激素抑制治疗。靶向治疗后患者双手指甲由青紫变为红润（病例 13 图 5），复查胸部 CT 提示双肺多发转移瘤较前明显减少、缩小（病例 13 图 6），呼吸困难症状明显好转，提示该患者靶向治疗疗效尚可。普拉替尼治疗后可见的不良反应有血小板减低，但尚未有关于治疗后血小板升高的报道，本例患者血小板升高原因尚不明确，后续我们将继续对患者进行治疗及随访，确保治疗的安全性，避免不良事件发生，并评估再次 ¹³¹ 碘治疗的可行性。

四、诊疗经验

1. caDTC 患者 ¹³¹ 碘治疗剂量　caDTC 患者的临床病理特征和远期预后与成人分化型甲状腺癌均存在较大的差异，针对成人的诊疗策略并不能完全适用于儿童。但迄今为止，尚未开展针对 caDTC 患者 ¹³¹ 碘治疗剂量决策的专项研究。临床上通常借鉴成人剂量的决策方法并根据患者体重或体表面积进行剂量的调整。根据儿童及青少年患者的实际体重，对体重为 70 kg 的成人推荐用量进行折算，100 ～ 150 mCi ¹³¹ 碘治疗残留甲状腺、复发或转移淋巴结，150 ～ 200 mCi ¹³¹ 碘治疗远处转移灶。通常，5 岁患者的用量为成人用量的 1/3，10 岁患者的用量为成人用量的 1/2，15 岁患者的用量为成人用量的 5/6。此外，1.0 ～ 1.5 mCi/kg 的经验剂量法更为简单。

肺转移是 DTC 患者最常见的远处转移方式，DTC 肺转移根据 CT 等影像学检查可有多种表现：①单发结节；②多发小结节（最大径≤ 1 cm）；③多发大结节；④双肺弥漫性微小转移灶（＜ 2 mm，常规 CT 平扫可为阴性，但大剂量 ¹³¹ 碘全身显像表现为肺部弥漫性摄取 ¹³¹ 碘等。caDTC 患者肺转移率比成人高，约为 10%，其转移多以双肺弥漫性微小转移灶为主，并且大多数远处转移病灶通常表现出良好的 ¹³¹ 碘摄取。因此，caDTC 出现远处转移时一般首先推荐 ¹³¹ 碘治疗，而对于单发的较大肺部转移灶，可考虑手术治疗。《儿童及青少年分化型甲状腺癌核医学诊治中国专家共识（2022 年版）》指出，caDTC 合并肺转移者，刺激性甲状腺球蛋白升高且距离前次治疗大于 12 个月，可考虑再次 ¹³¹ 碘治疗；刺激性甲状腺球蛋白稳定后再次升高或影像学提示进展者，依据病灶 ¹³¹ 碘摄取情况进行个体化治疗。

2. 碘难治性儿童及青少年分化型甲状腺癌　碘难治性分化型甲状腺癌（radioiodine refractory differentiated thyroid cancer, RAIR-DTC）是指肿瘤组织或转移病灶不摄碘（在清甲成功后的首次诊断性或治疗性 ¹³¹ 碘全身显像未出现甲状腺床以外的转移病灶碘摄取）；曾经摄碘的病灶在 ¹³¹ 碘治疗过程中逐渐丧失摄碘能力；¹³¹ 碘治疗后仅有部分病灶摄碘，部分病灶不摄碘；尽管病灶摄碘，但 ¹³¹ 碘治疗后 1 年内仍出现进展。处于疾病进展期的局部晚期或远处转移性 RAIR-DTC 患者，尤其伴有明显临床症状甚至威胁生命者，应及时启动系统性治疗。

尽管 caDTC 患者疾病特异性病死率很低，但仍有 80% 的远处转移性（多数为肺转移）caDTC 患者无法通过 ¹³¹ 碘治疗达到完全缓解，其中 10% ～ 15% 的患者即使经过了多次 ¹³¹ 碘治疗仍呈现为疾病进展的碘难治状态，针对这部分 RAIR-caDTC 患者，应强调[131]碘治疗前后的评估,以及基于患者获益及可能的辐射暴露风险之间的权衡,及时终止无获益的单药[131]碘治疗。

3. 融合基因变异的caDTC患者靶向治疗　在基因背景方面,融合基因变异是caDTC主要的基因变异,最常见的是RET原癌基因融合,其次是NTRK、ALK融合及少见的BRAF、c-MET基因融合。RAIR-caDTC资料较少,参考成人可考虑外放疗、化疗、诱导再分化治疗及肿瘤免疫治疗等方式,但其在caDTC患者中应用的循证医学证据均不足。当疾病缓解不佳甚至出现进展时,继续仅采取[131]碘治疗获益有限,可尝试采用靶向治疗,但后续治疗的决策均需要有经验的核医学专家进行综合考量。治疗RAIR-DTC的靶向药物分为RET抑制剂、NTRK抑制剂、多靶点激酶抑制剂。其中RET抑制剂普拉替尼/普雷西替尼(pralsetinib),2020-12-01获批用于治疗RET突变需要系统治疗的12岁及以上晚期或转移性甲状腺髓样癌成人和儿童患者,以及RET融合阳性需要系统治疗且放射性碘难治的12岁及以上晚期或转移性甲状腺癌成人和儿童患者。普拉替尼治疗RET融合变异的甲状腺癌患者,常见≥3级(≥10%)的治疗相关不良事件为高血压(17%)、中性粒细胞减少症(14%)、淋巴细胞减少症(12%)和贫血(10%)。在应用靶向治疗的同时,需要警惕不良事件的发生。有个案研究显示,以RET和NTRK融合基因为主的特异性靶点抑制剂在DTC治疗中不仅疗效反应好、不良反应相对小,且有助于诱导病灶再分化。靶向治疗为这类RAIR患者后续重新采用[131]碘治疗提供了机会,也展现出靶向治疗联合[131]碘治疗这一综合治疗模式的良好应用前景。

（病例提供者：刘明玉　冯会娟　欧阳伟　南方医科大学珠江医院）

参考文献

[1] 中国临床肿瘤学会核医学专家委员会,中国临床肿瘤学会甲状腺癌专家委员会,中国医疗保健国际交流促进会甲状腺疾病专业委员会,等. 儿童及青少年分化型甲状腺癌核医学诊治中国专家共识（2022年版）[J]. 中国癌症杂志,2022,32（5）：451-468.

[2] 宋娟娟,林岩松. 放射性碘治疗在儿童分化型甲状腺癌中应用[J]. 中国实用外科杂志,2022,42（6）：653-658.

病例 14　儿童甲状腺癌术后 ¹³¹ 碘联合靶向治疗

一、病历摘要

（一）基本信息

患者女性，7 岁 3 个月。

主诉：甲状腺乳头状癌并颈淋巴结转移术后 27 天。

现病史：患儿家属 1 个月前无意间发现患儿颈前一肿物，大小约 1.0 cm×1.5 cm，无特殊不适。甲状腺彩超提示：甲状腺弥漫性癌不除外；颈部多发异常淋巴结，转移可能性大。于 2017-04-26 在我院肿瘤外科行"甲状腺全切除、双侧喉返神经探查、中央区淋巴结、右颈Ⅲ、Ⅳ区淋巴结清扫术"。术中见：右叶甲状腺一约 2.5 cm×2.0 cm×2.0 cm 大小实性肿物，质硬，侵透甲状腺被膜，与颈前肌群粘连，并与右侧喉返神经粘连。术后病理：（左、右叶）甲状腺乳头状癌，淋巴结癌转移（15/22）。术后恢复尚可，无饮水呛咳、声音嘶哑，未服用甲状腺激素。现为行 ¹³¹ 碘治疗收入我科。

既往史：无特殊。

个人史：一胎，足月顺产，产程顺利，生长发育与同龄儿童类似。余无特殊。

家族史：母亲有甲状腺乳头状癌术后病史，长期口服左甲状腺素钠片替代治疗。

（二）体格检查

生命体征平稳。颈前一弧形约 5 cm 术痕，甲状腺未触及，颈部和锁骨上未触及肿大淋巴结。心、肺、腹、脊柱和四肢检查无特殊。

（三）辅助检查

病理（17-04211）（病例 14 图 1）：①（左、右叶）甲状腺乳头状癌；②（左叶）淋巴结癌转移（1/1）；③（胸腺）送检为胸腺组织。

病理（17-04258）（病例 14 图 2）：（中央区淋巴结）见甲状腺乳头状癌转移（7/11），（右颈Ⅲ、Ⅳ区淋巴结）见甲状腺乳头状癌转移（7/10）。

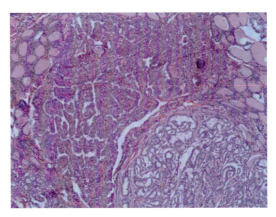

病例 14 图 1　病理所见 1

注：HE 染色，10 倍镜下：（左、右叶甲状腺）甲状腺滤泡上皮呈乳头状生长，细胞核排列拥挤，呈毛玻璃样改变，可见核沟和砂粒体。

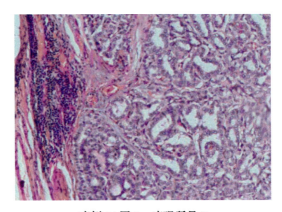

病例 14 图 2　病理所见 2

注：HE 染色，10 倍镜下：（中央区、右颈Ⅲ、Ⅳ区淋巴结）淋巴结结构破坏，内可见大量乳头状、滤泡状拥挤排列的异型细胞，细胞核大并呈毛玻璃样，可见核沟，间质纤维增生。

实验室检查（2017-05-19，[131]碘治疗前）：

促甲状腺激素 72.9 mIU/L、甲状腺球蛋白 94.6 ng/mL；降钙素、癌胚抗原、甲状旁腺激素、甲状腺球蛋白抗体、甲状腺结合球蛋白均未见异常；肝肾功能、电解质、血常规未见明显异常。

影像学检查（[131]碘治疗前）：

2017-05-22 甲状腺超声（病例 14 图 3）甲状腺术后：双侧颈部结构异常淋巴结：左颈Ⅲ区 1 个，大小约 14 mm×6 mm；右颈 2 个，大者位于Ⅲ区，大小约 15 mm×6 mm。

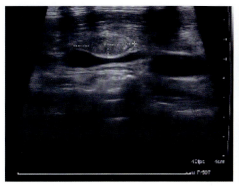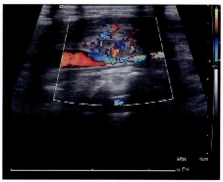

病例 14 图 3　超声检查

2017-05-24 颅脑＋肺部 CT 平扫：双肺间质增厚（病例 14 图 4），头颅 CT 平扫未见明确异常，请结合临床。

2017-05-24 高锝酸盐甲状腺显像（病例 14 图 5）：甲状腺癌术后，甲状腺床区少量功能性残留。

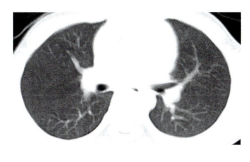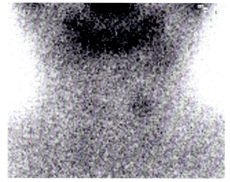

病例 14 图 4　2017 年 5 月首次治疗时肺部 CT　　病例 14 图 5　高锝酸盐甲状腺显像

2017 年 5 月甲状腺摄碘率测定：2 小时 5.57%、3 小时 3.97%、24 小时 3.31%。

（四）诊断

甲状腺乳头状癌伴颈淋巴结转移术后（$T_4N_{1b}M_0$，Ⅰ期，高危）。

二、治疗经过

（一）治疗

1. 6 次 ¹³¹ 碘治疗

（1）2017 年 5 月第 1 次：促甲状腺激素 72.09 mIU/L、甲状腺球蛋白 94.6 ng/mL，

身高 120 cm，体重 21.5 kg，考虑青少年的生理特点，和患者家属沟通后，适当调整 ^{131} 碘剂量为 50 mCi。治疗后全身平面显像（病例 14 图 6）提示：甲状腺床区少量功能性残留伴颈部淋巴结转移；双肺弥漫性功能性转移。因此，修正患者诊断为甲状腺乳头状癌伴颈淋巴结转移术后伴双肺转移（$T_4N_{1b}M_1$，Ⅱ 期，高危）。

（2）2017 年 11 月第 2 次：首次治疗后肺内病灶摄碘，甲状腺癌肺转移诊断明确，间隔 6 个月后行第 2 次治疗，此时促甲状腺激素 > 100 mIU/L、甲状腺球蛋白 > 300 ng/mL，身高 128 cm，体重 22 kg，服 ^{131} 碘剂量 100 mCi。治疗后全身平面显像（病例 14 图 7）提示：甲状腺床区少量功能性残留伴颈部淋巴结转移；双肺弥漫性功能性转移。

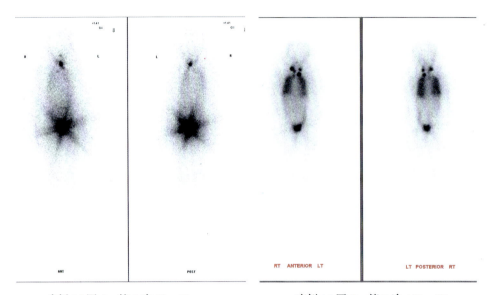

病例 14 图 6　第 1 次 50 mCi　　　　　病例 14 图 7　第 2 次 100 mCi

（3）2018 年 7 月第 3 次：促甲状腺激素 > 100 mIU/L、甲状腺球蛋白 > 300 ng/mL，身高 131 cm，体重 26 kg，120 mCi，全身平面显像（病例 14 图 8）提示：颈部淋巴结功能性转移；双肺弥漫性功能性转移。

（4）2019 年 7 月第 4 次：促甲状腺激素 38.51 mIU/L、甲状腺球蛋白 285 ng/mL，身高 135 cm，体重 33 kg，150 mCi，全身平面显像（病例 14 图 9）提示：甲状腺床区未见明确功能性残留；颈部淋巴结功能性转移；双肺弥漫性功能性转移。

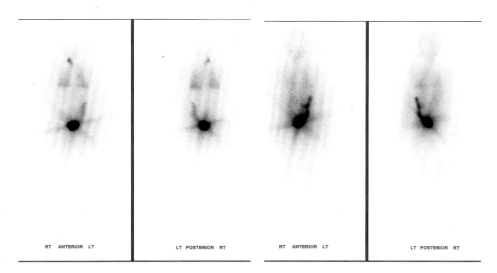

病例 14 图 8 第 3 次 120 mCi   病例 14 图 9 第 4 次 150 mCi

（5）2020 年 8 月第 5 次：促甲状腺激素 54.4 mIU/L、甲状腺球蛋白＞300 ng/mL，身高 150 cm，体重 35 kg，120 mCi，全身平面显像（病例 14 图 10）提示：甲状腺床区未见明确功能性残留；颈部淋巴结功能性转移可能，较前无明显变化；双肺弥漫性功能性转移，较前无明显变化。

（6）2021 年 8 月第 6 次：促甲状腺激素 35.4 mIU/L、甲状腺球蛋白 401 ng/mL，身高 156 cm，体重 43 kg，150 mCi，全身平面显像（病例 14 图 11）提示：甲状腺未见明确功能性残留；颈部淋巴结功能性转移；双肺弥漫性功能性转移。

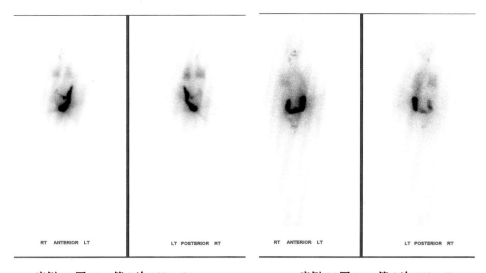

病例 14 图 10 第 5 次 120 mCi   病例 14 图 11 第 6 次 150 mCi

2. ^{131}碘治疗肺部 CT 平扫变化

（1）第 1 次 ^{131}碘治疗：双肺间质增厚（病例 14 图 4）。

（2）第 2 次 ^{131}碘治疗：双肺间质增厚（病例 14 图 12）。

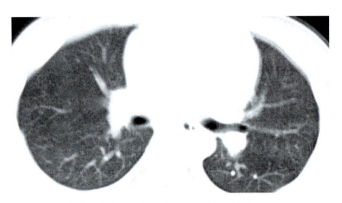

病例 14 图 12 第 2 次治疗时 2017 年 11 月

（3）第 3 次 ^{131}碘治疗：双肺散在小结节（最大长径约 3 mm），转移瘤（病例 14 图 13）。

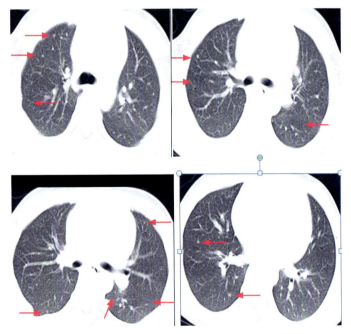

病例 14 图 13 2018 年 7 月第 3 次治疗时肺内多发结节影

（4）第 4 次 ^{131}碘治疗：双肺多发转移瘤，部分较前增大（最大长径约 4 mm）（病例 14 图 14）。

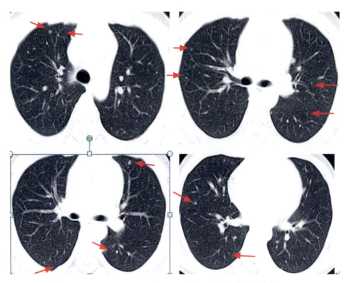

病例 14 图 14　2019 年 7 月第 4 次治疗时结节增大

（5）第 5 次 131 碘治疗：肺多发转移瘤，部分较前增大（最大长径约 6 mm）（病例 14 图 15）。

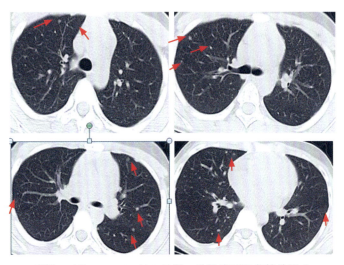

病例 14 图 15　2020 年 8 月第 5 次治疗时结节较前增大

（6）第 6 次 131 碘治疗：双肺多发转移瘤，大致同前（最大长径 5～6 mm）。

3. ^{131}碘治疗甲状腺彩超变化

（1）2018-07-14（病例14图16）：右颈部Ⅱ区可见2个结构异常淋巴结，大者约7 mm×3 mm。

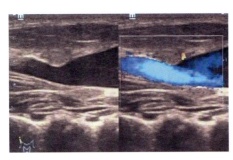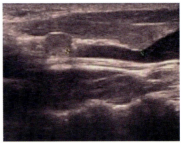

病例14图16　2018年7月超声彩超

（2）2019-07-18（病例14图17）：右颈部Ⅱ区可见2个结构异常淋巴结，大者约8 mm×3 mm。

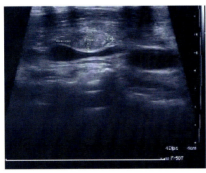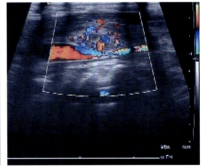

病例14图17　2019年7月超声彩超

（3）2020-08-12：双侧颈部未见结构异常淋巴结。

4. 促甲状腺激素抑制治疗　每次^{131}碘治疗24小时后补充左甲状腺素钠片，多年来用药尚规律，不定时复查，随着患儿生长发育，根据指标剂量调整，现75 μg/d，次日100 μg/d交替循环服用。

5. 安罗替尼靶向药物治疗　经6次^{131}碘治疗后，抑制状态下甲状腺球蛋白水平较前升高，肺部病灶进展，经患儿家属同意，2022年7月开始口服安罗替尼，10 mg/d，服用2周停1周，如此循环。

（二）随访

1. 患者^{131}碘治疗时间、剂量及甲状腺癌血清指标（甲状腺球蛋白抗体阴性）

见病例 14 表 1,6 次 ^{131} 碘治疗后甲状腺球蛋白变化,基于相同水平的促甲状腺激素,刺激状态和抑制状态下甲状腺球蛋白上升,6 次 ^{131} 碘治疗后 CT 影像提示肺部转移灶进展。

病例 14 表 1　患者 ^{131} 碘治疗时间、剂量及甲状腺癌血清指标(甲状腺球蛋白抗体阴性)

促甲状腺激素状态	治疗 / 复查	治疗时间	^{131} 碘剂量(mCi)	促甲状腺激素(mIU/L)	甲状腺球蛋白(ng/mL)
刺激	第 1 次	2017 年 5 月	50	72.09	94.6
	第 2 次	2017 年 11 月	100	> 100	> 300
	第 3 次	2018 年 7 月	120	> 100	> 300
	第 4 次	2019 年 7 月	150	38.51	285
	第 5 次	2020 年 8 月	120	54.4	> 300
	第 6 次	2021 年 8 月	150	35.4	401
抑制	第 1 次治疗后复查	2017 年 9 月	/	0.138	9.37
	第 2 次治疗后复查	2018 年 3 月	/	0.707	13.1
	第 3 次治疗后复查	2018 年 11 月	/	0.098	13.4
	第 4 次治疗后复查	2019 年 11 月	/	0.306	20.7
	第 5 次治疗后复查	2021 年 3 月	/	0.53	37.9
	第 6 次治疗后复查	2022 年 1 月	/	0.75	61.7
	第 6 次治疗后复查	2022 年 7 月	/	4.837	116

注:促甲状腺激素参考值为 0.35 ~ 4.94 mIU/L、甲状腺球蛋白参考值为 1.15 ~ 30.0 ng/mL。

2. 颈部结构异常淋巴结,在第 4 次 ^{131} 碘治疗(2019 年 7 月)后消退。随访至 2024-01-09 甲状腺彩超:双侧颈部未见结构异常淋巴结。

3. 安罗替尼治疗后甲状腺球蛋白变化(病例 14 表 2),甲状腺球蛋白水平逐渐下降,促甲状腺激素 3.11 mIU/L(未达抑制状态)、甲状腺球蛋白 15.9 ng/L,治疗有效。治疗后出现手、足皮肤反应,予尿素软膏等涂抹患处对症处理,保持皮肤清洁，避免热水刺激及过度摩擦，防止足部受压，穿棉袜垫软垫，穿软底鞋，勿长时间站立。

病例 14 表 2　安罗替尼治疗后甲状腺癌血清指标

治疗时间	治疗阶段	促甲状腺激素（mIU/L）	甲状腺球蛋白（ng/mL）
2022 年 7 月	治疗开始	4.8	116
2022 年 8 月	治疗后 1 个月	7.25	56.7
2022 年 10 月	治疗后 3 个月	0.168	30.8
2023 年 1 月	治疗后 7 个月	0.873	22.4
2023 年 3 月	治疗后 9 个月	0.756	26.1
2023 年 5 月	治疗后 11 个月	3.11	15.9
2023 年 8 月	治疗后 14 个月	1.28	28.7

注：甲状腺球蛋白参考值为 1.15 ～ 30.0 ng/mL、促甲状腺激素参考值为 0.35 ～ 4.94 mIU/L。

4. 安罗替尼靶向治疗后复查胸部 CT，病灶数目有减少，病灶体积有缩小。

（1）2022-07-13（病例 14 图 18）：双肺多发转移瘤，大致同前。

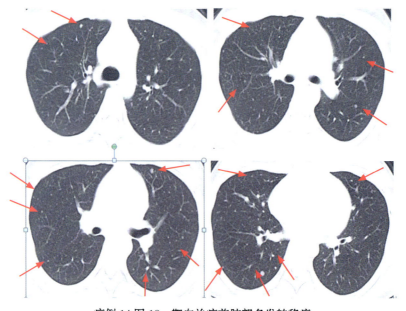

病例 14 图 18　靶向治疗前肺部多发转移瘤

（2）2023-03-08（病例 14 图 19）：双肺多发转移瘤，较前减少及缩小，大者长径约 2 mm。

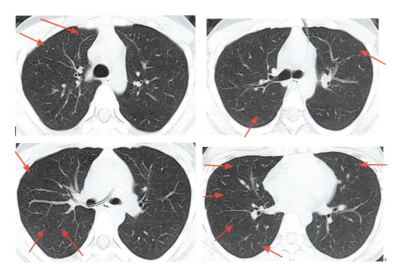

病例 14 图 19　靶向治疗 9 个月肺部多发转移瘤减少及缩小

（3）2023-08-09（病例 14 图 20）：双肺多发转移瘤，较前减少及缩小。

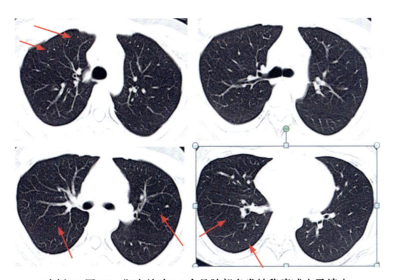

病例 14 图 20　靶向治疗 14 个月肺部多发转移瘤减少及缩小

5. 根据 DTC 复发风险分层，促甲状腺激素抑制目标小于 0.1 mIU/L，患儿促甲状腺激素抑制治疗不达标（病例 14 表 1）。

6. 大剂量 ^{131} 碘治疗具有骨髓抑制，患者每次 ^{131} 碘治疗后及靶向药物治疗的血细胞、肝肾功能指标未见明显异常（病例 14 表 3、病例 14 表 4），对于遗传效应的观察需要长时间随访。

病例 14 表 3 血细胞指标

时间	治疗疗程	血红蛋白 (g/L)	红细胞 (×10^12^/L)	白细胞 (×10^9^/L)	血小板 (×10^9^/L)	中性粒细胞 (×10^9^/L)
2017 年 5 月	第 1 次碘	120	4.3	5.12	234	2.34
2017 年 11 月	第 2 次碘	131	4.6	4.72	293	2.46
2018 年 7 月	第 3 次碘	129	4.47	7.12	316	4.71
2019 年 7 月	第 4 次碘	137	4.76	7.77	255	4.34
2020 年 8 月	第 5 次碘	143	4.8	6.44	246	4.7
2021 年 8 月	第 6 次碘	140	4.68	4.95	239	1.96
2022 年 7 月	开始靶向	132	4.47	5.18	248	2.1
2022 年 8 月	复查	145	4.8	6.94	172	2.77
2023 年 5 月	复查	143	4.64	6.01	158	2.32

注：血红蛋白、红细胞、白细胞、血小板、中性粒细胞参考值分别为 114～154 g/L、$(4.1～5.3)×10^{12}$/L、$(4.1～11)×10^9$/L、$(100～300)×10^9$/L、$(2～8)×10^9$/L。

病例 14 表 4 肝肾功能

时间	治疗疗程	丙氨酸氨基转移酶 (U/L)	天冬氨酸氨基转移酶 (U/L)	直接胆红素 (μmol/L)	肌酐 (μmol/L)	尿素氮 (mmol/L)
2017 年 5 月	第 1 次碘	9.1	16.7	11.1	68	4.82
2017 年 11 月	第 2 次碘	16	21	6.2	47.6	2.77
2018 年 7 月	第 3 次碘	18	40	11.2	45	3.37
2019 年 7 月	第 4 次碘	25	36	6.7	51	2.95
2020 年 8 月	第 5 次碘	20	20	14.6	34.9	2.53
2021 年 8 月	第 6 次碘	17	27	17.5	39.9	2.41
2022 年 7 月	开始靶向	13	18	15.9	32.6	3.53
2022 年 8 月	复查	12	22	20.1	36.4	3.95
2023 年 5 月	复查	13	18	30	52	5.65

注：丙氨酸氨基转移酶、天冬氨酸氨基转移酶、直接胆红素、肌酐、尿素氮参考值分别为 5～40 U/L、5～40 U/L、≤21.0 μmol/L、33～75 μmol/L、2.5～6.5 mmol/L。

三、病例分析

儿童及青少年 DTC 相较成人具有侵袭性强、淋巴结及肺转移的发生率高，但预后良好、死亡率低等特点。根据 AJCC 的第 8 版，年龄小于 55 岁的 DTC 仅划分为 Ⅰ 期（无远处转移）和 Ⅱ 期（存在远处转移），但在治疗过程中难以判断预后和进行指导临床。故临床上采用 2015 年美国甲状腺协会（american thyroid association, ATA）指南的复发风险分层制订治疗策略，见病例 14 表 5。

病例 14 表 5　2015 年 ATA 指南的复发风险分层制订治疗策略

复发风险分层	定义
低风险	病变局限于甲状腺（$T_1 \sim T_3$ 期）内，N_0/N_X 或 N_{1a} 期转移（淋巴结 ≤ 5 个且最大径 < 0.2 cm）
中风险	广泛的 N_{1a} 期转移（> 5 个淋巴结或最大径 ≥ 0.2 cm）或小范围的 N_{1b} 期转移（侧颈淋巴结 ≤ 10 个且最大径 < 3 cm）
高风险	广泛的 N_{1b} 期转移（侧颈淋巴结 > 10 个或最大径 ≥ 3 cm）或局部侵袭性病灶（T_4 期）伴或不伴远处转移

儿童及青少年 DTC 不推荐以清甲为目的的 131 碘治疗，清灶是治疗的主要目的。儿童及青少年 DTC 远处转移灶比成人转移率高，肺转移率约为 10%，骨转移率约为 1%，脑转移少见，大多数远处转移病灶通常表现出良好的 131 碘摄取，因此出现远处转移时推荐 131 碘治疗。

儿童及青少年 DTC131 碘治疗剂量，按照成人剂量进行年龄分层折算并根据体重或体表面积进行调整。5 岁患者的用量为成人用量的 1/3，10 岁患者的用量为成人用量的 1/2，15 岁患者的用量为成人用量的 5/6。此外，1.0 ～ 1.5 mCi/kg 的经验剂量法更为简单。为预防严重的肺纤维化发生，弥漫性肺转移者 131 碘治疗前，建议常规行 131 碘全身显像，依据 48 小时全身残留率计算 131 碘治疗剂量，确保 48 小时 131 碘全身残留量不超过 80 mCi，且治疗前应进行肺功能综合评估。

通常在 131 碘治疗后 6 ～ 12 个月需对血清和影像学评价进行疗效评估，见病例 14 表 6。

病例 14 表 6　血清和影像学疗效评估

疗效评估	血清学（生化）	影像学疗效 -RECIST
完全缓解	抑制性 Tg < 0.2 ng/mL 或 s-Tg < 1.0 ng/mL 且甲状腺球蛋白抗体阴性	阴性

续表

疗效评估	血清学（生化）	影像学疗效 -RECIST
部分缓解	$\Delta Tg\%^{a} \geqslant 25\%$	病灶直径总和减少至少30%
疾病稳定	$-25\% \leqslant \Delta Tg\% < 25\%$	病灶变化介于部分缓解与疾病进展之间
疾病进展	$\Delta Tg\% < -25\%$ 或甲状腺球蛋白抗体水平持续增高	病灶增大 20% 以上或出现新发病灶

注：[a] 对比治疗前后促甲状腺激素基线水平齐同条件下的 Tg 水平变化率。RECIST：实体瘤疗效评价标准。

在 ^{131} 碘治疗临床过程中出现病灶不摄碘或病灶虽摄碘，但 ^{131} 碘治疗反应差，疾病缓解不佳甚至出现进展，此种情况为 RAIR-DTC，基于以下情况之一可界定：①病灶不摄碘：病灶在 ^{131} 碘治疗后全身显像上表现为不设碘（如残留甲状腺太多，可清甲后再次评估）；②原本摄碘的转移灶在 ^{131} 碘治疗后逐渐丧失摄碘能力；③同一患者部分转移灶摄碘，而部分转移灶不摄碘，且生化无缓解；④病灶虽然保持摄碘能力但仍出现病情进展；⑤累积治疗剂量 > 22.2 GBq（600 mCi）但仍缓解不佳。当出现 RAIR-DTC，说明患者在目前的状态下从单一 ^{131} 碘治疗获益较少，或临床获益与承担风险失衡，应考虑综合治疗策略，如促甲状腺激素抑制治疗下密切随诊观察，当疾病出现进展，则可考虑其他局部治疗（如外照射等）、分子靶向药物等系统治疗，以及这些治疗与 ^{131} 碘治疗的联合应用。

目前靶向药物治疗得到越来越多的关注和应用，关于靶向药物疗效及安全性的循证医学的研究正逐渐延展到儿童及青少年人群，针对儿童患者的 SCOUT 研究及针对成人及青少年患者的 NAVIGATE 研究中，RAIR-DTC 相关靶向治疗药物的多纳非尼、阿帕替尼、安罗替尼和索凡替尼均为中国自主研发，为 RAIR-DTC 患者提供了更多的治疗选择。

DTC 术后低风险暂不行促甲状腺激素抑制治疗，中、高风险者均需进行促甲状腺激素抑制治疗。低、中及高风险控制目标分别为 0.5 ~ 1.0 mIU/L、0.1 ~ 0.5 mIU/L 及 < 0.1 mIU/L。鉴于儿童及青少年处于生长发育的特殊时期，需要格外关注促甲状腺激素抑制治疗对其生长发育的潜在影响。

本例患儿病程长，治疗从儿童到青少年，甲状腺全切除术后甲状腺球蛋白 94.6 ng/mL，提示转移病灶存在，彩超提示颈部结构异常淋巴结，肺部 CT 未见异常病灶存在。术后首次评估，$T_4N_{1b}M_0$ Ⅰ期，高危，符合 ^{131} 碘治疗指征。在首次

^{131} 碘治疗后发现肺部弥漫性碘摄取，明确肺转移，修正诊断：甲状腺乳头状癌伴颈部淋巴结转移术后（$T_4N_{1b}M_1$　Ⅱ期，高危）。在 ^{131} 碘治疗随访中，相似的促甲状腺激素水平下甲状腺球蛋白较高，肺部病灶均摄碘，但仍持续进展，考虑放射性碘难治性 DTC，终止 ^{131} 碘治疗。促甲状腺激素抑制治疗观察，抑制不达标，且甲状腺球蛋白水平高且上升。2022 年 7 月开始口服安罗替尼 10 mg/d（服 2 周停 1 周）至今，复查血清甲状腺球蛋白逐渐下降，最近一次（2023 年 8 月）甲状腺球蛋白 28.7 ng/mL、促甲状腺激素 1.28 mIU/L，甲状腺球蛋白水平较前明显下降。同时结合 CT 检查结果，肺部转移病灶明显变小、变少，病情控制好转。目前患者在甲状腺素抑制治疗的基础上，仍在服安罗替尼治疗观察。

四、诊疗经验

1. 儿童及青少年 DTC 细胞表达钠 / 碘转运体的数量比成人更多，摄碘功能更强，95% 肺内转移灶为粟粒状且具有摄 ^{131} 碘功能。因此，对于 CT 没出现结构性病灶的情况，^{131} 碘全身显像有助于功能性病灶的检出。

2. 该病例前 3 次的治疗血清学甲状腺球蛋白指标未看到获益，并在后续 ^{131} 碘治疗期间病情进展，临床获益有限，应考虑综合治疗策略，及时终止不必要的反复 ^{131} 碘治疗，以避免促甲状腺激素增高所致的病灶进展可能等。

3. 甲状腺全切除后甲状腺球蛋白水平异常高，为 94.6 ng/mL，首次 ^{131} 碘治疗目的应为清甲兼清灶治疗，而不单是"清甲"，给予 ^{131} 碘 50 mCi 的剂量似乎相对偏低。弥漫性肺转移多次治疗后可能出现肺纤维化，应在每次 ^{131} 碘前后监测肺功能变化情况。

4. 大剂量 ^{131} 碘治疗对儿童和青少年骨髓抑制作用较成人明显，且白细胞受影响较明显。该患者第 6 次治疗后中性粒细胞数一过性降低。因此，大剂量 ^{131} 碘治疗的过程中应该规律监测血常规，对于遗传效应的观察需要长时间随访。

5. 靶向药物虽然治疗效果明显，但相关不良反应非常普遍，不良反应的发生可能导致药物减量甚至停药。因此，在靶向治疗期间除了评估药物的有效性以外，必须密切监测并干预不良反应，及时调整药物用量，确保患者用药安全。

（病例提供者：周　影　肖　欢　海南医科大学第一附属医院）

参考文献

［1］中国临床肿瘤学会核医学专家委员会，中国临床肿瘤学会甲状腺癌专家委员会，中国医疗保健国际交流促进会甲状腺疾病专业委员会等．儿童及青少年分化型甲状腺癌核医学诊治中国专家共识（2022年版）［J］．中国癌症杂志，2022，32（05）：451-468．

［2］Francis GL，Waguespack SG，Bauer AJ，et al.Management guidelines for children with thyroid nodules and differentiated thyroid cancer[J].Thyroid，2015，25（7）：716-759．

［3］中华医学会核医学分会．^{131}I治疗分化型甲状腺癌指南（2014版）［J］．中华核医学与分子影像杂志，2014，34（4）：264-278．

［4］Albano D，Bertagna F，Panarotto MB，et al.Early and late adverse effects of radioiodine for pediatric differentiated thyroid cancer[J].Pediatr Blood Cancer，2017，64（11）：e26595．

［5］Benua RS，Cicale NR，Sonenberg M，et al.The relation of radioiodine dosimetry to results and complications in the treatment of metastatic thyroid cancer[J].Am J Roentgenol Radium Ther Nucl Med，1962，87：171-182．

病例 15　甲状腺乳头癌合并肾衰竭患者透析期间行 ^{131} 碘治疗

一、病历摘要

（一）基本信息

患者男性，48 岁。

主诉：甲状腺乳头状癌术后 16 天。

现病史：患者 16 天前（2023-07-08）因"甲状腺肿物"在我院普通外科诊断为"甲状腺癌"，行"双侧甲状腺全切及峡部切除术＋双侧颈部淋巴结清扫术＋甲状旁腺种植术"。术中见甲状腺双叶不大，质地硬，边界不清，形状欠规则。双侧颈部多发淋巴结肿大，部分相互融合成团，大者直径约 1.5 cm。术后病理：（甲状腺）左叶、右叶及峡部甲状腺乳头状癌，经典型，最大灶位于峡部，最大径 1.7 cm。淋巴结见癌转移（12/57）。患者手术伤口愈合好，无红肿、渗出、硬结节等，无声音嘶哑、饮水呛咳、手足抽搐。术后未服用左甲状腺素钠片，现为进一步行 ^{131} 碘治疗就诊我科，门诊拟"甲状腺乳头状癌术后"收住入院。

既往史：因右侧肾衰竭，于 2012-11-22 在外院行"右侧肾移植手术"，长期口服免疫抑制剂（环孢素）。发现高血压 13 年余，最高血压 220/160 mmHg，口服硝苯地平控释片（拜新同），血压控制良好。余无特殊。

个人史、家族史：无特殊。

（二）体格检查

生命体征平稳，颈前可见一长约 10 cm 术口，已拆线，切口无红肿，无渗液，无压痛，甲状腺未触及，颈部及锁骨上淋巴结未触及。右侧下腹髂窝上方可见一长约 15 cm 陈旧术痕，余心、肺、腹、脊柱和四肢体查无特殊。

（三）辅助检查

病理（病例 15 图 1）：①（甲状腺）左叶右叶、峡部甲状腺乳头状癌，经典型，最大灶位于峡部，最大径 1.7 cm；②（右上、左上甲状旁腺）甲状旁腺增生；③淋巴情况：（左Ⅱ、Ⅲ、Ⅳ区）淋巴结见癌转移（3/18）。（右Ⅲ区）淋巴结见癌转移（1/1）。（右Ⅲ、Ⅳ区）淋巴结见癌转移（1/15）。（右上纵隔）淋巴结见癌转移（1/2）。（左中央区）淋巴结见癌转移（6/8）。（右Ⅱ区）淋巴结未见癌（0/3）。（右Ⅵ区）淋巴结未见癌（0/10）。（右中央区淋巴结）为增生的甲状旁腺 1 枚，未见癌。

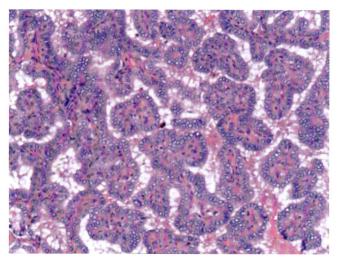

病例 15 图 1　病理

注：HE 染色，10 倍镜下。（甲状腺）左叶局部及右叶、峡部结节均见甲状腺滤泡上皮异型增生，排列呈乳头状，细胞核大、呈毛玻璃样，可见核沟及核内假包涵体；右叶及峡部异型细胞侵及甲状腺旁软组织。

实验室检查［2023-07-23（^{131}碘治疗前）］：

血常规：红细胞、白细胞、血小板计数及血红蛋白未见异常。

心肌酶＋肝功能：肌红蛋白 387.26 μg/L ↑（参考值 10 ～ 110.0 μg/L）、碱性磷酸酶 177 U/L（参考值 45 ～ 125 U/L）↑，余指标未见异常。

肾功能：肌酐 1460.3 μmol/L ↑（参考值 57 ～ 97 μmol/L）、尿素氮 36.77 mmol/L ↑（参考值 13.1 ～ 8.0 mmol/L）、尿酸 616 μmol/L ↑（参考值 208 ～ 428 μmol/L）、胱抑素 C 6.37 mg/L ↑（参考值 0.59 ～ 1.03 mg/L）。

电解质＋血糖：镁 1.12 mmol/L ↑（参考值 0.53 ～ 1.11 mmol/L）、钙 1.79 mmol/L ↓（参考值 2.02 ～ 2.60 mmol/L）、磷 2.26 mmol/L ↑（参考值 0.85 ～ 1.51 mmol/L），余指标未见异常。

甲状旁腺激素 94.7 pg/mL ↑（参考值 15.0 ～ 68.3 pg/mL）。

甲功七项：超敏促甲状腺素 87.479 mIU/L ↑（参考值 0.35 ～ 4.94 mIU/L）、游离甲状腺素 < 5.15 pmol/L ↓（参考值 9.01 ～ 19.05 pmol/L）、游离三碘甲状腺原氨酸 < 1.64 pmol/L ↓（参考值 2.43 ～ 6.01 pmol/L）、总甲状腺素 28.30 nmol/L ↓（参考值 62.68 ～ 150.84 nmol/L）。

甲状腺球蛋白 11.8 ng/mL（参考值 1.7 ～ 55.6 ng/mL）、甲状腺球蛋白抗体 1.63 U/mL（参考值 0 ～ 15 U/mL）、甲状腺结合球蛋白 16.5 μg/mL（参考值 14 ～ 31 μg/mL），降钙素、癌胚抗原未见异常。

凝血指标：纤维蛋白原定量 5.14 g/L ↑（参考值 1.80 ～ 3.50 g/L）、D- 二聚体定量 2.51 mg/L ↑（参考值 < 0.55 mg/L），凝血酶原时间、PT 国际标准化比值、活化部分凝血活酶时间、抗凝血酶活性未见异常。

骨代谢 2 项：骨钙素测定 57.40 ng/mL ↑（参考值 0.50 ～ 5.00 ng/mL）、25-羟基维生素 D 测定 19.8 ng/mL ↓（参考值 ≥ 20 ng/mL）。

影像学检查（¹³¹ 碘治疗前）：

胸部 CT：①左肺上叶舌段少许纤维灶；②主动脉及冠状动脉粥样硬化；③扫描范围：双肾萎缩。

骨密度测定：骨密度在同龄人范围内。

颈部彩超（病例 15 图 2）：甲状腺术后：右侧颈部 Ⅱ 区结构异常淋巴结（约 12 mm×6 mm），考虑继发病灶。

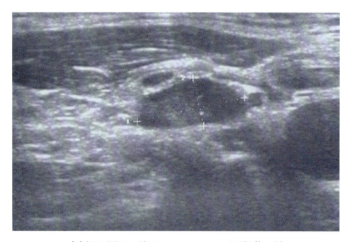

病例 15 图 2　约 12 mm×6 mm 异常淋巴结

甲状腺体内功能测定吸碘率：3 小时 4.32%、6 小时 3.22%、24 小时 2.67%。

甲状腺静态显像（病例 15 图 3）：甲状腺少量功能性残留。

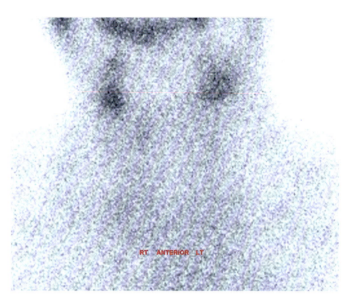

病例 15 图 3　甲状腺静态显像

　　唾液腺动态显像（病例 15 图 4）：左侧唾液腺摄取减低，排泌功能大致正常；右侧唾液腺摄取及排泌功能减低。

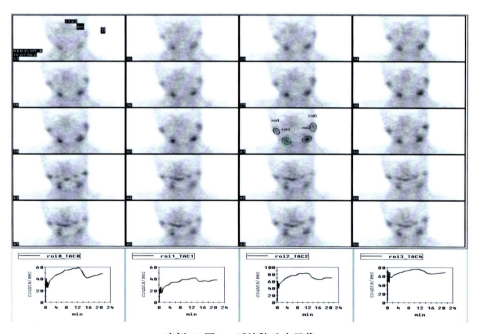

病例 15 图 4　唾液腺动态显像

　　全身骨显像（病例 15 图 5）：未见明确肿瘤骨转移征象。

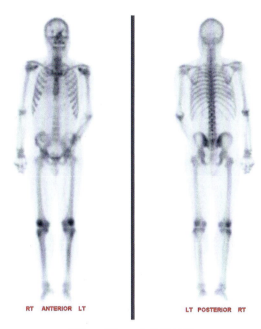

病例 15 图 5　全身骨显像

（四）诊断

1. 甲状腺乳头状癌伴颈淋巴结转移术后（$T_{1b}N_{1b}M_0$，Ⅰ期，中危）。

2. 慢性肾功能不全尿毒症期。

3. 右肾移植术后。

4. 手术后甲状腺功能减退。

5. 低钙血症。

6. 继发性甲状旁腺功能亢进。

7. 高血压 3 级（极高危）。

二、治疗经过

（一）治疗

1. ^{131} 碘治疗

（1）治疗前准备：忌碘饮食及消毒。

（2）接受辐射隔离教育，并掌握辐射剂量监测系统的使用方法。

（3）清甲＋清灶治疗：按照指南推荐伴有淋巴结转移大于 5 枚，肿瘤分期为（$T_{1b}N_{1b}M_0$ Ⅰ期），复发危险度分层为"中危"，制订 ^{131} 碘液 150 mCi 治疗剂量、一次性口服治疗、治疗后辐射隔离防护。

（4）治疗后 3 日全身显像（病例 15 图 6）：甲状腺少量功能性残留可能，不除外右颈部淋巴结转移；余部位未见明确功能性转移灶。

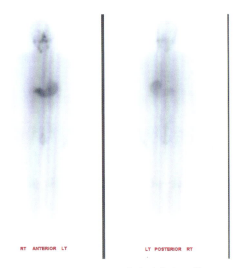

病例 15 图 6　150 mCi 治疗后全身显像

2．甲状腺素抑制治疗　^{131}碘治疗 48 小时后开始左甲状腺素钠 125 μg　1 次 / 日晨起顿服，促甲状腺激素抑制目标 0.1 ～ 0.5 mIU/L，1 个月后门诊复查根据促甲状腺激素水平调整左甲状腺素剂量。

3．血液透析

患者长期规律 1 周 3 次血液透析治疗。

在 ^{131}碘治疗前于肾脏病科接受血液透析治疗 2 次（2023-07-25、2023-07-26），在血液透析完毕 4 小时后口服 ^{131}碘治疗。

在 ^{131}碘治疗后第 3 天（2023-07-28）和第 5 天（2023-07-31）使用移动式透析机在核医学隔离防护病房进行 2 次血液透析治疗。

在核医学隔离防护病房血液透析期间，工作人员做好自身辐射防护，被动式和操作剂量计在胸部监测工作人员的辐射暴露水平，过滤后的透析液放置衰变箱 10 个半衰期后释放到公共污水处理系统。血液透析过程中使用的一次性材料被当作部门典型的放射性废物进行管理。

（5）患者辐射剂量检测合格，解除辐射隔离出院。

4．对症支持治疗

（1）纠正低钙：葡萄糖酸钙 2 g ＋ 10% 葡萄糖溶液 100 mL 静脉滴注，1 次 / 日。

（2）补充维生素 D：骨化三醇 0.25 μg 2 次 / 日。

（3）预防放射性炎症：131 碘治疗前 2 日到治疗后 5 日连续口服泼尼松 15 mg/d。

（4）预防放射性唾液腺炎：维生素 C 片 100 mg/ 片口含 4 次 / 日，5 日。

（5）预防胃肠道辐射损伤：雷贝拉唑钠肠溶片、聚乙二醇电解质散剂。

5. 伴随疾病处理

（1）肾移植术后：环孢素（300 mg/d）。

（2）高血压 3 级：硝苯地平控释片 30 mg/d。

6. 围 131 碘治疗期不良反应及处理　未出现明显不良反应，未出现放射性炎症征象。

（二）随访

1. 患者 131 碘后 41 天复查　患者 131 碘治疗 48 小时后开始口服左甲状腺素钠片 125 μg/d，未诉特殊不适。查体：血压 125/80 mmHg，颈部术口未见异常，颈部和锁骨上未见肿大淋巴结，心、肺、腹未见明显异常。促甲状腺激素 3.86 mIU/L，甲状腺球蛋白 15.4 ng/mL，促甲状腺激素控制不达标，甲状腺球蛋白水平未见下降（详见病例 15 表 1）。

处理：增加左甲状腺素钠片服用剂量，175 μg/d，继续观察。

2. 患者 131 碘后 97 天复查　患者有心悸不适，余无特殊。查体：血压 130/85 mmHg，颈部术口未见异常，颈部和锁骨上未见肿大淋巴结，心、肺、腹未见明显异常。游离甲状腺素 25.21 pmol/L ↑、游离三碘甲状腺原氨酸 7.45 pmol/L ↑（详见病例 15 表 1），药物性甲状腺功能亢进。

处理：减少左甲状腺素钠片用量，125 μg/d、次日 175 μg/d 交替循环服用后复诊，促甲状腺激素 0.006 mIU/L，甲状腺球蛋白 4.31 ng/mL（较前下降）。

病例 15 表 1　甲状腺激素变化

时间	治疗疗程	促甲状腺激素（mIU/L）	游离甲状腺素（pmol/L）	游离三碘甲状腺原氨酸（pmol/L）	甲状腺球蛋白（ng/mL）	甲状腺球蛋白抗体（U/mL）
2023-07-23	131 碘治疗前	87.479 ↑	＜ 5.15 ↓	＜ 1.64 ↓	11.8	1.63
2023-09-06	131 碘治疗后 41 天	3.86	13.95	3.81	15.4	/
2023-11-01	131 碘治疗后 97 天	0.006 ↓	25.21 ↑	7.45 ↑	/	/
2023-11-30	131 碘治疗后 4 个月	0.004 ↓	18.46	4.09	4.31	/

注：促甲状腺激素、游离甲状腺素、游离三碘甲状腺原氨酸、甲状腺球蛋白、甲状腺球蛋白抗体参考值分别为 0.35 ～ 4.94 mIU/L、9.01 ～ 19.05 pmol/L、2.43 ～ 6.01 pmol/L、1.7 ～ 55.6 ng/mL、0 ～ 15 U/mL。

3. 患者肾脏疾病末期，肾移植，血液透析，电解质紊乱，刺激性甲状旁腺激素高，出院后服用"Ostelin钙"（每片含量维生素 D_3 500 U、钙 600 mg）每天两次，一次 2 粒口服，在 ^{131} 碘治疗后 79 天复查：无手脚麻木、抽搐。查体：血压135/80 mmHg，血钙、血钾未见异常，25- 羟基维生素 D 提示正常，甲状旁腺激素较前下降（详见病例 15 表 2、病例 15 表 3）。

处理：继续服用 Ostelin 钙，并定期复查相关指标。

病例 15 表 2　甲状旁腺激素和 25- 羟基维生素 D 情况

时间	治疗疗程	甲状旁腺激素（pg/mL）	25- 羟基维生素 D（ng/mL）
2023-07-23	^{131} 碘治疗前	94.7 ↑	19.8 ↓
2023-10-11	^{131} 碘治疗后 79 天	69.3 ↑	32.10

注：甲状旁腺激素、25- 羟基维生素 D 参考值分别为 15.0 ～ 68.3 pg/mL、≥ 20 ng/mL。

病例 15 表 3　电解质情况

时间	治疗疗程	镁（mmol/L）	钙（mmol/L）	磷（mmol/L）	钾（mmol/L）	钠（mmol/L）
2023-07-23	^{131} 碘治疗时	1.21	1.79 ↓	2.26 ↑	4.07	138.2
2023-10-11	^{131} 碘治疗后 79 天	1.24 ↑	2.36	2.47 ↑	4.48	144

注：镁、钙、磷、钾、钠参考值分别为 0.53 ～ 1.11 mmol/L、2.02 ～ 2.60 mmol/L、0.85 ～ 1.51 mmol/L、3.5 ～ 5.3 mmol/L、137 ～ 147 mmol/L。

4. 血细胞变化见病例 15 表 4，^{131} 碘治疗 1 个月余后开始红细胞和血红蛋白持续下降。处理：行营养性贫血指标检查未发现指标异常，考虑肾衰竭及血液透析所致肾性贫血，予增强营养，营养支持及就诊血液内科专科治疗。

2023-10-11 营养性贫血检测：血清铁、总铁结合力、转铁蛋白、转铁蛋白饱和度、维生素 B_{12}、铁蛋白、血清叶酸测定均未见异常。

病例 15 表 4　血细胞变化

时间	治疗疗程	红细胞（×10^{12}/L）	白细胞（×10^9/L）	血小板（×10^9/L）	血红蛋白（g/L）
2023-07-03	甲状腺手术时	4.48	6.75	255	129
2023-07-23	^{131} 碘治疗时	4.16	8.43	264	120
2023-09-06	^{131} 碘治疗后 41 天	3.81 ↓	2.7 ↓	159	110 ↓
2023-09-21	^{131} 碘治疗后 56 天	3.30 ↓	4.33	162	98 ↓
2023-10-10	^{131} 碘治疗后 75 天	3.2 ↓	4.67	143	97 ↓

注:红细胞、白细胞、血小板、血红蛋白参考值分别为（4.0～5.5）×10^{12}/L、（4～10）×10^{9}/L、（100～300）×10^{9}/L、120～160 g/L。

5. 肾功能变化见病例 15 表 5，肾衰竭长期规律 1 周 3 次血液透析维持治疗，肾功能指标较前改善。

病例 15 表 5　肾功能变化

时间	治疗疗程	肌酐（μmol/L）	尿素氮（mmol/L）	尿酸（μmol/L）	胱抑素 C（mg/L）
2023-07-23	[131] 碘治疗时	1460.3 ↑	36.77 ↑	616 ↑	6.37 ↑
2023-10-10	[131] 碘治疗后 75 天	458.1 ↑	10.9 ↑	155 ↓	10.51 ↑

注：肌酐、尿素氮、尿酸、胱抑素 C 参考值分别为 57～97 μmol/L、13.1～8.0 mmol/L、208～428 μmol/L、0.59～1.03 mg/L。

三、病例分析

DTC 起源于甲状腺滤泡上皮细胞，主要包括 PTC 和 FTC。DTC 细胞保留了甲状腺滤泡上皮细胞的特性如钠 / 碘转运体的表达和摄碘、合成甲状腺球蛋白、依赖促甲状腺激素生长等，这些生物学特点为 [131] 碘在 DTC 的诊治奠定了坚实的基础。[131] 碘治疗已成为 DTC 处置的重要手段之一，成为手术的必要和有益补充。

DTC 治疗首选甲状腺部分或全切除术，并尽可能进行淋巴结清扫，在甲状腺切除后推荐 [131] 碘治疗，以破坏甲状腺实质内的残留物，便于后续治疗和治疗可能的局部区域或远处的肿瘤病灶（转移）。同时在 [131] 碘治疗后通过核素显像能扩展评估调整治疗策略，促进生物监测和超声成像，并改善这些患者的总生存期和无进展生存期。

[131] 碘治疗细分为清甲、辅助和清灶治疗。清甲可提升血清甲状腺球蛋白监测疾病的可靠性，为 DTC 的疗效归类和动态危险度分层奠定了基础；辅助治疗可降低当前影像学检查尚未检出的亚临床疾病患者的复发风险，协助明确高甲状腺球蛋白血症的原因，提升患者无进展生存和疾病特异性生存；清灶治疗可改善具有摄碘功能残留 / 复发 / 转移性 DTC 病灶患者的无进展生存、疾病特异性生存和总生存。

DTC 术后均需行复发危险度评估，对于复发风险低危患者不推荐 [131] 碘治疗，在随访过程中发现疾病存在，可考虑 [131] 碘治疗。如为了方便随访监测甲状腺球蛋白及发现隐匿的转移灶，及时进行临床再分期，指导后续的治疗决策也可考虑行 [131] 碘清甲治疗。对于复发风险高危的患者强烈推荐 [131] 碘治疗，能明确改善该类患者的预后。对复发风险中危的患者是否行 [131] 碘，需评估年龄、肿瘤大小、淋巴结转移数目、直径及结外侵犯，以及组织病理类型、脉管侵犯。本病例患者术后病理左叶、右叶及峡部乳头状癌，淋巴结见癌转移（12/57），患者目前分期为 $pT_{1b}N_{1b}M_0$，Ⅰ期，中危，符合 ^{131} 碘治疗指征。甲状腺全切术后甲状腺球蛋白 11.8 ng/mL，且颈部彩超见右侧颈部Ⅱ区结构异常淋巴结，因此本病例患者需清甲兼清灶治疗。根据《^{131} I 治疗分化型甲状腺癌指南（2021）》治疗剂量的决策，清甲剂量常规推荐给予 30 ～ 100 mCi，对颈部淋巴结转移的清灶推荐给予 100 ～ 150 mCi，对于肺转移病灶的治疗剂量 150 ～ 200 mCi。结合本例患者术后病理、甲状腺球蛋白、颈部彩超，需行清甲兼清灶治疗，给予 150 mCi 治疗。

多数慢性肾脏疾病最终发展为终末期肾脏疾病，血液透析是维持终末期肾病患者生命的主要治疗方法，降低患者死亡风险。目前血液透析技术成熟，使终末期肾病患者的存活率和生活质量得以显著提高，15 年和 20 年生存率达 51%。关于慢性肾衰竭患者的癌症发病率，甲状腺癌患病率相对高于肾脏健康的患者，即使行 DTC 术后，复发的风险概率也较高。因此，关于此类肾衰竭伴分化型甲状腺癌的患者，要求在行甲状腺全切除术后，尽可能行 ^{131} 碘治疗，以降低甲状腺癌复发风险，提升终末期肾病患者的存活率和生活质量。由于碘主要利用肾脏清除率，口服 ^{131} 碘后只有约 20% 的血碘被甲状腺组织吸收，其余的大部分通过尿液被清除（高达 75%）。在终末期肾脏疾病患者中，尿液的自发排泄非常有限或完全缺失，同位素的生物居留期较长，这些患者 ^{131} 碘的有效半衰期比肾功能正常的患者高 4 倍以上，导致患者（及其近亲属和受照射的照顾者）受到的照射增加。因此在这些患者中，需要实用的透析设施（在辐射防护单位或血液透析科），使用 ^{131} 碘治疗的同时进行肾外净化，并对 ^{131} 碘治疗后最初几次透析过程中产生的放射性排出物采取适当的管理策略。本病例患者"慢性肾功能不全尿毒症期、右肾移植术后"，需每周 3 次血液透析治疗。在 ^{131} 碘治疗前后做好相应辐射防护措施后继续维持血液透析治疗，经治疗后患者未出现不良反应，辐射剂量检测合格。

^{131} 碘治疗后口服甲状腺激素行促甲状腺激素抑制治疗，低、中及高风险促甲状腺激素控制目标分别为 0.5 ～ 1 mIU/L、0.1 ～ 0.5 mIU/L 及 < 0.1 mIU/L。^{131} 碘治疗后 1 ～ 3 个月应常规随诊，监测甲状腺功能、甲状腺球蛋白、甲状腺球蛋白抗体、肝肾功能、血常规及其他生化指标，调整甲状腺激素剂量，以控制促甲状腺激素至合理的抑制水平；及时了解 ^{131} 碘治疗后甲状腺球蛋白 / 甲状腺球蛋白抗体的变化及有无治疗后不良反应。必要时加做颈部超声以监测残留甲状腺组织或可疑转移淋巴结经 ^{131} 碘治疗后的变化。在治疗后 6 ～ 12 个月应行疗效评估，包括血清学指标及含 ^{131} 碘全身显像在内的影像学检查。在监测疗效的同时，还监测了可能的毒性，

特别是血液学毒性。

本例患者完成 [131] 碘治疗后行左甲状腺素钠片替代和抑制治疗，促甲状腺激素目标值 0.1～0.5 mIU/L。在治疗后 1 个月余复查，促甲状腺激素 3.86 mIU/L，抑制不达标，调整甲状腺激素剂量。在治疗后 3 个月余复查，促甲状腺激素 0.006 mIU/L，游离三碘甲状腺原氨酸和游离甲状腺素水平均超出正常范围，抑制过度，调整甲状腺激素剂量。同时甲状腺球蛋白指标水平下降不达标，治疗前 11 ng/mL，治疗后 1 个月余 15 ng/mL，治疗后 4 个月 4.3 ng/mL，提示残余甲状腺组织或病灶存在。关于血液方面，在治疗 1 个月后开始出现红细胞和血红蛋白下降，考虑 [131] 碘治疗后引起血液学毒性所致。患者颈部结构异常淋巴结未复查，后续加强与患者的沟通联系，规范患者的随访管理，进行良好的医患互动，督促患者按时复测相关指标，做好疗效的评估，以便更好地决定后续治疗方案。

四、诊疗经验

1. DTC 术后选择行 [131] 碘治疗，是中、高危甲状腺癌患者术后标准化治疗之一。

2. 目前关于 [131] 碘用于终末期肾病血液透析患者的甲状腺癌治疗在国内外尚无正式的建议，因此患者的治疗管理可能存在问题。

3. 本病例清甲兼清灶予 150 mCi 治疗，对于肾衰竭行 [131] 碘治疗的患者，应进行个体患者剂量测量 / 计算提出剂量建议。在随访中发现红细胞和血红蛋白出现异常，150 mCi 治疗剂量可能对造血骨髓造成超过限制剂量的风险，引起血液学毒性。

4. 患者治疗后促甲状腺激素抑制不合理，随访管理不规范，未能完善相关的指标评估病情及疗效。

5. 肾脏终末期血液透析治疗，甲状旁腺激素继发性升高，电解质紊乱，需积极口服钙和维生素 D 治疗。

（病例提供者：周　影　肖　欢　海南医科大学第一附属医院）

参考文献

[1]Canaud B, Koehler K, Bowry S, et al.What is the optimal target convective volume in on-kine hemodiafiltration therapy？[J].Contrib Nephrol, 2017, 189：9-16.

[2]谢红浪，季大玺，徐斌，等 .1254 例维持性血液透析患者长期生存分析 [J]. 肾脏病与透析肾移植杂志，2005，（02）：136-141.

[3]Maisonneuve P，Agodoa L，Gellert R，et al.Cancer in patients on dialysis for end-stage renal disease：an international collaborative study[J].Lancet，1999，354（9173）：93-99.

[4]Stengel B.Chronic kidney disease and cancer：a troubling connection[J].J Nephrol.2010;23（3）：253-262.

[5]Sinsakul M，Ali A.Radioactive [131] I use in end-stage renal disease：nightmare or nuisance？[J].Semin Dial，2004，17（1）：53-56.

病例16　分化型甲状腺癌 ¹³¹ 碘全身显像卵巢畸胎瘤显影

一、病历摘要

（一）基本信息

患者女性，34 岁。

主诉：分化型甲状腺癌术后 1 年半。

现病史：患者因发现"右侧甲状腺结节 1 个月"于 2014-10-06 在我院行腔镜甲状腺右叶全切＋左叶近全切＋峡部锥状叶切除＋双侧喉返神经探查术＋右侧颈部中央区淋巴结清扫，术后病理提示：右叶、锥状叶甲状腺乳头状癌（约 3 cm×3 cm×1.3 cm）伴颈部淋巴结转移（1/5）。术后常规服用优甲乐 125 μg，1 次 / 日。患者停用优甲乐 3 周，2016-03-24 返院行 ¹³¹ 碘治疗。

既往史、个人史、家族史：无特殊。

（二）体格检查

无特殊。

（三）辅助检查

实验室检查：促甲状腺激素 18.76 mIU/L（参考值 0.55 ～ 4.78 mIU/L），甲状腺球蛋白 0.251 ng/mL（参考值 0.73 ～ 84 ng/mL）。

影像学检查：

彩超：提示左侧颈部Ⅲ区淋巴结肿大。

CT 检查：提示颈部、锁骨上多发小淋巴结，最大者位于左侧，大小约 1.1 cm×0.9 cm。

口服 ¹³¹ 碘 74 MBq 24 小时后行诊断性 ¹³¹ 碘全身显像：颈部见异常放射性浓聚灶；膀胱上方 2.5 cm 见异常放射性浓聚灶（病例 16 图 1）。全身骨显像未见异常活动性骨质病变，膀胱上方见一弧形压迫切迹（病例 16 图 2）。

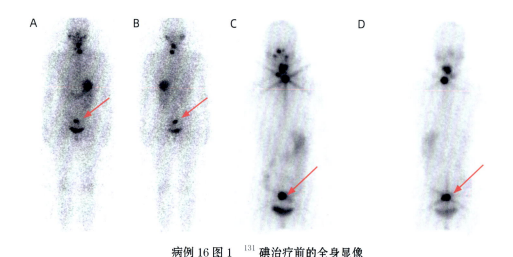

病例 16 图 1 ¹³¹碘治疗前的全身显像

注：A、C 为前位，B、D 为后位；颈部可见多个异常放射性浓聚区，膀胱上方可见异常放射性浓聚灶（红箭头），约 1.2 cm×1.3 cm。

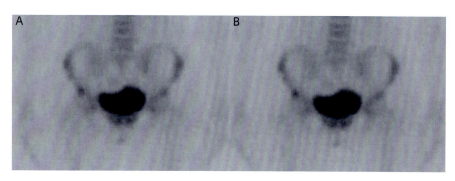

病例 16 图 2 全身骨显像

注：A 为前位，B 为后位；膀胱右上方可见一弧形压迫切迹。

其他检查：无异常。

（四）诊断

甲状腺乳头状癌术后（$T_{3b}N_{1a}M_0$，Ⅰ期，中危）。

二、治疗经过

（一）治疗

根据术前检查结果及患者病史，于 2016-03-24 给予患者 ¹³¹碘 150 mCi 口服治疗，3 天后再次行治疗剂量 ¹³¹碘全身显像（病例 16 图 1），对比诊断性 ¹³¹碘全身显像，盆腔相同位置见异常放射性浓聚灶，大小约 1.2 cm×1.3 cm。2 周后门诊复查盆腔 MRI（病例 16 图 3）提示：盆腔偏右侧见一类圆形异常肿块影，与右侧附件分界不清，呈混杂信号，可见脂肪及钙化成分，并可见完整包膜，大小约 6.5 cm×7.3 cm×6.2 cm，增强扫描包膜明显强化。于 2016-04-08 行腹腔镜右侧卵巢畸胎瘤剔除＋盆腔粘连松解术（病例 16 图 4），术后病理（病例 16 图 5）提示：右侧卵巢成熟型囊性畸胎瘤。

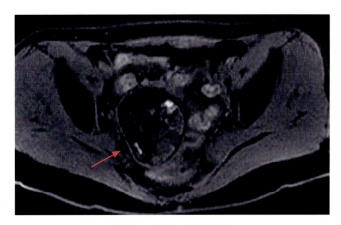

病例 16 图 3　盆腔 MRI

注：盆腔偏右侧可见一类圆形异常肿块影（红箭头），大小约 6.5 cm×7.3 cm×6.2 cm，肿块呈混杂信号，其内可见脂肪及钙化成分，肿块与右侧附件分界不清，肿块可见完整包膜。增强扫描肿块包膜明显强化。

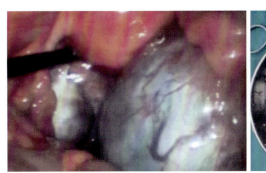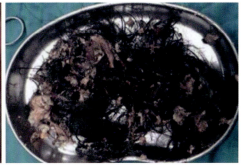

病例 16 图 4　术中肿瘤图像

注：肿瘤具有灰白色囊壁样组织，其内可见大量毛发和皮脂样物。

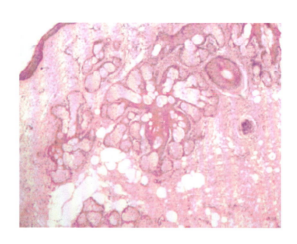

病例 16 图 5　术后病理切片显微像

注:低倍镜下（40×）HE 染色,可见来自外胚层的成熟性组织如角化鳞状上皮、皮脂腺、汗腺、毛囊等,符合成熟型囊性畸胎瘤。

（二）随访

本患者后期未随访。

三、病例分析

甲状腺乳头状癌属于 DTC,是能用放射性核素 [131] 碘治疗并有显著疗效的肿瘤。目前,国际上公认的 DTC 治疗方案为手术联合放射性 [131] 碘治疗＋甲状腺素抑制。[131] 碘全身显像有助于 DTC 的临床分期,为制订后续治疗计划提供重要的诊断依据。[131] 碘全身显像的异常放射性浓聚可提示体内存在有残余甲状腺组织或甲状腺癌转移灶,但是需要与表现为阳性摄取的非甲状腺肿瘤相鉴别。据报道,盆腔区域表现为假阳性显像的肿瘤包括有卵巢甲状腺肿、畸胎瘤、子宫肌瘤、卵巢囊腺瘤等。YOON 等曾报道一例卵巢畸胎瘤摄取 [131] 碘的病例,国内尚未见相关报道。

此例卵巢畸胎瘤病灶在 [131] 碘全身显像中偶然发现,其放射性浓聚范围约 1.2 cm×1.3 cm,在 MRI 中显像约 6.5 cm×7.3 cm×6.2 cm,其影像表现与畸胎瘤组织成分相关,本例卵巢畸胎瘤在 MRI 及术后病理证实了其内含大量毛发、钙质及皮脂样物等,无 [131] 碘摄取组织成分,病灶内仅部分组织成分摄取 [131] 碘,故其 [131] 碘浓聚范围明显小于病灶总体范围。成熟型囊性畸胎瘤约占卵巢肿瘤的 20%,其中约 15% 含有甲状腺组织。此例卵巢畸胎瘤病理检查未发现甲状腺组织,其摄取 [131] 碘的机制尚未明确,可能的机制如下:①卵巢畸胎瘤内含有甲状腺组织,或能表达功能性 NIS 的非甲状腺组织;②本例卵巢畸胎瘤较大,[131] 碘的蓄积可能与肿瘤压迫周围组织引起的炎症反应有关;③与肿瘤上皮内层可渗透性被动型扩散有关。

四、诊疗经验

分化型甲状腺癌盆腔骨外组织转移较少见，当出现盆腔异常 [131] 碘浓聚时，要警惕上述非甲状腺肿瘤特异性摄取的可能。尤其女性患者，盆腔结构复杂，应予 SPECT-CT（单光子发射计算机断层成像术）扫描以明确病灶定位，并结合患者病史、体征、血清甲状腺球蛋白水平及其他影像学检查（CT、MRI 等）等综合分析，避免漏诊或误诊为甲状腺癌转移灶，延误患者的治疗。

（病例提供者：谭志强　弓　健　徐　浩　暨南大学附属第一医院）

参考文献

[1]Oh JR, Ahn BC.False-positive uptake on radioiodine whole-body scintigraphy：physiologic and pathologic variants unrelated to thyroid cancer[J].Am J Nucl Med Mol Imaging, 2012, 2 (3)：362-385.

[2]Yoon S, Soo HI.Ovarian teratoma mimicking metastasis on I-131 scan：a case report[J].Nucl Med Mol Imaging, 2013, 47 (1)：52-54.

[3]Makani S, Kim W, Gaba AR.Struma ovarii with a focus of papillary thyroid cancer：a case report and review of the literature[J].Gynecol Oncol, 2004, 94 (3)：835-839.

[4]Mishra A, Pal L, Mishra SK.Distribution of Na+/I-symporter in thyroid cancers in an iodine-deficient population：an immunohistochemical study[J].World J Surg, 2007, 31 (9)：1737-1742.

[5]Chudgar AV, Shah JC.Pictorial review of false-positive results on radioiodine scintigrams of patients with differentiated thyroid cancer[J].Radiographics, 2017, 37 (1)：298-315.

病例 17　卵巢畸胎瘤甲状腺成分恶变（滤泡癌）并腹、盆腔多发转移 131 碘清灶治疗

一、病历摘要

（一）基本信息

患者女性，46 岁。

主诉：卵巢畸胎瘤甲状腺成分恶变术后 9 年余，甲状腺术后 1 个月余。

现病史：患者因"盆腔包块"于 2013-03-06 腹腔镜下行"左侧附件切除＋盆腔粘连松解术"。术后病理提示："符合囊性畸胎瘤，考虑伴胎儿甲状腺成分"。此后未随诊。2021-06-04 再次因"盆腔肿物"住院，查腹盆腔 CT 平扫并增强提示："腹盆腔多发富血供结节及肿块影，以盆腔为主，部分与双侧附件及子宫颈部分界不清，转移瘤可能大，需与异位甲状腺组织 / 卵巢甲状腺肿等鉴别"。于 2021-06-17 查 PET/CT 提示："①双附件及腹、盆腔多发大小不等结节、肿块，部分融合，糖代谢不均匀增高，以盆腔为著，考虑恶性肿瘤并腹盆腔多发转移可能性大；②子宫体增大，糖代谢未见增高，不除外子宫肌瘤"。于 2021-06-23 行"腹式大网膜切除＋右侧附件切除＋盆腔粘连松解术"。术后病理提示："（右侧附件）组织改变符合转移性甲状腺滤泡癌，考虑来自原手术标本卵巢畸胎瘤中甲状腺成分恶变；（部分大网膜）见多个结节，组织改变符合转移性甲状腺滤泡癌，考虑来自原手术标本卵巢畸胎瘤中甲状腺成分恶变"；会诊 2013 年第 1 次手术后病理提示："（左侧附件）考虑为恶性卵巢甲状腺肿（滤泡癌）"。术后予以 2 个疗程化疗（EP 方案），效果欠佳。于 2021 年 8 月复查腹部 CT 平扫并增强示："①左侧附件区及腹、盆腔多发病灶，范围大致同前，累及膀胱、子宫及部分肠管；②肝 S6 段包膜下 2 结节影，考虑转移瘤"。于 2021-08-16 再次行"剖腹探查＋全子宫切除＋大网膜切除＋盆腔粘连松解＋回肠及部分横结肠切除＋病灶切除术"。术后病理提示："①（子宫）镜下子宫浆膜面及子宫肌层可见几个肿瘤结节，符合甲状腺滤泡子宫壁转移；②（左侧盆腔肿瘤、肝包膜下、膀胱表面肿物、左输尿管表面肿物）转移性甲状腺滤泡癌；③（乙状结肠）结肠浆膜面及外膜层多个肿瘤结节，为甲状腺滤泡癌肠转移；查及肠旁癌结节 7 枚；④（回盲部）肠组织未见癌，查及肠旁癌结节 17 枚；⑤（大网膜）查及网膜癌结节 14 枚"。术后出现腹泻，7 ～ 10 次 / 日，无伴发热、腹痛、腹胀，无黏液脓血便等不适。2022-09-26 复查 PET/CT 提示："①卵巢畸胎瘤甲状腺成分恶变（滤泡癌）并转移术后复查，术区未见肿瘤复发征象；②盆腔小肠（回肠）多发结节状代谢增高灶，考虑为转移；腹盆腔肠系膜增厚伴多发结节，糖代谢增高，考虑腹膜

转移"。为行 [131] 碘治疗，于 2022-10-20 行"双侧甲状腺全切除术"，术后病理提示："（甲状腺右叶）符合结节性甲状腺肿；（甲状腺左叶）结节性甲状腺肿伴胶原及骨化"。

既往史、个人史：无特殊。

家族史：无类似病史。

（二）体格检查

颈前及腹部正中分别见长约 10 cm 及 20 cm 手术瘢痕，愈合尚可，颈部各区未及淋巴结。腹软，无压痛、反跳痛，无液波震颤，未触及腹部包块。肝、脾、肋下未及，移动性浊音阴性，肠鸣音正常，未闻及腹部血管杂音。

（三）辅助检查

实验室检查：

2022-11-28 查甲状腺球蛋白＋甲状腺功能＋甲状腺抗体：甲状腺球蛋白 810.0 ng/mL（参考值 3.5 ～ 77 ng/mL），游离三碘甲状腺原氨酸 3.810 pmol/L（参考值 3.10 ～ 6.80 pmol/L），游离甲状腺素 12.230 pmol/L（参考值 12.0 ～ 22.0 pmol/L），促甲状腺激素 12.550 mIU/L（参考值 0.27 ～ 4.20 mIU/L）（已停左甲状腺素片 4 周），抗甲状腺球蛋白抗体 14.220 U/mL（参考值 0 ～ 115.0 U/mL）。糖类抗原 125、糖类抗原 15-3、癌胚抗原、糖类抗原 19-9、糖类抗原 72-4、血常规、肝肾功能、电解质等未见明显异常。

影像学检查：

2022-11-28 甲状腺彩超提示："甲状腺全切除术后，颈前甲状腺区未见明显异常；双侧颈部未见明显肿大淋巴结"。2022-11-28 腹腔＋盆腔 CT 提示："①卵巢畸胎瘤内甲状腺成分恶变＋腹盆腔多发转移瘤切除术后，对比外院 2022-09-26 PET/CT：子宫及双侧附件术后缺如，术区未见明确复发或残留征象；腹盆腔小肠系膜及腹膜、肝门区多发小结节，较前变化不大，考虑转移瘤，建议定期复查；②胆囊腔内少许泥沙样结石；③腰 4/5 椎小关节炎；④右肺下叶小结节，建议随访"（病例 17 图 1）。

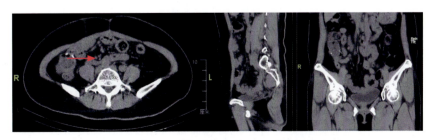

病例 17 图 1　第 1 次 [131] 碘治疗前 CT（病灶如箭头所示）

（四）诊断

1. 卵巢畸胎瘤甲状腺成分恶变（滤泡癌）并腹、盆腔多发转移。
2. 甲状腺术后。
3. 胃肠功能紊乱。

二、治疗经过

（一）治疗

1. ^{131}碘清灶治疗　患者卵巢畸胎瘤甲状腺成分恶变（滤泡癌）并腹、盆腔多发转移，复发危险度分层为高危，于 2022-11-29 予以口服 ^{131}碘（230 mCi）清灶治疗。2 天后治疗剂量 ^{131}碘全身显像及腹盆腔部 SPECT/CT 断层显像提示："①卵巢畸胎瘤甲状腺成分恶变（滤泡癌）术后，腹盆腔多发 ^{131}碘摄取灶，考虑转移瘤；②颈部 ^{131}碘摄取灶，考虑少量甲状腺残留"（病例 17 图 2）。

第 1 次 ^{131}碘清灶治疗后半年余，停左甲状腺素片及低碘饮食 3 周后再次进行临床评估，查甲状腺球蛋白 0.188 ng/mL，促甲状腺激素 61.670 mIU/L，抗甲状腺球蛋白抗体 18.760 U/mL。盆腔 CT 提示："腹盆腔小肠系膜及腹膜多发小结节，考虑转移瘤，较前（2022-11-28 CT）减少，部分缩小"（病例 17 图 3）。复发危险度分层为高危，于 2023-06-28 予口服 ^{131}碘（200 mCi）治疗。2 天后治疗剂量 ^{131}碘全身显像及腹盆腔部 SPECT/CT 断层显像提示："①^{131}碘全身显像（Rx-WBS）未见明显异常；②考虑腹盆腔肠系膜及腹膜多发转移瘤（未见摄碘），建议定期复查"（病例 17 图 4）。

2. TSH 抑制治疗　^{131}碘治疗后 48 小时加用左甲状腺素片。^{131}碘治疗期间根据甲状腺功能检测结果调整用药。

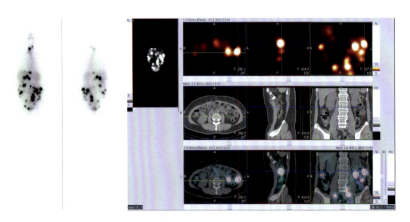

病例 17 图 2　第 1 次治疗剂量 ^{131}碘全身显像及腹盆腔部 SPECT/CT 断层显像

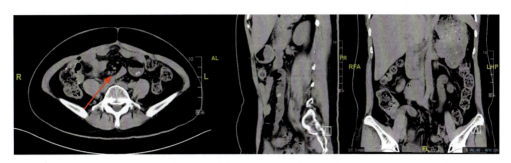

病例 17 图 3　第 1 次 ^{131} 碘治疗后复查 CT 片（部分病灶较前缩小，如箭头所示）

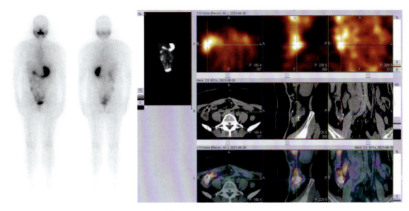

病例 17 图 4　第 2 次治疗剂量 ^{131} 碘全身显像及腹盆腔部 SPECT/CT 断层显像

（二）随访

2023-02-10 查甲状腺球蛋白＋甲状腺功能＋抗甲状腺球蛋白抗体：甲状腺球蛋白 0.139 ng/mL，游离三碘甲状腺原氨酸 6.760 pmol/L，游离甲状腺素 30.540 pmol/L，促甲状腺激素 0.014 mIU/L，抗甲状腺球蛋白抗体 17.720 U/mL。2023-05-19 甲状腺球蛋白＋甲状腺功能＋抗甲状腺球蛋白抗体：甲状腺球蛋白 0.129 ng/mL，游离三碘甲状腺原氨酸 6.260 pmol/L，游离甲状腺素 31.250 pmol/L，促甲状腺激素 0.005 mIU/L，抗甲状腺球蛋白抗体 13.470 U/mL。2023-06-19 腹部 CT 提示："对比（2022-11-28）：腹盆腔小肠系膜及腹膜、肝门区多发小结节，考虑转移瘤，部分较前缩小；回盲部及直肠区肠管术后改变；獭尾肝；胆囊多发结石，较前增多"。2023-10-09 查甲状腺球蛋白 0.047 ng/mL，游离三碘甲状腺原氨酸 5.910 pmol/L，游离甲状腺素 31.400 pmol/L，促甲状腺激素 0.007 mIU/L，抗甲状腺球蛋白抗体 18.050 U/mL（病例 17 表 1）。2023-10-09 查腹部 CT 提示："①对比（2023-06-19）：腹盆腔小肠系膜及腹膜、肝门区、腹主动脉及双侧髂血管周围多发软组织密度小结节，考虑转移瘤，部分较前缩小，建议 PET/CT 检查；②回盲部及直肠区肠管术后改变，术区未见复发征象；③脂肪肝；獭尾肝；④胆囊多发结石，较前相仿"（病例17图5）。

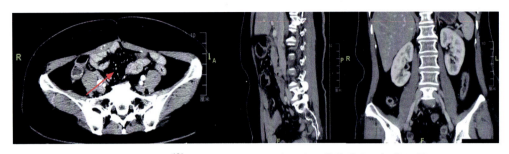

病例 17 图 5　第 2 次 ^{131} 碘治疗后复查 CT 片（病灶较前缩小，如箭头所示）

病例 17 表 1　停药及复查生化指标

时间	促甲状腺激素（mIU/L）	甲状腺球蛋白（ng/mL）	抗甲状腺球蛋白抗体（U/mL）
2022-11-28（停左甲状腺片 4 周）	12.550	810.0	14.220
2023-02-10	0.014	0.139	17.720
2023-05-19	0.005	0.129	13.470
2023-06-26（停左甲状腺片 3 周）	61.670	0.188	18.760
2023-10-09	0.007	0.047	18.050

三、病例分析

卵巢甲状腺肿（struma ovarii，SO）是一种少见的卵巢单胚层畸胎瘤，占所有卵巢肿瘤的 0.5% ～ 1%，占卵巢畸胎瘤的 5%。大部分为良性肿瘤，恶性少见。恶性卵巢甲状腺肿（malignant struma ovarii，MSO）是指组织学诊断标准符合甲状腺癌或生物学行为上有远处侵袭转移表现的卵巢甲状腺肿。MSO 多好发于 40 ～ 50 岁，早期临床症状无特异性，大多以盆腔包块就诊。15% ～ 20% 的患者合并腹腔积液或胸腔积液，患者因腹腔积液和包块引起下腹胀痛、腹围增加就诊，这类症状类似于晚期卵巢癌，但腹腔积液中很少发现肿瘤细胞。绝大多数 MSO 为单侧，左侧多于右侧，7% 为双侧；约 9% 的 MSO 患者同时伴有原发甲状腺癌；5% ～ 8% 合并甲状腺功能亢进。MSO 无特异性肿瘤标志物，糖类抗原 125 多在正常范围内，仅 35% 的患者合并糖类抗原 125 升高。MSO 常见的转移途径为淋巴道转移、种植转移、血行转移，可通过淋巴系统转移至盆腔或腹主动脉旁淋巴结；可直接种植于对侧卵巢、大网膜；可通过血行转移至骨、脑、肺和肝脏。MSO 的病理类型有：乳头状癌（包括滤泡亚型）、滤泡状癌、岛状癌和未分化癌，绝大多数为乳头状癌、滤泡癌。MSO 主要与卵巢甲状腺肿性类癌、性索间质肿瘤、卵巢转移性甲状腺癌相鉴别。本病例患者发病年龄 36 岁，以盆腔包块发病，为左侧附件包块，无伴腹胀痛，CT 及 PET/CT 见盆腹腔多发转移瘤，术后病理为恶性卵巢甲状腺肿（滤泡癌），支持诊断为卵巢畸胎瘤甲状腺成分恶变（滤泡癌）并腹、盆腔多发转移。

MSO 发病率低，现阶段尚无统一的治疗方案，目前以手术治疗为主，有生育要求的患者，若肿瘤未破裂，可行患侧附件切除。对于无生育要求妇女或肿瘤卵巢外浸润患者，应行全面分期手术，术后行辅助治疗。辅助治疗包括甲状腺切除＋ [131] 碘治疗、放疗及化疗。该患者复发术后予以 2 个疗程化疗，疗效不确切。由于 MSO 恶性程度低，对化疗敏感性差，化疗对 MSO 的作用还需进一步临床观察。据文献报道，高剂量 [131] 碘辅助治疗转移性恶性甲状腺肿瘤具有良好的疗效。本病例中，复发再次术后予以 [131] 碘治疗，半年后复查刺激状态下甲状腺球蛋白 0.188 ng/mL，腹盆腔 CT 可见病灶减少，证实消融成功。

恶性卵巢肿瘤以盆腔包块发病，首诊科室常常为妇科，术前缺乏典型的影像学特征及临床症状，主要靠术后病理诊断。对于肿瘤复发、转移患者，可考虑甲状腺全切除术＋ [131] 碘治疗。此外，随着分子遗传学及靶向治疗的发展，未来的治疗将更加个体化。

四、诊疗经验

卵巢畸胎瘤甲状腺成分恶变，比较少见，诊疗目前尚未统一方案。本病例符合卵巢畸胎瘤甲状腺成分恶变术后复发并多发转移，手术＋ [131] 碘治疗效果确切。对此类患者，推荐手术＋ [131] 碘治疗。此外，该患者复发后第 2 次手术范围扩大，切除了回肠及部分横结肠，术后出现胃肠功能紊乱，腹泻明显，鉴于 [131] 碘对此类患者具有良好的预期效果，可考虑部分影响功能的病灶通过 [131] 碘治疗达到病灶消融卵巢畸胎瘤甲状腺成分恶变目的，减少术后并发症，提高患者生活质量。

［病例提供者：许妙瑜　杨世坚　广州医科大学附属清远医院（清远市人民医院）

曾　曦　贵州医科大学附属医院］

参考文献

[1] 陈欣，郎景和，刘海元. 恶性卵巢甲状腺肿的诊治进展 [J]. 生殖医学杂志，2019，28（2）：198-201.

[2] 石慧娴，杨婷. 恶性卵巢甲状腺肿的影像学特征及诊疗（附 1 例病例分析）[J]. 影像研究与医学应用，2023，7（06）：177-179.

[3] 杨斌，陈赛英，肖梅，等. 恶性卵巢甲状腺肿的临床特点及诊疗（附 1 例病例分析）[J]. 中国临床研究，2022，35（06）：823-827.

[4] Santhamma SG, Vipin VP, Kalathil J, et al. High dose radioiodine therapy preceded by fertility preservation surgery in metastatic malignant struma ovarii：A tale of endurance and prudent management [J]. INDIAN J NUCL MED, 2022, 37（2）：162-165.

病例 18　甲状腺乳头状癌骨转移引起甲状腺毒症

一、病历摘要

（一）基本信息

患者女性，63 岁。

主诉：发现甲状腺结节 3 年，甲状腺癌术后 1 年。

现病史：患者 3 年前体检发现甲状腺结节，无明显不适，行甲状腺功能检查未见异常，定期复查。但甲状腺结节逐渐增大。2020-09-15 以"甲状腺肿块"于某医院住院治疗，甲状腺彩超提示：左侧甲状腺 3 类结节（约 2.3 cm×1.8 cm×1.7 cm，边界欠清，回声不均匀，粗大钙化后伴声影），右侧甲状腺 2 类结节；左侧甲状腺结节穿刺病理提示甲状腺乳头状癌。入院后完善甲状腺功能：游离三碘甲状腺原氨酸 5.78 pg/mL（参考值 2.3 ～ 4.2 pg/mL），游离甲状腺素 1.92 ng/dL（参考值 0.89 ～ 1.8 ng/dL），促甲状腺激素 0.022 mIU/L（参考值 0.55 ～ 4.78 mIU/L），甲状腺球蛋白 > 1000 ng/mL，甲状腺球蛋白抗体 136 U/mL（参考值 0 ～ 60 U/mL）。给予甲巯咪唑抗甲状腺功能亢进药物治疗后于 2020-09-21 行"甲状腺全切术＋根治性颈部中央区淋巴结清扫＋喉返神经探查术"，术中探查：①甲状腺右叶触及一大小约 1.0 cm×0.5 cm 肿物，质中，边界清；②左侧甲状腺叶触及一大小约 2.0 cm×2.0 cm 肿物，质中，边界清。术后病理：①（左侧甲状腺）乳头状癌，大小约 3 cm×2.5 cm×2 cm，侵及被膜外纤维脂肪组织，脉管内可见癌栓，未见神经侵犯；②（右侧甲状腺）结节性甲状腺肿；③（颈中央区淋巴结）1 枚，未见癌组织转移。术后规律服用左旋甲状腺素片（L-T4）抑制治疗，并根据复查结果调整剂量，期间最大剂量 50 μg 1 次／日，最小剂量 12.5 μg 1 次／日。2021-06-28 因头晕、头痛伴四肢麻木于外院就诊，MRI 提示颈 5 及胸 11 椎体斑片状异常信号影，考虑骨转移可能，建议进一步检查。2021-07-05 外院 PET/CT 提示：颈 5、胸 11 椎体、右侧髂骨、髋臼及坐骨稍高密度影，代谢轻度增高（SUVmax 2.0），考虑成骨性骨转移可能。于 2021-07-14 外院行颈 5、胸 11 椎体放疗期间出现白细胞明显减低（白细胞 1.85×10⁹/L，中性粒细胞 1.0×10⁹/L），给予升白细胞对症处理，考虑甲状腺癌存在骨转移，建议行 ¹³¹ 碘治疗，嘱其 2021-08-12 开始停服 L-T4，停 L-T4 期间禁碘饮食，于 2021-09-08 入院我科。患者自发病以来，精神正常，睡眠正常，食欲正常，大、小便正常，体重无明显下降。

既往史、个人史：无特殊。

家族史：女儿患有桥本甲状腺炎。

（二）体格检查

体温 36.2 ℃，脉搏 85 次 / 分，呼吸 20 次 / 分，血压 108/73 mmHg。甲状腺未触及，颈前区可见一长约 10 cm 手术瘢痕。心、肺、腹部查体无特殊。双下肢无水肿。

（三）辅助检查

实验室检查：

2021-09-09 甲状腺功能：游离三碘甲状腺原氨酸 6.45 pg/mL（参考值 2.0 ～ 4.4 pg/mL），游离甲状腺素 1.57 ng/dL（参考值 0.93 ～ 1.7 ng/dL），促甲状腺激素 0.02 μIU/mL（参考值 0.27 ～ 4.2 μIU/mL），甲状腺球蛋白 54 022 ng/mL（参考值 3.5 ～ 77 ng/mL），甲状腺球蛋白抗体 505 U/mL（参考值 0 ～ 115 U/mL）。白细胞 10.32×10⁹/L，中性粒细胞 3.4×10⁹/L，丙氨酸氨基转移酶 67 U/L，天冬氨酸氨基转移酶 40 U/L。肾功能、血钙、血糖正常，甲状旁腺激素、降钙素、肿瘤标志物正常。

影像学检查：

甲状腺及颈部淋巴结彩超：甲状腺全切术后，双侧颈部未探及肿大淋巴结及异常回声。全身骨平面显像：颈 5、胸 11 椎体、右侧髂骨、髋臼及坐骨骨代谢增高，考虑骨转移改变。

其他检查：

24 小时摄碘率试验：2 小时 2.9%，6 小时 2.5%，24 小时 2.1%。

（四）诊断

甲状腺乳头状癌伴双侧颈部淋巴结转移术后伴骨转移（$T_{3b}N_{1b}M_1$，ⅣB 期，高危）。

二、治疗经过

（一）治疗

于 2021-09-09 给予 ¹³¹碘（250 mCi）治疗，治疗 3 天后的全身 ¹³¹碘显像及局部 SPECT/CT 断层显像可见（病例 18 图 1、病例 18 图 2）：颈 5、胸 11 椎体、右侧髂骨、髋臼及坐骨骨质密度增高、摄 ¹³¹碘良好，考虑骨转移改变；出院后嘱患者继续停服 L-T4，监测甲状腺功能和血常规变化。2021-09-19 血常规：白细胞 1.76×10⁹/L，中性粒细胞 1.22×10⁹/L，给予重组人粒细胞刺激因子注射液升白细胞对症处理。2021-09-26 复查甲状腺功能已恢复至正常水平，开始给予小剂量 L-T4 25 μg 1 次 / 日治疗，后期根据复查结果调整 L-T4 剂量至 125 μg 1 次 / 日。2022-01-10 复查全身骨扫描：原骨转移病灶代谢活性明显减低；嘱患者 2022-06-25 开始停服 L-T4，停 L-T4 3 周后拟行第 2 次 ¹³¹碘治疗。2022-07-18 甲状腺功能：促甲状腺激素 ＞ 100 μIU/mL，甲状腺球蛋白 70.2 ng/mL，甲状腺球蛋白抗体

13.8 U/mL；于 2022-07-19 给予 ^{131} 碘（200 mCi）治疗。治疗 3 天后的全身 ^{131} 碘显像可见（病例 18 图 3）：甲状腺床区可见 ^{131} 碘摄取，考虑残余甲状腺组织，原颈 5、胸 11 椎体、右侧髂骨、髋臼及坐骨骨转移病灶 ^{131} 碘摄取明显减低。出院后继续给予 L-T4 抑制治疗。

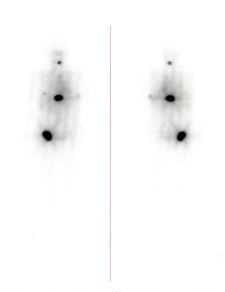

病例 18 图 1　第 1 次 ^{131} 碘治疗后全身显像

注：颈 5、胸 11 椎体、右侧髂骨、髋臼及坐骨骨转移病灶 ^{131} 碘摄取浓聚，考虑骨转移。

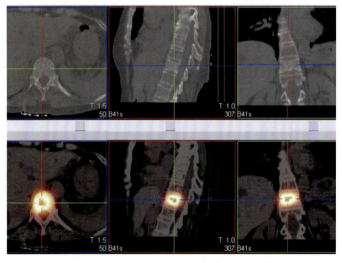

病例 18 图 2　^{131} 碘治疗后 SPECT/CT 断层融合显像

注：胸 11 椎体局部骨质密度增高灶，摄取 ^{131} 碘浓聚，考虑成骨转移。

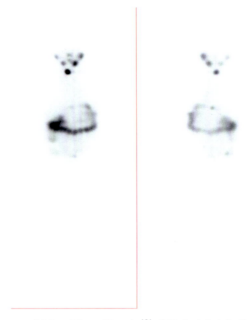

病例 18 图 3　第 2 次 ^{131} 碘治疗后全身扫描

注：原颈 5、胸 11 椎体、右侧髂骨、髋臼及坐骨骨转移病灶 ^{131} 碘摄取较前明显减低。

（二）随访

随访至 2022 年 12 月，患者的甲状腺球蛋白水平逐渐下降（病例 18 图 4），患者无明显不适。

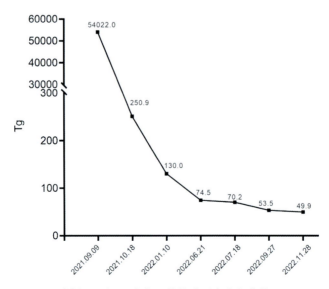

病例 18 图 4　患者甲状腺球蛋白变化曲线

三、病例分析

甲状腺毒症病因非常多,临床最常见为 Graves 病(毒性弥漫性甲状腺肿)、多结节性毒性甲状腺肿、甲状腺自主高功能腺瘤等,明确甲状腺毒症的病因很重要,仅凭临床表现和初始的生化检查是不够的。促甲状腺激素受体抗体(thyrotrophin receptor antibody,TRAb)检测、摄 [131] 碘率测定和甲状腺超声评价甲状腺血流情况、甲状腺显像对病因的诊断有非常重要的价值。该患者术后的 TRAb 抗体阴性,且甲状腺锝显像及甲状腺彩超均提示残余甲状腺组织较少,因此排除了残余甲状腺组织过多或者残余功能亢进的组织引起停 L-T4 4 周仍为甲状腺毒症的病因。2016 版 ATA 指南提出,当不能明确诊断时,可以通过检测摄 [131] 碘率来鉴别放射性摄取正常、升高与几乎无摄取的甲状腺毒症,如鉴别 Graves 病和亚急性甲状腺炎。该患者摄 [131] 碘率明显降低,因此结合甲状腺全切病史,需进一步排除外医源性甲状腺毒症、人为性的甲状腺激素的摄取、卵巢甲状腺肿、甲状腺癌转移灶引起的甲状腺毒症,该患者无外源甲状腺激素的摄入、甲状腺癌 [131] 碘治疗后全身显像未见卵巢部位有肿块及 [131] 碘摄取,因此结合患者高甲状腺球蛋白水平及骨转移病灶高摄取 [131] 碘推测为甲状腺癌转移灶引起的甲状腺毒症。患者术前甲状腺球蛋白> 1000 ng/mL 且患者全切术后用小剂量的 L-T4 就能达到促甲状腺激素抑制治疗,因此我们推断患者术前就已存在骨转移病灶,术前的甲状腺毒症也是由甲状腺癌转移灶引起。

既往 Qiu ZL 提出了 DTC 的功能亢进性远处转移诊断标准:①甲状腺全切术后并至少停用左旋甲状腺素 3 ~ 4 周,存在甲状腺功能亢进、亚临床甲状腺功能亢进、甲状腺功能正常或亚临床甲状腺功能减退;②排除功能亢进的残余甲状腺组织;③甲状腺放射性碘摄取低或缺失残留正常甲状腺;或甲状腺全切术后颈部超声未发现残留甲状腺;④ [131] 碘全身显像显示具有高 [131] 碘摄取的远处病灶,至少一种成像方法(X 射线、CT、MRI 和 [131] 碘 -SPECT/CT)显示远处转移,还应考虑血清甲状腺球蛋白水平。参照这个标准该例患者 DTC 功能亢进性远处转移的诊断是明确的。

甲状腺癌转移灶引起的甲状腺毒症非常少见,1946 年 Leiter 等人报道了第一例甲状腺癌转移灶引起的甲状腺毒症,既往相关报道多见于甲状腺滤泡癌,1990 年报道了首例甲状腺乳头状癌转移灶引起的甲状腺毒症。该例患者术后病理为甲状腺乳头状癌。功能亢进性远处转移的部位主要为肺和骨骼,与 DTC 远处转移好发部位一致,甲状腺癌骨转移主要以溶骨性破坏为主,该例患者以成骨转移为主,在临床中更为少见。该例患者术前已通过甲状腺细针穿刺(fine-needle aspiration,FNA)细胞学诊断为甲状腺乳头状癌,在临床上甲状腺 FNA 在鉴别甲状腺结节良恶性方面具有重要价值,但 FNA 对于这类患者的甲状腺癌原发病灶的诊断适用性是有限的，这是因为此类情况多见于甲状腺滤泡癌，FNA很难将其与滤泡性腺瘤区分开来。然而，如果FNA检测到甲状腺结节中的滤泡性肿瘤，结合锝全身扫描图像上远处病变的高摄取和甲状腺毒症，则应考虑诊断为DTC的功能亢进性远处转移。

目前甲状腺癌转移灶引起甲状腺毒症的机制尚不明确，可能机制：①促甲状腺免疫球蛋白可刺激和增加促甲状腺激素受体（thyrotropin receptor，TSHR），可促进DTC细胞的生长，最终使转移性肿瘤自主发挥功能并合成甲状腺激素，从而使远处转移灶发挥功能；②甲状腺癌的功能亢进性远处转移肿瘤组织1型和2型碘甲状腺原氨酸脱碘酶（D1和D2）增加有关；③在DTC的原发性肿瘤或转移性病变中激活TSHR或刺激性鸟嘌呤核苷酸结合蛋白亚基（Gsa）的突变可导致环磷酸腺苷蛋白激酶A（cAMP-PKA）通路的组成型激活和导致临床和生化甲状腺功能亢进。

正常人血清甲状腺素全部由甲状腺产生，20%的三碘甲状腺原氨酸由甲状腺产生，80%来源于T_4脱碘转化。甲状腺全切除患者术后服用L-T4，血清三碘甲状腺原氨酸（T_3）完全由甲状腺素（T_4）转化而来，而DTC功能性转移病灶可分泌T_3和T_4，患者血清T_3不完全由外源性L-T4脱碘转化而来，且摄入碘量减少后转移灶分泌T_3的概率更高，因此T_3作为功能性转移灶的评价指标，灵敏度更高。我们该例患者停L-T4 4周后甲状腺毒症主要以T_3升高为主，这与以往的文献报道相一致。

抗甲状腺药物对于甲状腺癌转移灶引起的甲状腺毒症治疗效果欠佳，本例患者经过抗甲状腺功能亢进药物治疗后未复查甲状腺功能，既往研究结果显示，在接受抗甲状腺药物预处理的13例甲状腺癌功能亢进性远处转移患者中，6例出现甲状腺毒症无法控制，而只有3例患者甲状腺功能正常，其余患者甲状腺功能结果尚不可知。因此如果出现抗甲状腺功能亢进药物治疗效果欠佳时，应排除其他引起甲状腺毒症的可能。大多数患者经过[131]碘治疗后，患者的甲状腺毒症得到显著改善，癌症得到良好的控制。文献报道经过[131]碘治疗后甲状腺毒症持续最长时间可长达6个月，我们该例患者经过[131]碘治疗6周以后甲状腺毒症得到了控制。

该患者停服L-T4 4周后甲状腺功能仍然是甲状腺功能亢进状态，考虑[131]碘治疗后功能亢进的转移灶组织在短时间内尚能分泌甲状腺激素，因此开始补充L-T4的时间适当后延，并[131]碘治疗后密切监测患者的甲状腺功能，直至停服L-T4 6周后患者的甲状腺功能才恢复正常水平，此时开始补充L-T4治疗，我们采用较小剂量25μg 1次/日起始，逐渐增加，经过多次调整剂量最终稳定在125μg 1次/日，达到促甲状腺激素抑制治疗剂量。该例患者经过2次[131]碘治疗后甲状腺球蛋白水平呈现显著下降，虽然骨转移病灶在CT影像学上无明显变化，但骨扫描及[131]碘全身显像均提示骨转移病灶代谢活性已明显降低，提示治疗效果明显。

既往研究也提示[131]碘对DTC的功能亢进性远处转移具有良好的治疗效果。Qiu ZL等研究评估了38例功能亢进性远处转移[131]碘治疗效果及预后的影响因素。结果：25 例肺转移患者中，84%（21/25）肺结节消失或缩小；24 例骨转移患者中，66.67%（16/24）在 [131] 碘治疗后转移性骨病灶影像学无明显变化。[131] 碘治疗后 81.58%（31/38）的患者血清甲状腺球蛋白显著下降，18.42%（7/38）患者出现水平升高。DTC 合并功能亢进性远处转移的患者 10 年生存率为 65.79%（25/38）。多因素分析结果提示发生远处转移的年龄（< 45 岁）、仅肺转移和病理类型为乳头状癌是生存的独立预测因子。国内的一项最新研究分析了 13 例分化型甲状腺癌功能性远处转移灶的临床特征及 [131] 碘治疗效果观察，结果显示 9 例患者通过 RECIST 1.1 评估为部分缓解，3 例通过 RECIST 1.1 及甲状腺球蛋白值评估为临床完全缓解，1 例通过甲状腺球蛋白变化评估为部分缓解；分化型甲状腺癌功能性远处转移患者 [131] 碘治疗有效率高（13/13）。

　　放射性 [131] 碘治疗相对安全，但大剂量 [131] 碘治疗可能对血液系统产生不良影响，引起骨髓抑制，主要以白细胞降低为主，多为轻度降低，少数患者可有血小板降低，极少严重者可出现全血细胞减少。骨髓抑制大多是短暂的，会导致白细胞和血小板下降长达 6 ～ 10 周，如果骨髓剂量超过约 2 Sv（200 rem），偶尔会导致感染或出血的易感性增加，总发病率约为 25%，放射性 [131] 碘给药后 1 ～ 2 个月白细胞和血小板计数降至最低点。对于转移病灶的治疗，临床通常给予 7.4 GBq（200 mCi）或更高的活性，但单次剂量大于 7.4 GBq（200 mCi）的 [131] 碘尚未被证明比 7.4 GBq 的 [131] 碘更有效，一些患者在服用该剂量后会出现轻度全血细胞减少症，最低点在 5 ～ 8 周，在 6 ～ 12 个月恢复。该例患者第 1 次接受大剂量 250 mCi [131] 碘治疗 1 周后就出现了白细胞下降，其中以中性粒细胞减少为主，15 天后出现了血小板的降低，1 个月时白细胞和血小板降低到最低值，并出现了全血细胞的减少，发生时间与既往的研究大致相符。血细胞三系当中，放射性 [131] 碘治疗对红细胞影响最小，仅出现了一过性的轻度下降，血小板下降时间达 1 个月，对白细胞的影响时间最长，持续 12 个月后才恢复到正常水平下限。Benua 等人确定了放射性碘（radioactive iodine，RAI）治疗严重骨髓抑制相关的临床特征，包括有广泛骨转移、先前接受过骨髓放射治疗及 RAI 剂量导致全身辐射暴露超过 200 cGy，在同时接受 RAI 治疗和外部放射治疗的骨转移患者中发现骨髓抑制的风险增加。严重的骨髓抑制随着多发性骨转移和累积放射性碘活性增加而增加，有远处（骨）转移的高危 DTC 患者 [131] 碘治疗前要充分评估骨髓抑制的风险。这些患者经常接受高累积放射性碘剂量，这可能导致骨髓高辐射水平，并且正常的骨髓可能被肿瘤组织取代，导致造血功能受损。该例为骨转移的老年患者，且 [131] 碘治疗前进行了骨转移灶放射治疗，治疗前我们充分考虑到患者 [131] 碘治疗的骨髓抑制风险，治疗前给予口服泼尼松及升白细胞的药物进行预防，治疗后密切监测血常规的变化，及时给予皮下注射粒 - 单核细胞集落刺激因子、血小板生成素等进行升血细胞对症处理，从而避免感染和出血风险的发生。

四、诊疗经验

甲状腺癌转移灶导致甲状腺毒症比较罕见，对于甲状腺癌全切术后停服 L-T4 2～4 周，甲状腺功能仍为甲状腺功能亢进或者正常甚至亚临床甲状腺功能减退时，结合患者高甲状腺球蛋白水平及影像学提示远处转移时，应该排除 DTC 合并功能亢进性远处转移可能。[131] 碘对于 DTC 合并功能亢进性远处转移具有良性的治疗效果，[131] 碘治疗后功能亢进的转移灶组织在短时间内尚能分泌甲状腺激素，因此开始补充 L-T4 的时间适当后延，[131] 碘治疗后密切监测患者的甲状腺功能，及时调整 L-T4 剂量。[131] 碘对血液系统不良影响以白细胞降低为主，多为轻度降低。少数患者可有血小板降低，极少有全血细胞减少。对于大剂量 [131] 碘治疗的患者，尤其是老年患者、广泛骨转移者、治疗前经过外部放射治疗者，[131] 碘治疗前需充分评估骨髓抑制风险，治疗前给予口服泼尼松及升白细胞的药物进行预防，治疗后密切监测血常规的变化，及时给予干预处理。

（病例提供者：曾令鹏　张　青　南昌大学第一附属医院）

参考文献

[1] Ross DS, Burch HB, Cooper DS, et al. 2016 American Thyroid Association Guidelines for Diagnosis and Management of Hyperthyroidism and Other Causes of Thyrotoxicosis[J]. Thyroid, 2016, 26 (10): 1343-1421.

[2] Qiu ZL, Shen CT, Luo QY. Clinical management and outcomes in patients with hyperfunctioning distant metastases from differentiated thyroid cancer after total thyroidectomy and radioactive iodine therapy[J]. Thyroid, 2015, 25 (2): 229-237.

[3] 武新宇，李博，李夏黎，等. 分化型甲状腺癌功能性远处转移灶的临床特征及 [131] I 治疗效果观察 [J]. 中华核医学与分子影像杂志，2023，43 (10)：588-592.

[4] Liu J, Wang Y, Da D, et al. Hyperfunctioning thyroid carcinoma: A systematic review[J]. Mol Clin Oncol, 2019, 11 (6): 535-550.

[5] Benua RS, Cicale NR, Sonenberg M, et al. The relation of radioiodine dosimetry to results and complications in the treatment of metastatic thyroid cancer[J]. Am J Roentgenol Radium Ther Nucl Med, 1962, 87: 171-182.

病例 19　^{131}碘联合靶向药物治疗甲状腺球蛋白抗体增高的甲状腺乳头状癌伴局部侵犯、颈淋巴结和肺转移

一、病历摘要

（一）基本信息

患者男性，17 岁。

主诉：甲状腺乳头状癌术后 2 个月余。

现病史：患者 2016-01-18 在某医院行"甲状腺癌切除术＋双侧颈部淋巴结清扫术"，术中见双侧颌下区淋巴结、颈静脉上中下区、中央区多发肿大淋巴结并融合，质硬，侵犯气管、双侧肿大淋巴结压迫管腔变窄，侵犯双侧颈内静脉，右侧颈内静脉受肿瘤侵犯严重，远端静脉塌陷无搏动，双侧甲状腺肿物侵犯部分食管前壁。术后病理：①（双侧甲状腺）弥漫硬化亚型乳头状癌，侵犯并突破甲状腺被膜、侵及局部横纹肌组织，未见明确神经侵犯和脉管内癌栓。BRAF V600E（－）。淋巴结见癌转移 9/13，癌组织侵犯淋巴结外脂肪纤维组织，转移性淋巴结最大径 2 cm，转移灶最大径 1.2 cm；②（气管旁淋巴结）纤维组织内见癌组织；③（右颈淋巴结）淋巴结转移癌。2016-02-01 颈胸部增强 CT：①双侧颈部血管鞘区、左侧颌下多发不均匀强化肿大淋巴结，注意淋巴结转移；右侧颈前静脉、颈总管腔内充盈缺损，血栓可能性大，需与癌栓相鉴别；②双肺多发粟粒状结节，考虑转移瘤与粟粒性肺结核相鉴别。患者禁碘饮食及停服优甲乐 3 周后，于 2016-03-21 入住核医学科。

既往史、个人史、家族史：无特殊。

（二）体格检查

颈部可见"U 形"瘢痕，长约 20 cm。甲状腺双侧叶未触及，双侧颈部未触及明显肿大淋巴结。余查体无特殊。

（三）辅助检查

实验室检查：

游离三碘甲状腺原氨酸 3.73 pmol/L（参考值 3.19～9.15 pmol/L），游离甲状腺素 5.67 pmol/L（参考值 9.11～25.47 pmol/L），促甲状腺激素 62.72 μIU/mL（参考值 0.3～5 μIU/mL），甲状腺球蛋白 4.13 μg/L（参考值 1.40～78.00 μg/L），甲状腺球蛋白抗体 11 610 kIU/L（参考值 0～115 kIU/L）。

三大常规、血钙、甲状旁腺素、肝肾功能未见异常。

尿碘：尿碘严重缺乏（30 μg/L）。

吸碘率：2 小时（3.1%）、6 小时（6.1%）、24 小时（8.4%）摄碘率降低。

肺功能：轻度阻塞性通气功能障碍。

影像学检查：

颈部 B 超：左侧颈部Ⅲ区（7.2 mm×4 mm、6 mm×2 mm）、Ⅵ区（14 mm×11 mm）及右侧颈部Ⅱ区（17.4 mm×9 mm、9.3 mm×5.4 mm）、Ⅲ区（17.4 mm×7 mm）、Ⅳ区（16.8 mm×11.3 mm）、Ⅵ区（9 mm×6.7 mm）多发转移淋巴结，部分伴钙化。

甲状腺静态显像：左侧甲状腺少量腺体残留。

（四）诊断

双侧甲状腺乳头状癌伴颈部淋巴结转移术后伴双肺转移（$T_{4b}N_{1b}M_1$，Ⅱ期，高危）。

二、治疗经过

（一）治疗

2016-03-22 我科行第 1 次 ^{131} 碘治疗（160 mCi），治疗后第 3 天 2016-03-25 行 ^{131} 碘全身显像，提示：①左侧甲状腺残留；②右侧颈部、纵隔多发淋巴结转移；③双肺多发弥漫性转移瘤轻度 ^{131} 碘摄取（病例 19 图 1 A）。2016-07-22 复查甲状腺球蛋白、甲状腺球蛋白抗体均降低（病例 19 图 2）；颈部超声提示淋巴结较前变化不大；胸部 CT 提示肺部多发转移瘤，较 2016-02-01 好转（病例 19 图 3）。肺功能测定恢复正常。遂于 2016-07-22 行第 2 次 ^{131} 碘治疗（200 mCi），2016-07-25 行 ^{131} 碘全身显像（对比 2016-03-25 旧片）：①左侧甲状腺区残留部分清除；②右侧颈部、纵隔淋巴结转移较前好转；③双肺转移瘤摄 ^{131} 碘能力较前增加（病例 19 图 1 B）。2016-11-23 复查甲状腺球蛋白降低、甲状腺球蛋白抗体升高（病例 19 图 2）。颈部超声：双侧颈部Ⅲ区（左、右分别约 7 mm×5 mm、12 mm×6 mm）、Ⅳ区（左、右分别约 13 mm×10 mm、7 mm×7 mm）多发转移淋巴结部分较前缩小。2017-07-21 胸部 CT 提示双肺多发转移瘤，对比 2016-07-22 旧片较前减少（病例 19 图 3）。2017-07-17 在我科第 3 次 ^{131} 碘治疗（200 mCi），2017-07-21 行 ^{131} 碘全身显像（对比 2016-07-25）：原右侧颈部、纵隔淋巴结及双肺多发转移灶摄碘能力较前减低（病例 19 图 1 C）。治疗后复查甲状腺球蛋白降低、甲状腺球蛋白抗体持续升高（病例 19 图 2）。2018-01-24 复查超声提示：双侧颈部多发转移淋巴结，部分较前增大（左侧颈部Ⅳ区大小约 20 mm×14 mm、右侧颈部Ⅳ区大小约 18 mm×7 mm、右侧颈部Ⅵ区大小约 21 mm×8 mm）。

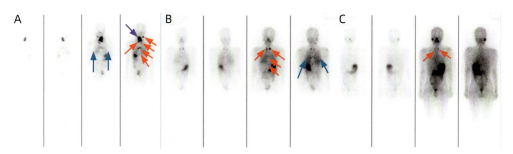

病例 19 图 1　3 次 ^{131}碘治疗前后 ^{131}碘全身显像

注：A．首次 ^{131}碘治疗 2016-03-25（160 mCi）；B．第 2 次 ^{131}碘治疗 2016-07-25（200 mCi）；C．第 3 次 ^{131}碘治疗 2017-07-21（200 mCi）。

紫色箭头：残留甲状腺组织；红色箭头：颈部、纵隔淋巴结转移；蓝色箭头：双肺转移瘤。

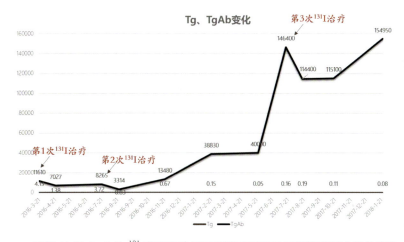

病例 19 图 2　3 次 ^{131}碘治疗前后甲状腺球蛋白及甲状腺球蛋白抗体变化

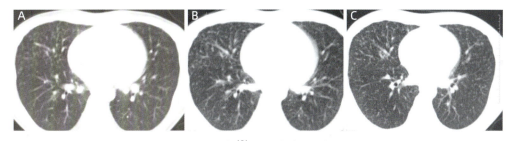

病例 19 图 3　3 次 ^{131}碘治疗前后胸部 CT 变化

注：A．首次 ^{131}碘治疗 2016-02-01；B．第 2 次 ^{131}碘治疗 2016-07-25；C．第 3 次 ^{131}碘治疗 2017-07-21。3 次 ^{131}碘治疗后肺部微小转移瘤较前减少。

遂于 2018-01-24 开始口服索拉非尼治疗（0.4 g，2 次／日），服药期间，患者甲状腺球蛋白持续＜ 0.04 μg/L，甲状腺球蛋白抗体持续下降。颈部超声提示转移淋巴结缓慢缩小，双肺多发转移瘤较前缩小、减少，按时检测血常规、肝肾功能、电解质等均未见明显异常。遂于2021-10-16停服索拉非尼。服用索拉非尼前后甲状腺球蛋白抗体呈下降趋势，胸部CT提示双肺多发粟粒样转移瘤较前缩小、减少，分别见病例19图4、病例19图5。

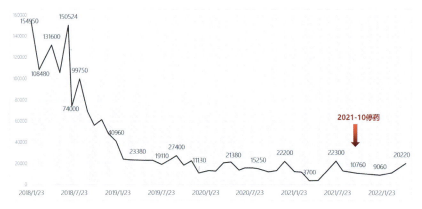

病例 19 图 4　服用索拉非尼前后甲状腺球蛋白抗体变化

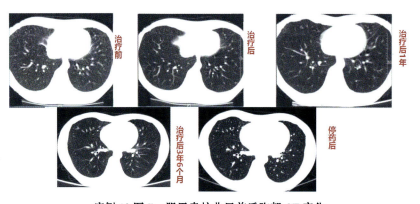

病例 19 图 5　服用索拉非尼前后胸部 CT 变化

2022-07-05 ^{18}F-FDG PET/CT 全身显像提示（病例19图6）：右侧颈部Ⅱb、Ⅵ区及双侧颈部Ⅳ区、纵隔多发淋巴结伴钙化，糖代谢不高，结合临床考虑转移；双肺多发微小转移瘤，代谢不高。结合超声、MRI提示颈部仍存在转移淋巴结，经过核医学科、甲状腺外科、影像诊断科、超声科等多学科会诊后目前具备手术治疗的指征，于2022-08-31在我院行"右侧侧颈区功能性颈淋巴结清扫术"。术后病理：右侧侧颈区淋巴结未见癌细胞（0/7）。2022-09-20行"左侧颈部淋巴结穿刺活检术"，左侧颈部Ⅱ区及Ⅳ区淋巴结未见肿瘤细胞。

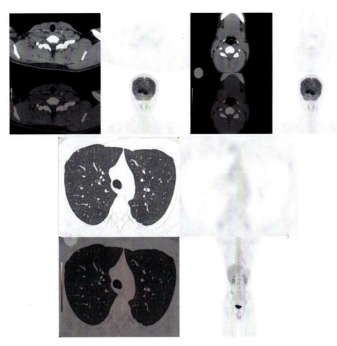

病例 19 图 6   2022-07-05 18 F-FDG PET/CT 全身显像

（二）随访

停服索拉非尼、右侧侧颈部淋巴结清扫术后，随访至 2023-06-24 复查，促甲状腺激素抑制状态下甲状腺球蛋白持续 ＜ 0.04 μg/L，甲状腺球蛋白抗体趋于稳定（病例 19 图 7），颈部超声提示左侧颈部Ⅳ区淋巴结（6 mm×3 mm）稳定；纵隔多发转移淋巴结伴钙化、肺部多发微小转移瘤（大者直径约 3 mm）同前。

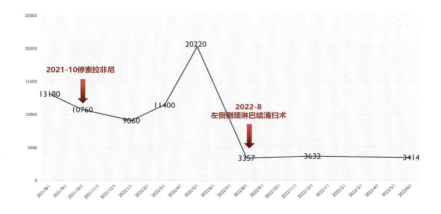

病例 19 图 7   促甲状腺激素抑制状态下甲状腺球蛋白持续 ＜ 0.04 μg/L，甲状腺球蛋白抗体趋于稳定

三、病例分析

患者青少年男性，术中肉眼见肿瘤广泛侵犯气管、双侧颈内静脉、食管前壁，且术后病理提示双侧甲状腺弥漫硬化亚型乳头状癌，侵犯并突破甲状腺被膜、侵及局部横纹肌组织，侵袭性极强。按肿瘤 AJCC 分期（第八版），该患者 T 分期为 T_{4b}，双侧颈部多发淋巴结转移 N 分期为 N_{1b}。甲状腺球蛋白抗体高，胸部 CT 提示双肺多发粟粒样转移瘤且全身 ^{131}碘显像肺部结节弥漫性 ^{131}碘摄取，M 分期为 M_1。患者肉眼可见广泛肿瘤侵犯且肺部远处转移，分为 II 期，高危。患者于 2016-03-22 在我科行第一次大剂量 ^{131}碘治疗，考虑到患者甲状腺球蛋白抗体明显增高，颈部淋巴结及肺部多发转移瘤，且吸碘率、甲状腺静态显像提示左侧甲状腺腺体残留，遂给予大剂量 ^{131}碘治疗（160 mCi），治疗后 ^{131}碘全身显像提示左侧甲状腺腺体残留，右侧颈部、纵隔多发淋巴结转移且摄取 ^{131}碘，双肺多发弥漫性转移瘤轻度 ^{131}碘摄取。治疗后 4 个月复查甲状腺球蛋白、甲状腺球蛋白抗体均降低，复查颈部超声转移淋巴结变化不大，肺部多发转移瘤较前好转。因此，2016-07-22 给予患者第 2 次大剂量 ^{131}碘治疗，考虑到患者第 1 次 ^{131}碘全身显像提示颈部及纵隔多发淋巴结转移且摄取 ^{131}碘，双肺多发弥漫性转移瘤 ^{131}碘摄取且肺部转移瘤治疗后有好转，遂给予 200 mCi 的 ^{131}碘，治疗后 ^{131}碘全身显像提示左侧残留甲状腺已清除，右侧颈部、纵隔多发转移淋巴结较前稍好转，双肺多发弥漫性转移瘤摄取 ^{131}碘能力较前增强。首次 ^{131}碘治疗时，双肺摄碘能力较差，可能与残留甲状腺影响病灶的摄碘能力有关。第 2 次 ^{131}碘治疗后随访中，甲状腺球蛋白降低、甲状腺球蛋白抗体仍呈升高趋势，但颈部超声提示转移淋巴结较前好转，直至 2017 年 5 月复查超声提示颈部转移淋巴结部分增大。遂于 2017-07-17 在我科行第 3 次 ^{131}碘治疗，治疗剂量仍为 200 mCi，治疗后 ^{131}碘全身显像提示原右侧颈部、纵隔淋巴结及双肺多发转移灶摄碘能力较前明显减低，提示转移灶摄取 ^{131}碘能力差。治疗后复查甲状腺球蛋白降低、甲状腺球蛋白抗体仍持续升高，颈部超声提示转移淋巴结无明显变化。直至 2018-01-24 复查甲状腺球蛋白＜ 0.04 μg/L、甲状腺球蛋白抗体 154 950 kIU/L，超声提示双侧颈部多发转移淋巴结，部分较前增大，且第 3 次 ^{131}碘治疗后 ^{131}碘全身显像提示原右侧颈部、纵隔转移淋巴结及双肺多发转移灶摄碘能力差。因此，该患者诊断为 RAIR-DTC，进展期。遂于 2018-01-24 开始口服索拉非尼治疗（0.4 g，2 次 / 日），服药期间，患者甲状腺球蛋白持续＜ 0.04 μg/L，甲状腺球蛋白抗体持续下降。颈部超声提示转移淋巴结缓慢缩小，CT 提示双肺多发转移瘤较前缩小、减少，按时检测血常规、肝肾功能、电解质等均未见明显异常，除手足皮肤反应较明显（涂抹药膏保湿后好转），无其他明确不良反应。随后复查颈部、纵隔多发转移淋巴结、肺部多发转移瘤持续稳定,遂予索拉非尼 0.4 g 2 次 / 日逐步减量至 0.2 g 2 次 / 日、0.1 g 1 次 / 日,甲状腺球蛋白抗体虽有忽高忽低,但影像学提示病灶稳定,遂于 2021-10-16 停服索拉非尼。停服索拉非尼后随访至 2022 年 7 月,甲状腺球蛋白持续 < 0.04 μg/L,甲状腺球蛋白抗体呈升高趋势,但颈部、纵隔多发转移淋巴结、肺部多发转移瘤仍持续稳定。经多学科讨论后,行"右侧侧颈区功能性颈淋巴结清扫术"及"左侧颈部淋巴结穿刺活检术",术后及穿刺病理均未见明显肿瘤灶。RAIR-DTC 经 ^{131} 碘治疗及分子靶向治疗肿瘤失活,停服索拉非尼后肿瘤灶仍持续维持稳定。

四、诊疗经验

该患者青少年男性,术中肉眼可见肿瘤广泛侵犯气管、颈内静脉及食管壁,肿瘤侵袭性极强,诊断为双侧甲状腺乳头状癌伴颈部淋巴结转移术后伴双肺转移($T_{4b}N_{1b}M_1$,Ⅱ 期,高危)。3 次 ^{131} 碘治疗后演变为 RAIR-DTC,经分子靶向药治疗后,目前的病情还是可喜的。另外,该患者甲状腺球蛋白抗体明显增高且治疗过程中波动较大,也给我们一些思考。

1. ^{131} 碘治疗 DTC 微小肺转移效果显著 肺转移是 DTC 患者最常见的远处转移方式,DTC 肺转移根据 CT 等影像学检查可有多种表现:①单发结节;②多发小结节(最大径 ≤ 1 cm);③多发大结节;④双肺弥漫性微小转移灶(< 2 mm,常规 CT 平扫可为阴性,但大剂量 ^{131} 碘全身显像表现为肺部弥漫性摄取 ^{131} 碘)等。青少年患者肺转移率比成人高,约为 10%,其转移多以双肺弥漫性微小转移灶为主,并且大多数远处转移病灶通常表现出良好的 ^{131} 碘摄取,治疗效果好。因此,青少年患者出现远处转移时一般首先推荐 ^{131} 碘治疗。

2. RAIR-DTC 分子靶向治疗、停药时机 该患者在 3 次 ^{131} 碘治疗后甲状腺球蛋白抗体仍持续升高,全身显像中即表现为颈部、纵隔淋巴结转移灶及双肺转移瘤摄碘能力明显减低,且可被超声、CT 及 ^{18}F-FDG PET/CT 等影像学检查手段所显示,诊断为 RAIR-DTC。随访过程中发现颈部超声提示双侧颈部多发转移淋巴结,部分较前增大。根据 ATA 指南对于判断为 RAIR-DTC 的患者,尤其病灶不摄碘或虽摄碘但病情仍进展的患者,可考虑终止 ^{131} 碘治疗,给予分子靶向药索拉非尼治疗。RAIR-DTC 患者开始接受靶向药物治疗后,应定期复查血清学及影像学变化,随访间隔为 3~6 个月,并进行疗效评估。由于靶向药物的不良反应比较常见,故 RAIR-DTC 患者接受靶向治疗后,应密切监测其不良反应发生情况。随访间隔 2 周至 3 个月,应个体化管理,对不良反应及时对症处理,并关注其病情变化。颈部超声提示转移淋巴结缓慢缩小,双肺多发转移瘤较前缩小、减少,按时检测血常规、肝肾功能、电解质等均未见明显异常，除手足皮肤反应较明显（涂抹药膏保湿后好转），无其他明确不良反应。若患者肿瘤灶维持稳定，则可缓慢停服靶向药物治疗。该患者在口服索拉非尼 2～3 年，颈部及纵隔转移淋巴结、肺部多发转移瘤结构病灶稳定后，予以索拉非尼缓慢减量，且减量后继续观察肿瘤灶仍维持稳定后，方可继续减量直至停药，虽然在该过程中甲状腺球蛋白抗体仍呈升高趋势。由于患者在停药后，颈部仍可见淋巴结构病灶，但 PET/CT 检查提示未见糖代谢增高，经多学科讨论后，行"右侧侧颈区功能性颈淋巴结清扫术"及"左侧颈部淋巴结穿刺活检术"，术后及穿刺病理均未见明显肿瘤灶。RAIR-DTC 经 [131] 碘治疗及分子靶向治疗后肿瘤失活，停服索拉非尼后仍持续维持稳定。因此，超声、CT 及 PET/CT 提示结构肿瘤灶但未见肿瘤活性时，可继续观察，若失活肿瘤持续稳定，不一定要积极采取分子靶向药、局部手术等方式处理。

3. 甲状腺球蛋白抗体在监测 DTC 转移或复发价值　甲状腺球蛋白抗体是自身免疫系统针对甲状腺球蛋白产生的特异性抗体，由于甲状腺球蛋白抗体值变化的趋势反映分泌甲状腺球蛋白组织的变化，因此，当甲状腺组织或 DTC 转移灶完全去除后，甲状腺球蛋白抗体值将随时间延长而逐渐降低。约 75% 的甲状腺球蛋白抗体阳性患者在长期随访中甲状腺球蛋白抗体呈下降趋势，尽管只有一半转为甲状腺球蛋白抗体阴性，但整体 DTC 持续 / 复发风险却较低（< 3%）；而约 20% 的患者仍维持在较高水平，这类患者即使看起来为无病状态，但甲状腺球蛋白抗体值也很难转为阴性，其甲状腺球蛋白抗体持续存在的机制目前尚不明确，原因可能是残余少量组织持续性分泌甲状腺球蛋白抗原，但因肿瘤病灶较小不能被解剖学影像检出，或者是患者体内存在的甲状腺球蛋白抗体长寿记忆细胞持续产生甲状腺球蛋白抗体，或者与甲状腺自身免疫性疾病有关，此类患者与甲状腺球蛋白抗体呈下降趋势的患者相比具有较高的复发风险。有研究表明，甲状腺球蛋白抗体变化趋势与肿瘤持续 / 复发有关，对监测 DTC 转移或复发有一定价值。但是，对于随访期间血清甲状腺球蛋白抗体升高的患者，其肿瘤持续 / 复发率较高，还需结合 [131] 碘全身显像或 ^{18}F FDG-PET/CT、颈部超声及其他影像学检查积极查找病灶，以指导治疗。正如该患者在肿瘤灶持续稳定时，仍可见甲状腺球蛋白抗体较大幅度波动。因此，甲状腺球蛋白抗体高的 DTC 患者，需综合影像学检查综合考虑，若影像学检查为阴性，则需长期持续动态的随访；若有异常的影像学表现时，可根据情况积极地予以治疗。

（病例提供者：陈　盼　彭曼莉　冯会娟　南方医科大学珠江医院）

参考文献

[1]Haugen BR，Alexander EK，Bible KC，et al.2015 American thyroid association management guidelines for adult patients with thyroid nodules and differentiated thyroid cancer：the American thyroid association guidelines task force on thyroid nodules and differentiated thyroid cancer[J].Thyroid, 2016, 26（1）：1-133.

[2] 中华医学会核医学分会. ¹³¹ I 治疗分化型甲状腺癌指南（2021 版）[J]. 中华核医学与分子影像杂志，2021，41（4）：218-241.

[3] 王任飞，王勇，石峰，等. 碘难治性分化型甲状腺癌的诊治管理共识（2019 年版）[J]. 中国癌症杂志，2019，29（06）：476-480.

[4] 陈立波，丁勇，关海霞，等. 中国临床肿瘤学会（CSCO）持续／复发及转移性分化型甲状腺癌诊疗指南 -2019[J]. 肿瘤预防与治疗，2019，32（12）：1051-1080.

[5]Chen P，Feng HJ，Ouyang W，et al.Risk factors for nonremission and progression-free survival after I-131 therapy in patients with lung metastasis from differentiated thyroid cancer：A single-institute, retrospective analysis in southern china[J].Endocr Pract，2016，22（9）：1048-1056.

病例 20　碘难治性分化型甲状腺癌多学科联合治疗

一、病历摘要

（一）基本信息

患者女性，42 岁。

主诉：甲状腺癌术后，双肺多发结节。

现病史：患者 2009-04-22 因"甲状腺癌"于外院行"甲状腺右叶全切术＋左叶部分切除术"，手术顺利，术后恢复良好，术后病理：（右甲状腺）甲状腺滤泡癌，微小浸润型；（左甲状腺）结节性甲状腺肿。免疫组化：TG（+）、TTF-1（+）、E-Ca（+）、Bc1-2（±）、CK19 灶性（+）、M（±）、Ki-67 < 1%，CD15（-），Galectin-3（-）。TNM：$T_1N_0M_x$。术后未进行复发危险度评估。不规律服用左甲状腺素 5 年，自行停药近 1 年，未规律复查，未行 ^{131} 碘治疗。2014-04-23 于外院查胸部 CT 提示：双肺多发结节影，考虑肺转移瘤（病例 20 图 1），2014-05-09 行"残余左侧甲状腺切除术"，术后病理：左甲状腺结节性甲状腺肿。无颈部疼痛、声音嘶哑、饮水呛咳、吞咽困难、呼吸困难，无胸闷、气促、咳嗽、咳痰，为进一步诊治，于 2014-05-13 首次就诊我院核医学科行 ^{131} 碘治疗。发病以来，精神尚可，饮食正常，睡眠正常，二便正常，体重无明显变化。

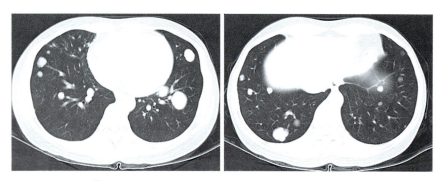

病例 20 图 1 ^{131} **碘治疗前肺部 CT 提示：双肺多发结节，考虑：甲状腺癌肺转移**

既往史、个人史、家族史：无特殊。

（二）体格检查

一般状况好，生命体征平稳。颈软无抵抗，颈静脉无怒张，颈动脉无异常波动，气管居中，颈部可见横形手术瘢痕；颈前区未触及明显肿物。双侧颈部未扪及肿大淋巴结。余查体无特殊。

（三）辅助检查

实验室检查：

血常规：白细胞 $4.4×10^9$/L，血红蛋白 102 g/L，血小板 $246×10^9$/L。

生化全套：白蛋白 41 g/L，总胆红素 13.99 μmol/L，肌酐 80 μmol/L。

甲状腺功能：超敏促甲状腺激素 20.38 mIU/L，甲状腺球蛋白＞1000 mg/L，游离三碘甲状腺原氨酸 2.96 pmol/L，游离甲状腺素 5.42 pmol/L，甲状腺球蛋白抗体 84.91 U/mL。

影像学检查：

甲状腺静态扫描：颈中上部及双侧甲状腺床片状异常浓聚，考虑甲状腺残留组织；右上纵隔水平结节状异常浓聚灶，结合肺部 CT 平扫，考虑肺转移灶可能（病例 20 图 2）。

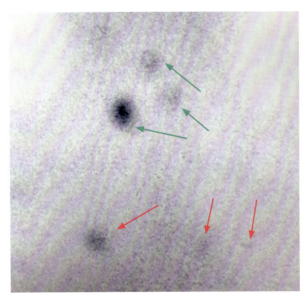

病例 20 图 2　$^{99m}TcO_4^-$ 甲状腺静态显像

注：颈部残留甲状腺（绿箭头）；胸部异常浓聚灶，考虑肺转移（红箭头）。

颈部彩超：双侧颈部未见明显异常肿大淋巴结。

心电图：窦性心动过缓。

（四）诊断

甲状腺滤泡癌术后伴双肺转移（$T_1N_0M_1$，II 期，高危）。

二、治疗经过

（一）治疗

患者 2 次行甲状腺手术，首次甲状腺已全切。[131]碘治疗前评估：甲状腺滤泡癌术后伴肺转移。TNM 再分期：$T_1N_0M_1$，Ⅱ期，复发危险度分层：高危。2014 年 6 月至 2018 年 9 月每隔半年行 [131] 碘治疗，共 7 次，每次剂量均 ≥ 200 mCi，累积剂量 1650 mCi。肺部转移灶基本消失（病例 20 图 3、病例 20 图 4），脊柱及骨盆骨转移灶持续摄取 [131] 碘（病例 20 图 5）。

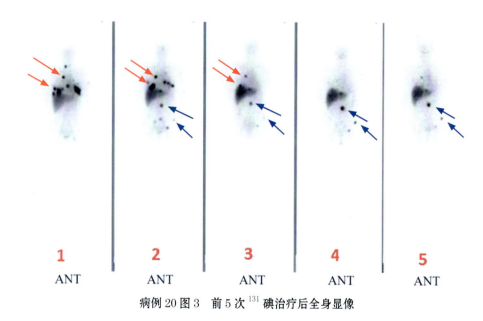

病例 20 图 3　前 5 次 [131] 碘治疗后全身显像

注：肺部聚 [131] 碘病灶逐渐消失（红箭头），脊柱及骨盆病灶持续摄 [131] 碘（蓝箭头）。肺部转移灶缩小、消失；脊柱及骨盆转移灶持续摄 [131] 碘，大小稳定。

2014 年 12 月发现高摄 [131] 碘骨转移，7 次 [131] 碘治疗后，左侧髂骨病灶开始进展（病例 20 图 6、病例 20 图 7）。2019-03-19 [18] F-FDG PET/CT 全身显像提示：左侧髂骨病灶高代谢，左肺下叶新增结节，代谢轻度升高。

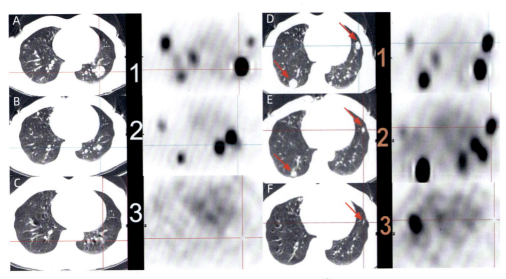

病例 20 图 4　大部分肺转移病灶经 3 次大剂量 ^{131} 碘治疗后基本消失

注：左肺下叶外侧基底段病灶经 3 次 ^{131} 碘治疗后消失（A～C）；左肺上叶下舌段转移灶经 3 次 ^{131} 碘治疗后消失（D～F）。

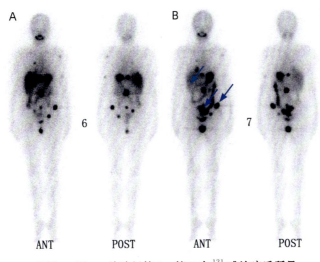

病例 20 图 5　外院行第 6、第 7 次 ^{131} 碘治疗后所见

注：肺部病灶基本消失；骨盆病灶持续摄 ^{131} 碘，左侧髂骨病灶有所增大（蓝箭头）。胸 7 椎体左侧部、胸 10 椎体前部、腰 2 椎体、骶骨、左侧髂骨、坐骨、髋臼骨质破坏伴 ^{131} 碘摄取。图 A 第 6 次 ^{131} 碘治疗后碘显像前（ANT）、后（POST）位图像；图 B 第 7 次 ^{131} 碘治疗后碘显像前后位图像。

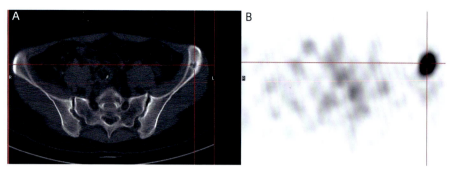

病例 20 图 6　2016 年第 5 次 [131] 碘治疗后断层融合显像

注：CT 显示左侧髂骨转移灶，最大径 9.7 mm（A），病灶摄取 [131] 碘（B）。

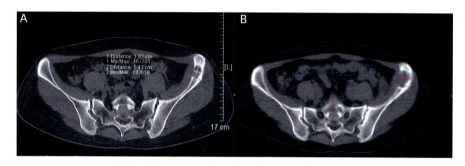

病例 20 图 7　2018 年、2019 年两次骨盆 CT 显示

注：左侧髂骨转移灶逐渐增大，最大径分别增大至 18.3 mm（A）、26.7 mm（B）。

于 2019 年 4 月多学科讨论后，建议患者行 [131] 碘粒子植入治疗或消融治疗或局部放射治疗。患者选择在当地医院行骨盆病灶放射治疗（2019 年 4 月），甲状腺球蛋白一度由 5270 ng/mL 下降至 1699 ng/mL；约 6 个月后甲状腺球蛋白又升高，返院行左髂部病灶射频消融（2019 年 12 月），射频消融治疗前穿刺活检病理：（左髂骨肿物）送检穿刺组织，镜下见少量横纹肌及纤维组织，并见甲状腺滤泡上皮，结合临床病史，考虑为甲状腺癌转移。免疫组化：Ki-67（3%+），PAX8（+++），TTF1（+++），TG（++）。2021 年 1 月行第 8 次 [131] 碘治疗，剂量 250 mCi，累积 1900 mCi，治疗后 [131] 碘全身显像：左髂骨病灶中心无摄取，周缘仍摄 [131] 碘，股骨见新发病变。甲状腺球蛋白仍持续升高。考虑患者系 RAIR-DTC，且疾病进展，肺部见新发病变，骨骼病灶范围增大，甲状腺球蛋白升高，2021 年 8 月起行靶向药物全身治疗，先后予索拉非尼（2021 年 8 ～ 11 月）、安罗替尼（2021 年 11 月至 2023 年 9 月）、仑伐替尼（2023 年 9 月至今）进行治疗（病例 20 图 8、病例 20 图 9）。2022 年 7 月考虑病灶进展，再次行左髂病灶射频消融，射频消融治疗前穿刺活检病理：左髂前上棘肿物镜下见大片纤维素性坏死，周围见少量纤维组织增生伴玻璃样变性，另见少量退变的横纹肌组织（考虑未取到活性组织）。2023 年 6 月左髂部病灶植入 ^{125} 碘粒子（64 枚）治疗。

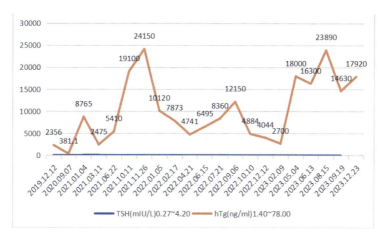

病例 20 图 8　病情进展后靶向药物治疗中，促甲状腺激素抑制状态下甲状腺球蛋白水平变化曲线

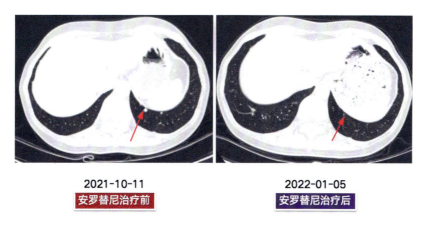

病例 20 图 9　安罗替尼治疗后肺部转移灶缩小

（二）随访

1. 肺转移情况　患者无明显咳嗽、咳痰、气促等症状，多次行 ^{131} 碘治疗后大部分肺转移灶消失，2019 年 3 月左肺下叶发现新病灶，进展缓慢，无症状，不影响肺功能。目前靶向药物治疗，规律复查胸部 CT，肺部病变大小稳定，无再新发病变。双肺未见明显纤维化改变，肺功能正常。

2. 骨转移情况　患者全身多发骨转移，经多次大剂量 ^{131} 碘治疗后，除左侧髂骨病灶外，基本维持稳定，左侧髂骨病灶经放疗、射频消融、粒子植入及靶向药物等治疗后评估病灶活性受抑制，无明显疼痛不适，不影响日常生活，目前暂未出现骨折等骨骼相关事件。

3. 靶向治疗情况　患者因RAIR-DTC局部进展，交替使用索拉非尼、安罗替尼、仑伐替尼进行治疗，期间出现轻度高血压，药物可控；手足综合征（皮疹、脱屑）、腹泻等药物不良反应，对症处理后病情可控，目前病情稳定。日常生活略受影响。

4. 血常规及骨髓抑制情况　患者多次大剂量 ^{131} 碘治疗，累积剂量达 1900 mCi，白细胞、血红蛋白、血小板同治疗前基线相仿。治疗期间多次随访除偶发轻度贫血及白细胞稍减低外，未出现明显骨髓抑制情况。肝肾功能均未见异常。

三、病例分析

近年来，甲状腺癌发病率呈逐年上升趋势，我国甲状腺癌发病率为 14.65/10 万，居女性新发癌症的第 4 位。DTC 占甲状腺癌的 90% 以上，因其仍具有甲状腺滤泡上皮细胞的部分生理功能，故可摄取 ^{131} 碘从而达到治疗目的。此类患者经规范化的手术、^{131} 碘治疗和促甲状腺激素抑制治疗后仍有约 20% 的 DTC 患者出现了远处转移。其中约 1/3 在治疗中或自然病程中病灶逐渐丧失摄碘功能，呈现碘难治状态，而成为 RAIR-DTC。

1. 甲状腺癌肺转移治疗决策　本例患者首次外院诊疗，甲状腺未全切，术前评估不充分，未查肺部 CT 平扫，术后未行 ^{131} 碘治疗，未规范进行促甲状腺激素抑制治疗，患者医从性差，未规律随诊，治疗欠规范。术后 6 年，双肺多发结节，且甲状腺球蛋白明显处于高水平，考虑肺转移。遂再次行甲状腺全切后开始 ^{131} 碘治疗。经 5 次大剂量 ^{131} 碘治疗，肺转移灶基本消失（病例 20 图 3、病例 20 图 4）；动态复查促甲状腺激素抑制水平下甲状腺球蛋白水平逐渐下降并维持于低水平状态（病例 20 图 10）。

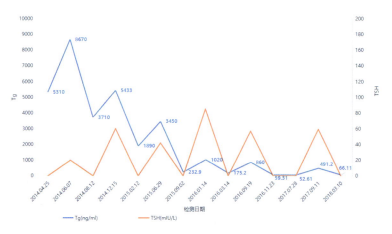

病例 20 图 10　^{131} 碘清灶治疗过程中甲状腺球蛋白水平变化曲线

2019 年 3 月甲状腺球蛋白升高，^{18}F-FDG PET/CT 发现肺部新增小结节，代谢轻度增高，髂骨病灶增大，代谢增高，考虑病情进展。于 2021 年 1 月行第 8 次 ^{131}碘治疗（剂量 250 mCi），虽病灶摄 ^{131}碘，但甲状腺球蛋白仍升高，影像学提示肺部结节增多、增大，考虑病情进展，遂先后予索拉非尼、安罗替尼、仑伐替尼靶向治疗。复查至今肺部多发结节较前缩小。

对于多发肺转移病变患者，首先推荐使用 ^{131}碘治疗，总体治疗效果满意，控制较好。当出现 RAIR-DTC 时，此时 ^{131}碘治疗已无法覆盖全部病变，需同时进行靶向药物等全身综合治疗。

2.骨转移灶治疗决策　该患者胸 7 椎体左侧部、胸 10 椎体前部、腰 2 锥体、骶骨、左侧髂骨、坐骨、髋臼骨质破坏，病变分布范围广。患者全身多处骨转移，多次行 ^{131}碘治疗，骨转移灶大部分稳定，未见明显进展。

2018 年 9 月复查提示促甲状腺激素抑制状态下甲状腺球蛋白持续升高，影像学提示左侧髂骨病灶范围增大，考虑骨转移病灶进展，继续 ^{131}碘治疗，甲状腺球蛋白仍持续升高。进一步查 PET/CT：左侧髂骨病灶骨质破坏，部分伴软组织影，^{18}F-FDG 代谢增高，SUVmax 3.8，肿瘤仍有活性（病例 20 图 11）。

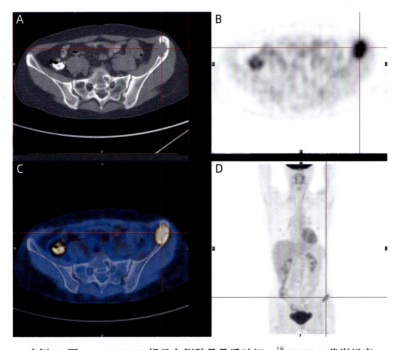

病例 20 图 11　PET/CT 提示左侧髂骨骨质破坏，^{18}F-FDG 代谢增高

注：A. CT 见左侧髂骨骨质破坏；B. 左侧髂骨病灶高代谢；C. 融合图像；D. MIP 图提示左侧髂骨病灶高代谢。

经多学科讨论后，患者选择行骨盆病灶放射治疗。甲状腺球蛋白水平在放射治疗后半年内逐渐下降，而后迅速升高，全身骨显像（病例 20 图 12）、[131] 碘显像（病例 20 图 13）、[99m]Tc-3PRGD2 显像见左髂部仍有活性、股骨颈新发病灶。提示外放射治疗对甲状腺癌骨转移疗效有限。疾病进展后，予 TKI（酪氨酸激酶抑制剂）靶向药物治疗，并先后行左髂骨转移瘤射频消融、粒子植入术，植入粒子 64 枚（51.2 mCi）。

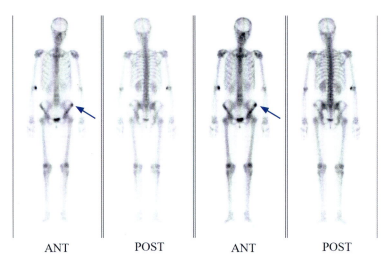

病例 20 图 12　2021 年 1 月全身骨显像：左侧髂骨病灶骨代谢增高

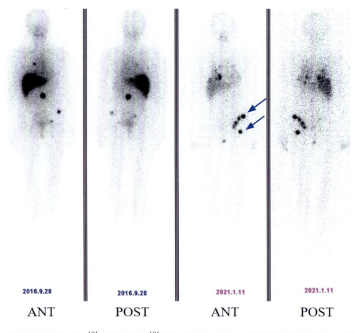

病例 20 图 13　第 5 次及第 8 次 [131] 碘治疗后 [131] 碘 –WBS 显示：左侧髂骨病灶增多，股骨颈新发病灶

　　骨转移应是多学科联合治疗，对于 RAIR-DTC 患者而言，无法手术切除的骨转移病灶可以联合介入治疗、放射治疗、射频消融、^{125} 碘粒子植入治疗、^{131} 碘治疗，以及双膦酸盐、地诺单抗抑制破骨细胞的系统治疗或靶向药物治疗等方法进行治疗，但多数靶向药物对骨转移病灶疗效甚微。对于摄碘的骨转移病灶，^{131} 碘治疗也可作为其一线治疗方案，可改善骨痛、延长患者生存期及无疾病进展期。

　　对于局部较大病变，外照射、消融治疗、手术治疗则有利于局部病灶控制，对于出现局部疼痛症状或严重骨质破坏的承重骨疗效良好，治疗后患者甲状腺球蛋白明显下降。^{125} 碘粒子植入在 RAIR-DTC 的骨转移灶中的应用日渐成熟，为不能 / 不愿再次手术及不适合靶向治疗的患者提供了一种有效的治疗手段。上述手段均可有效缓解疼痛症状、减少及延缓病理性骨折等骨不良相关事件的发生，提高患者生活质量。

四、诊疗经验

　　1. RAIR-DTC 的多学科联合诊疗　RAIR-DTC 的界定需要核医学科、影像科、肿瘤科、骨科、内分泌科等多学科的综合评估。根据《甲状腺结节及分化型甲状腺癌诊治指南》，在无外源性碘负荷干扰的情况下，促甲状腺激素刺激状态下（＞30 mIU/L），经规范 ^{131} 碘治疗后的患者，出现下列情形之一可考虑界定为 RAIR-DTC（均非绝对标准），提示患者从后续 ^{131} 碘治疗中获益的可能性小：①转移灶在首次 Rx-WBS 中表现不摄取 ^{131} 碘；②原本摄取 ^{131} 碘的功能性转移灶逐渐丧失摄取功能而转变为不摄取 ^{131} 碘；③部分转移灶摄取 ^{131} 碘、部分转移灶不摄取 ^{131} 碘且病灶可被 ^{18} F-FDG PET/CT、CT 或 MRI 等其他影像学检查显示；④转移灶在多次 ^{131} 碘治疗后虽然仍保持碘摄取功能，但仍出现病情进展，包括病灶增大、出现新发病灶、甲状腺球蛋白水平持续上升等。

　　目前，RAIR-DTC 的治疗和随访已发展成由多科室共同进行的规范化 MDT，针对不同患者或者同一患者的不同治疗阶段实施个体化精准治疗。该患者经多学科、多种诊疗手段治疗后，未能消灭骨转移灶，说明甲状腺癌骨转移是治疗难点。

　　2. 肺转移 ^{131} 碘治疗经验　对于 DTC 合并远处转移患者，术后联合 ^{131} 碘治疗可明显改善其总体生存期，在病灶持续摄碘的情况下，可重复甚至多次进行 ^{131} 碘治疗。重复治疗时间间隔多是根据《甲状腺结节及分化型甲状腺癌诊治指南》建议或经验性选择 3 ～ 12 个月，尚无统一的复治时机和指征推荐，宽泛的时间间隔选择势必会导致临床实践的不规范和随意性，短期内接受多次大剂量 ^{131} 碘治疗，发生不良反应的风险显著增加。

　　对于肺转移灶，推荐首先行 ^{131} 碘治疗。通常弥漫性微小肺转移 ^{131} 碘治疗后可获得较高的完全缓解率，较大的肺转移结节 [131] 碘治疗后可使结节缩小、血清甲状腺球蛋白下降，但完全缓解率不高，预后不佳。目前临床上多采用经验性治疗剂量法，对于肺转移病灶，推荐剂量为 5.55～7.4 GBq（150～200 mCi），经临床评估后，可酌情增加 [131] 碘口服剂量。

中国临床肿瘤学会（Chinese Society of Clinical Oncology，CSCO）指南指出，多发大结节肺转移灶者预后较差，需评估前期 [131] 碘治疗是否获益后决定是否重复治疗，治疗时间间隔尚存争议。该患者多发大结节肺转移灶，前期每半年一次 [131] 碘治疗，影像学上肺部大结节转移灶基本消失，甲状腺球蛋白持续下降，无明显放射性肺炎、肺纤维化等并发症，提示治疗安全有效，对于多发大结节肺转移者 [131] 碘仍应作为首选治疗方案。

对于 RAIR-DTC 患者，频繁的大剂量 [131] 碘治疗对其疗效不佳，因此不宜在半年内进行重复治疗。但 RAIR-DTC 仅作为界定患者肿瘤组织对 [131] 碘治疗的应答概率分层，提示患者从后续 [131] 碘治疗中获益的可能性小，而非决策 [131] 碘治疗与否的明确标准。因此，仍可在后续的治疗中进行 [131] 碘治疗。当该患者表现出 [131] 碘难治时，治疗的重心便转移为全身靶向治疗，当发生药物相关并发症或耐药时，酌情进行 [131] 碘治疗也可有效控制疾病进展。当治疗具有摄碘能力的肺转移灶时，可造成周围正常组织出现放射性肺炎和肺纤维化，单次剂量过大或累积剂量超过 1500 mCi 时需警惕相关并发症发生。本例患者累积剂量超过 1500 mCi，肺功能未出现异常。

3. 骨转移病灶治疗　减少骨骼相关事件发生，规范疼痛管理，提高患者生存质量。

在 RAIR-DTC 骨转移患者中，骨骼相关事件（skeletal related event，SRE）的发生率很高，SRE 的发生极大威胁患者生命。骨病变症状较轻者通常采用局部治疗，如放疗、手术、射频消融等。然而，当局部治疗无法有效控制症状时需考虑进行全身治疗。

骨靶向药物（双膦酸盐或地舒单抗）可以延迟后续 SRE（骨折、疼痛、神经系统并发症）的发生并改善症状。《甲状腺结节及分化型甲状腺癌诊治指南》推荐，对于 RAIR-DTC 引起的弥漫性和（或）症状性骨转移患者，应考虑使用骨靶向药物治疗，可以单用或与其他全身治疗联合应用。其主要并发症为低钙血症，在接受该类治疗时应补充足够的维生素 D 和钙，并在治疗前接受牙科／口腔外科评估以减少颌骨坏死的风险。骨转移病灶往往对 [131] 碘及 TKI 靶向治疗不够敏感。因此，当该患者出现局灶性骨转移灶时，联合采用放疗、射频消融、[125] 碘粒子植入治疗等方式，通过监测 [131] 碘清甲治疗后诊断性核素扫描（Rx-WBS）、全身 RGD 显像、CT、血清甲状腺球蛋白水平等评估局灶性骨病变大小及肿瘤活性情况。因治疗及时、有效，虽未消灭病灶，但患者未出现明显 SRE，对于维持该患者生存质量起到一定保障。总体来说，本例患者骨转移灶综合治疗效果并不特别理想，基本维持低病灶稳定或者低进展。

4. 靶向药物治疗时机决策，靶向治疗药物选择，耐药后如何换药，耐药后靶向联合 [131] 碘治疗经验。

近 10 年来，RAIR-DTC 的靶向治疗取得了重大的进展，多激酶抑制剂索拉非尼、仑伐替尼和安罗替尼相继获得批准，为 RAIR-DTC 患者带来了新的希望。然而，上述药物的不良反应、耐药性问题不容忽视。目前，何时启动靶向治疗、最佳序贯治疗方案尚不确切，上述问题均有待未来进一步研究解决。本例患者出现 [131] 碘难治且疾病进展后开始序贯使用 TKI 靶向药物治疗。总体疗效有限，不良反应可控。应用靶向药物治疗时应综合考虑以下因素：①患者病情进展速度、预期寿命和生存获益；②靶向药物治疗的疗效和药物相关不良反应；③相关基因分子检测可用于筛选敏感靶向药物；④存在耐药可能且后续治疗手段疗效有限；⑤患者治疗意愿、身体耐受性、药物可及性和社会支持等。

目前仑伐替尼及索拉非尼被列为一线推荐使用药物。用药过程中常见腹泻、手足综合征等不良反应，需严密监测高血压、蛋白尿等不良事件。该患者使用索拉非尼、安罗替尼时不良反应以手足综合征为主，达 3 ～ 4 级，因此间歇性减量给药至耐药。该患者目前使用仑伐替尼的不良反应较低，能耐受足量使用。因此，如何在靶向药物足量、保证疗效的情况下缓解不良反应成为临床应用中需要克服的又一问题。

除了单独使用靶向药物，联合免疫治疗、放射性核素靶向治疗及其他靶向药物如组蛋白去乙酰化酶（histone deacetylase，HDAC）抑制剂等在 RAIR-DTC 中的应用正在进一步研究中。除此之外，随着对甲状腺癌相关分子机制的深入研究，环状RNA（核糖核酸）等潜在靶点将可能成为 RAIR-DTC 患者靶向治疗的新选择。新靶点、新药物的出现将推动 RAIR-DTC 的治疗不断突破，为患者提供更为高效、安全和经济的治疗方案。

（病例提供者：陈耀琦　林志毅　陈文新　福州大学附属省立医院）

参考文献

[1] 中华医学会内分泌学会. 甲状腺结节和分化型甲状腺癌诊治指南（第二版）[J]. 中华内分泌代谢杂志, 2023, 39（3）: 181-226.

[2] 中国临床肿瘤学会指南工作委员会. 中国临床肿瘤学会（CSCO）分化型甲状腺癌诊疗指南 2021[J]. 肿瘤预防与治疗, 2021, 34（12）: 1164-1201.

[3] Filetti S. ESMO clinical practice guideline update on the use of systemic therapy in advanced thyroid cancer[J]. Annals of Oncology, 2022, 33（7）: 674-684.

病例 21　甲状腺滤泡状癌伴巨大纵隔淋巴结转移 ^{131} 碘联合 ^{125} 碘粒子植入治疗

一、病历摘要

（一）基本信息

患者女性，24 岁。

主诉：甲状腺癌术后 4 年，发现纵隔转移灶 1 个月。

现病史：患者自诉 2015 年偶然发现双侧颈前区多个肿块，于 2015-01-20 外院行左侧甲状腺全切＋右侧甲状腺大部分切除＋左侧颈淋巴结清扫＋右侧颈部中央淋巴结清扫术，术后病理提示：双侧甲状腺滤泡癌，右颈部淋巴结可见癌转移（1/4），左颈部淋巴结无转移（0/11）。术后服用左甲状腺素钠片。2015-04-30 因颈部新增肿块行右侧甲状腺次全切除＋右侧功能性颈淋巴结清扫术，术后病理提示：右甲状腺及结节、气管前组织未见癌组织残留，副神经旁淋巴结 4 枚呈反应性增生。术后口服左甲状腺素钠片，并根据血清甲状腺功能检测结果调整药物用量。

2019 年 7 月再次发现左颈部包块，CT 提示：双侧颈部及前上纵隔内见多发软组织密度肿块影，病灶大小不一，部分融合，部分病灶边界尚清，部分病灶内见低密度影，以左颈部为多，较大者约 7.0 cm，前上纵隔内病灶较大者约 6.9 cm，考虑转移可能性大。PET/CT 提示左颈部、颌下、前正中颈部皮下、两侧锁骨上及纵隔淋巴结 FDG 高代谢，考虑转移可能性大。于 2019-08-21 在全身麻醉下行双侧颈部淋巴结清扫术，术后病理提示：①（喉前淋巴结）甲状腺滤泡性癌结节，肿瘤周边见少量残存甲状腺滤泡，未见淋巴结成分；②（右侧第Ⅳ组淋巴结）甲状腺滤泡状癌结节形成；③（左侧Ⅱ／Ⅲ区淋巴结）甲状腺滤泡结节，未见癌转移。术后恢复尚可。

既往史、个人史、家族史：无特殊。

（二）体格检查

颈部对称，颈软，颈静脉无怒张，无颈动脉异常搏动，气管居中，颈前可见一长约 18 cm 手术瘢痕，愈合尚可，甲状腺缺如。余未见异常。

（三）辅助检查

实验室检查：

血常规、肝肾功能、凝血功能等基本正常。

2019-09-13 血清甲状腺功能检查示：游离三碘甲状腺原氨酸 6.92 pg/mL；甲状腺球蛋白＜ 0.04 ng/mL；甲状腺球蛋白抗体 68.5 ng/mL。生化提示：α - 岩藻糖苷酶 40.5 U/L；钙 2.53 mmol/L。

辅助检查：

心电图：窦性心律过速。

2019-09-11 CT 提示：左上纵隔主动脉弓旁见多发软组织密度肿块影，病灶大小不一、部分融合，部分病灶边界尚清，肿块最大横截面约 5.4 cm×4.2 cm，右上纵隔肿块最大横截面约为 4.3 cm×2.7 cm，如病例 21 图 1。

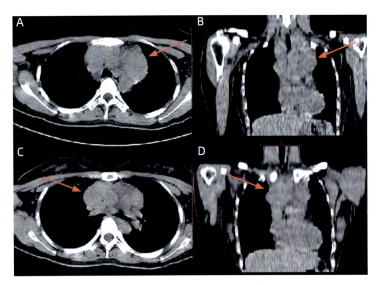

病例 21 图 1　2019-09-11 CT 影像

注：A、B. 左上纵隔主动脉弓旁软组织密度肿块，与主动脉分界欠清，最大横截面约 5.4 cm×4.2 cm；C、D. 右上纵隔软组织密度肿块，最大横截面约 4.3 cm×2.7 cm。

（四）诊断

1. 甲状腺恶性肿瘤（滤泡癌）（cT$_3$N$_1$M$_1$，Ⅱ期）。
2. 纵隔淋巴结继发恶性肿瘤。
3. 甲状腺癌术后。

二、治疗经过

（一）第 1 次联合治疗（2019 年 9～11 月）及随访

1. 治疗　甲状腺癌转移程度判定主要依赖于血清甲状腺功能检查及影像学检查。由于患者甲状腺球蛋白＜0.04 ng/mL，但甲状腺球蛋白抗体 68.5 ng/mL，假阴性可能性大，故评价肿瘤转移程度主要依赖影像学检查。2019 年 9 月患者入院完善相关检查后我院采用 MDT，请核医学科、放射科、病理科、肿瘤内科、胸部肿瘤外科专家会诊，共同制订治疗方案。综合考虑后，决定采用 ¹³¹ 碘内照射治疗联合 ¹²⁵ 碘粒子植入治疗方案。2019-09-16 按 120 Gy 的处方剂量，共植入活度为 3.071×10^7 Bq 的 ¹²⁵ 碘粒子共 91 颗。植入过程顺利，未发生不良反应。2019-11-26 患者停左甲状腺素钠片 4 周后入院行 5.55×10^9 Bq ¹³¹ 碘内照射治疗，治疗后 3 天行 ¹³¹ 碘全身显像及颈胸部断层融合，如病例 21 图 2。

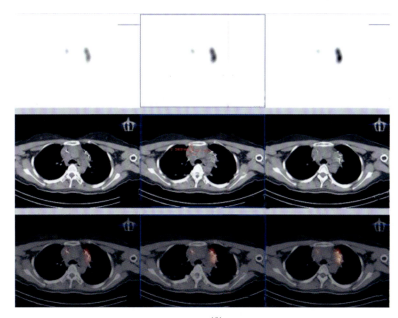

病例 21 图 2　2019-11-29 ¹³¹ 碘胸部断层融合显像

注：上纵隔淋巴结见 ¹³¹ 碘核素浓聚，考虑甲状腺癌淋巴结转移。

2. 随访　2020 年 4 月 CT 提示：左侧胸廓入口区、纵隔多发大小不等结节、肿块，考虑转移可能性大，大部分病灶在粒子植入术后改变，较前显著缩小，但仍有残留病灶，遂进行第二次联合治疗，具体见病例 21 图 3。

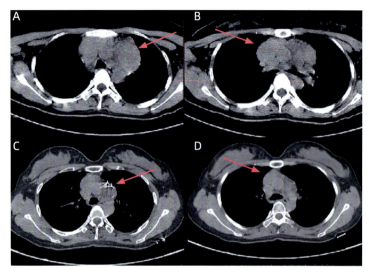

病例 21 图 3　第 1 次联合治疗前后 CT 影像对比

注：A、B 为 2019-09-11 CT 图像；C、D 为 2020-04-13 CT 图像，可见纵隔病灶较前显著缩小。

（二）第 2 次联合治疗及随访

1. 治疗　2020-06-08 停服左甲状腺素钠片 4 周后再次入院，行 5.55×10^9 Bq ^{131} 碘内照射治疗，服碘后 3 天行 ^{131} 碘全身显像，具体见病例 21 图 4。2020-07-13 患者入院在 CT 引导下行纵隔转移淋巴结 ^{125} 碘粒子植入术，术中分别植入活度为 2.59×10^7 Bq 的 ^{125} 碘粒子共 62 颗。

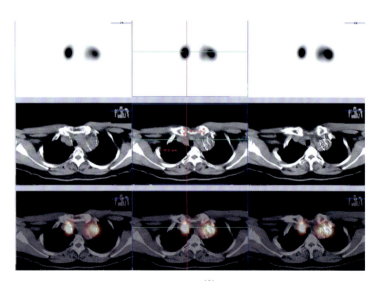

病例 21 图 4　2020-06-11 ^{131} 碘胸部断层融合图

注：胸部见 ^{131} 碘异常浓聚，考虑淋巴结转移灶摄取。

2. 随访 为观察患者纵隔病灶代谢，2020-07-16 [18] F-FDG PET/CT 显像提示：左侧胸廓入口区纵隔软组织结节、肿块，内见高密度致密影，放射性分布异常浓聚，SUVmax 为 4.4～4.7，较大者位于纵隔 3 A 区，大小约 3.5 cm×8.2 cm。

2020 年 9 月 CT 提示：左侧胸廓入口见软组织密度结节，较前稍缩小，具体见病例 21 图 5。

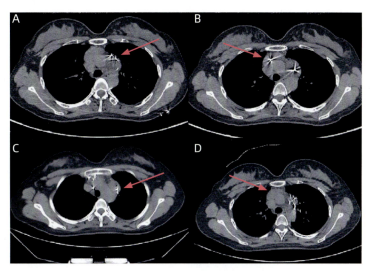

病例 21 图 5 第一次联合治疗前后 CT 影像对比

注：A、B 为 2020-04-13 CT 图像；C、D 为 2020-09-21 CT 图像，可见纵隔病灶较前显著缩小。

2021 年 8 月为观察患者疗效，再次行 [18] F-FDG PET/CT，具体见病例 21 图 6。

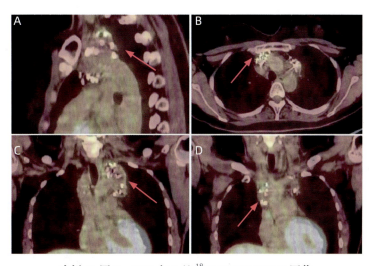

病例 21 图 6 2021 年 8 月 [18] F-FDG PET/CT 图像

注：A 为冠状位；B 为横断位；C、D 分别为矢状位右、左纵隔最大截面图像。图提示：原左侧胸廓入口区、纵隔多发软组织结节、肿块较前缩小，内部分布高密度粒子影，放射性摄取明显减低，中央无放射性摄取，部分病变周围轻度放射性摄取增高，SUVmax = 2.9，最大淋巴结位于纵隔Ⅵ区，大小约 3.0 cm×2.3 cm。

病灶较前显著缩小且 ^{18}F-FDG 摄取较前显著降低，但仍存残留病灶，遂行第 3 次联合治疗。

（三）第 3 次联合治疗及随访

1. 治疗 2021-09-09 患者入院在 CT 引导下行纵隔肿瘤 ^{125} 碘粒子植入术，术中分别植入活度为 $2.22×10^7$ Bq 的 ^{125} 碘粒子共 49 颗。2021-09-13 患者停左甲状腺素钠片 4 周后入院，口服 ^{131} 碘 $5.55×10^9$ Bq，服碘后 3 天行 ^{131} 碘全身显像，具体见病例 21 图 7。

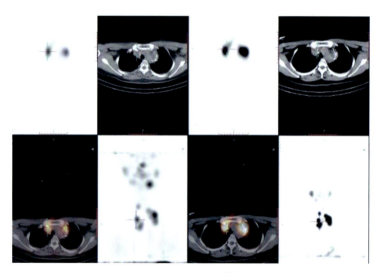

病例 21 图 7　2021-09-16 ^{131} 碘全身显像

注：颈部见 ^{131} 碘核素摄取，上纵隔见多发团块状核素浓聚灶。

2. 随访 2022 年 4 月彩超提示：气管偏右侧多发肿大淋巴结，左侧锁骨上窝肿物行粒子植入术后改变。

（四）第 4 次联合治疗及随访

1. 治疗 2022-04-20 行 $7.4×10^9$ Bq ^{131} 碘内照射治疗，服碘后 3 天行 ^{131} 碘全身显像，具体见病例 21 图 8。

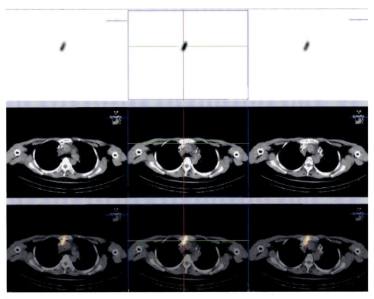

病例 21 图 8 2022-04-23 ^{131} 碘断层显像

注：上纵隔淋巴结见 ^{131} 碘摄取。

2. 随访

2022 年 8 月 CT 提示：纵隔多发淋巴结，较前相仿。

2022 年 9 月 CT 增强加平扫提示：纵隔多发淋巴结肿块，较前相仿。彩超提示：甲状腺术后缺如，术区未探及明显占位性病变。左颈部 II 区探及大小约 15 mm×5 mm 低回声结节，未见淋巴门，未探及明显血流信号。颈部 VI 区（气管偏右侧）探及多个低回声结节，最大者约 8 mm×7 mm，未见淋巴门，探及血流信号。左侧锁骨上窝肿物行粒子植入术后改变，左侧锁骨上窝探及大小约 27 mm×25 mm 低回声肿物，边界欠清晰，形态不规则，内见多个点状强回声，未探及明显血流信号。

2022-09-15 在 CT 引导下行纵隔肿瘤 ^{125} 碘粒子植入术，术中分别植入活度为 $2.22×10^{7}$ Bq 的 ^{125} 碘粒子共 34 颗。

实验室检查结果（病例 21 图 9）提示：患者末次治疗后随访至今，无论是促甲状腺激素基础状态下，还是促甲状腺激素刺激状态下，血清甲状腺球蛋白水平均 ＜ 0.04 ng/mL，甲状腺球蛋白抗体水平均 ＜ 15 ng/mL。目前，患者正在接受左甲状腺素钠片替代治疗，生命体征平稳，一般状况良好，影像学和生化检查结果稳定（末次血清甲状腺球蛋白值 ＜ 0.04 ng/mL）。

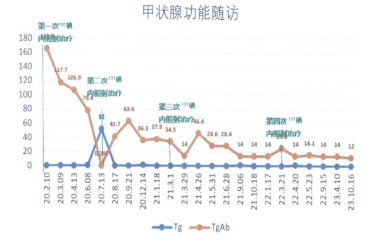

病例 21 图 9　甲状腺球蛋白 / 甲状腺球蛋白抗体水平变化及进行 [131] 碘内照射治疗对应时间

治疗前后影像学检查结果对比见病例 21 图 10、病例 21 图 11。

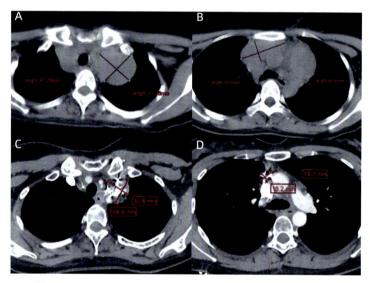

病例 21 图 10　[131] 碘内照射治疗、促甲状腺激素抑制治疗联合 [125] 碘粒子治疗前后对比

注：A、B. 2019 年 7 月 CT 图像提示：左前上纵隔、右纵隔见软组织密度肿块，大小分别为 5.1 cm×4.7 cm、6.6 cm×3.0 cm，边界清晰。C、D. 2022 年 9 月增强 CT 图像提示：左前上纵隔、右纵隔见软组织密度肿块，内见高密度金属影，大小分别为 3.4 cm×3.1 cm、2.0 cm×1.3 cm，边界清晰，肿块较前显著缩小。

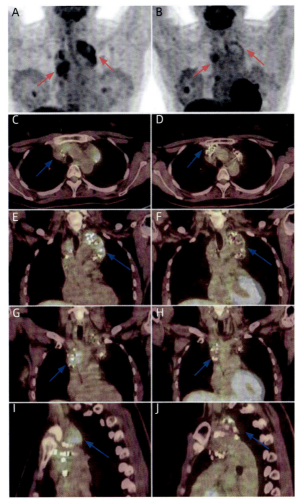

病例 21 图 11　经 [131] 碘内照射治疗、促甲状腺激素抑制治疗联合 [125] 碘粒子治疗前后 PET/CT 显像对比

注：左排为 2020 年 7 月 PET/CT 图像，提示双侧颈部、双侧腋窝区见多发小淋巴结影，放射性分布未见明显异常浓聚。左侧胸廓入口区（E）、纵隔软组织结节、肿块（A/C/E/G/I），内见高密度致密影，放射性分布异常浓聚，SUVmax 为 4.4～4.7，较大者约为 3.5 cm×8.2 cm。右排为 2021 年 8 月 PET/CT 图像，提示双侧颈部多发淋巴结影较前大致相仿，最大淋巴结位于左侧颈部 Ⅱ 区，大小约 0.8 cm×0.6 cm，放射性摄取较前稍增高，SUVmax ＝ 3.8（前值 SUVmax ＝ 3.1）。原左侧胸廓入口区（F）、纵隔多发软组织结节、肿块（B/D/F/H/J）较前缩小，内部分布高密度粒子影，放射性摄取明显减低，中央无放射性摄取，部分病变周围轻度放射性摄取增高，SUVmax ＝ 2.9（前值 SUVmax ＝ 4.7），现最大淋巴结位于纵隔 Ⅵ 区，大小约 3.0 cm×2.3 cm（原最大淋巴结位于纵隔 3A 区，大小约 3.5 cm×8.2 cm）。

三、病例分析

1. 纵隔巨大、多发淋巴结转移灶诊疗方案的制订　本案例中报告了一名甲状腺癌术后 4 年、发现纵隔淋巴结转移 1 个月的 24 岁女性病例。由于该患者前上纵隔多发淋巴结转移灶，部分病灶融合，肿瘤负荷大，单纯的 ^{131} 碘内照射治疗无法完全消除肿瘤，而分化良好的甲状腺癌对外照射放疗不敏感，加上转移灶与周围大血管分界不清。^{125} 碘粒子植入治疗是公认的微创疗法，放射相关并发症的发生率显著低于传统外放疗。^{125} 碘粒子可低剂量、持续地释放 γ 射线，在杀伤肿瘤细胞的同时最大限度地降低对人体正常组织的损伤。^{125} 碘放射性粒子永久性近距离放疗被认为是许多不可切除的癌症和局部复发性癌症最普遍的替代治疗方法之一。^{125} 碘粒子植入治疗难治性甲状腺癌可提高局部控制率，损伤小，不良反应少，患者耐受性好，可使多数患者得到获益。因此对该病例采用 ^{125} 碘粒子植入治疗联合 ^{131} 碘内照射治疗方案，创伤小，患者接受度高且获益大。2019—2022 年于我科行多次 ^{131} 碘内照射治疗及纵隔转移性淋巴结 ^{125} 碘粒子植入治疗，治疗后患者症状改善，肿大淋巴结显著缩小，未发生明显不良反应，末次治疗后 20 个月随访，未见局部复发，提示 ^{131} 碘联合 ^{125} 碘粒子的治疗模式为局部晚期、无法手术的巨大甲状腺癌转移灶提供了有效的治疗方法。

2. 患者血清甲状腺球蛋白水平假阴性　血清甲状腺球蛋白水平是甲状腺癌患者体内肿瘤负担的重要指标。高水平的血清甲状腺球蛋白往往提示甲状腺癌患者体内肿瘤负担较大，但由于多种因素影响，低水平血清甲状腺球蛋白不代表着"万无一失"。以下原因可导致血清甲状腺球蛋白水平的假阴性：①病灶已合成甲状腺球蛋白，但未释放至血液循环中；②转移淋巴结产生的甲状腺球蛋白量太少，单抗法难以检出；③甲状腺球蛋白自身构象改变，进入血液后很快被清除；④高浓度甲状腺球蛋白的钩状效应；⑤甲状腺球蛋白抗体对甲状腺球蛋白测量的干扰；⑥血清促甲状腺激素水平对甲状腺球蛋白测定的影响；⑦由于 DTC 分化差，甲状腺球蛋白合成和释放少等。该患者在治疗过程中血清甲状腺球蛋白水平多数时间低于 0.04 ng/mL 水平，甲状腺球蛋白抗体的干扰可能为主要因素。

四、诊疗经验

在持续 / 复发转移性 DTC 患者的诊疗过程，MDT 原则应该贯穿始终。MDT 的实施过程中由多个学科的专家共同分析患者的临床表现、影像、病理和分子生物学资料，对患者的一般状况、疾病的诊断、分期 / 侵犯范围、发展趋向和预后做出全面的评估，并根据当前的国内外治疗规范 / 指南或循证医学依据，结合现有的治疗手段，为患者制订最适合的整体治疗策略。MDT 团队应根据治疗过程中患者病情的变化、对之前治疗的反应而适时调整治疗方案，以期最大幅度地提高治愈率、改善生活质量和延长患者的生存。

甲状腺癌主要治疗方式为手术治疗，包括甲状腺全切术或甲状腺叶切除术。术后可能发生出血、神经损伤、低钙血症、永久性甲状腺功能低下等并发症。为了避免手术并发症和潜在的过度诊疗，对于低风险的 DTC 或手术风险高或预期寿命短的患者可采用主动监测（active surveillance, AS）作为手术治疗的替代方案。AS是指对癌症进行密切监测而不是立即进行手术或其他积极治疗。AS 和手术都是治疗甲状腺癌的好方法，在治疗过程中，医务人员应给予 2 种方式等同的地位，注重对患者的宣教与沟通，使得患者在充分理解治疗方案的基础上做出选择。

内照射放射治疗的目的在于清除甲状腺组织及不能手术切除的 DTC 转移病灶，通过甲状腺细胞摄取 ^{131} 碘，可降低 DTC 复发与转移率。影响放射治疗的疗效的因素较多，成功率与手术方式、甲状腺大小、促甲状腺激素水平、开始治疗时间、有无转移、性别等因素有关。在治疗时，需综合考虑这些因素，选择合适的放射剂量。

^{125} 碘粒子为局部内照射治疗，可发射平均能量为 35.5 keV 的 γ 射线，伴随释放能量为 27.4 keV 和 31.4 keV 的特征 X 线。γ 射线能有效破坏肿瘤细胞 DNA、干扰 DNA 合成，以杀伤可视的肿瘤细胞，达到控制肿瘤的目的。

口服左甲状腺素钠片行促甲状腺激素抑制治疗，抑制肿瘤生长，同时后续动态随访治疗。国内外研究都认为 DTC 复发与促甲状腺激素水平上升有关。在预防不良反应的前提下，有必要术后将促甲状腺激素维持在较低水平，从而降低复发、转移风险。本病例属于局部晚期无法外科手术切除的巨大甲状腺癌转移灶，经过 ^{131} 碘内照射治疗联合 ^{125} 碘粒子植入治疗方法，取得了较好疗效，从而为临床此类患者的诊疗提供了一种新方法。

（病例提供者：陈志军　唐芯兰　江西省肿瘤医院）

参考文献

[1] 苑德月，高贞，杨智杰，等. ^{125} I 粒子植入治疗难治性甲状腺癌的疗效与安全性 [J]. 中华内分泌外科杂志，2019，13（4）：297-300.

[2] 赵兰岚，姚军，高莹，等. 促甲状腺激素抑制治疗及其与分化型甲状腺癌骨代谢相关性研究进展 [J]. 中国实用内科杂志，2017，37（2）：162-165.

[3] Zhang L, Feng Q, Wang J, et al. Molecular basis and targeted therapy in thyroid cancer：progress and opportunities[J].Biochim Biophys Acta Rev Cancer, 2023, 1878（4）：188928.

病例 22　碘难治性甲状腺癌伴多发胸腹膜及肺转移行 ^{125} 碘粒子植入等综合治疗

一、病历摘要

（一）基本信息

患者女性，27 岁。

主诉：甲状腺滤泡型乳头状癌术后 1 年余，伴全身多发转移。

现病史：患者自 2020 年 10 月因甲状腺肿块于某医院行首次甲状腺癌全切术，术后病理（本院）会诊提示：左侧甲状腺乳头状癌，滤泡变异型。

2020-10-08 外院病理会诊提示：左侧甲状腺乳头状癌，滤泡变异型。

2021 年 2 月发现颈部淋巴结肿大，后于 2021-04-13 就诊于某医院行（左肺占位）穿刺细胞病理诊断：传统涂片（IM2021-03084）/ 液基制片（YIM2021-03084）及特殊染色制片（SIM2021-03084）检查见肿瘤细胞，结合病史，倾向癌。

2021-04-26 病理提示：（左肺占位，活检）倾向腺癌，建议行免疫组化辅助诊断；补充报告：（左肺占位，活检）腺癌，倾向于甲状腺癌转移。H121-7289：CK5/6（−），CK7（+），Ki-67（20% ～ 30%+），P40（−），Syn（−），CD56（−），TIF-1（+），NapsinA（+），PAX8（+），BRAF-RED（−），SPA（−），CK20（−），PR（部分弱 +），ER（−），TG（部分 +）。

2021-05-21 行 PET/CT 检查（病例 22 图 1），并于 2021-06-03（某医院）在全身麻醉下行右侧甲状腺腺叶（单侧）切除 + 左侧中央区淋巴结活检术，术中冰冻提示：（右甲状腺叶）甲状腺组织，少量甲状腺滤泡大小不一。

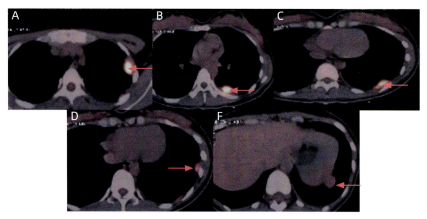

病例 22 图 1　2021-05-21 外院 PET/CT

注：甲状腺癌术后，左下颈多发小淋巴结，部分 FDG 代谢增高，转移待排；两肺、左侧胸膜（胸膜多发结节，SUVmax 8.8）、左上腹壁多发结节，FDG 代谢增高，转移可能。

（二）体格检查

体温 36.3 ℃，脉搏 82 次 / 分，呼吸 20 次 / 分，血压 104/78 mmHg，身高 164 cm，体重 43.7 kg。听诊：双侧呼吸运动对称，呼吸频率规整，呼吸节律齐，肋间隙正常，双侧触觉语颤正常，未触及胸膜摩擦感；双肺叩诊呈清音，双肺上下界无异常；双侧肺呼吸音清，未闻及胸膜摩擦音，左肺呼吸减弱。触诊：甲状腺未触及，颈部对称，颈软，颈静脉无怒张，颈动脉搏动正常，气管居中，颈前可见一长约 15 cm 陈旧性手术瘢痕及另一长约 7 cm 手术瘢痕，愈合尚可。

（三）辅助检查

实验室检查：

血清甲状腺功能：游离三碘甲状腺原氨酸 2.25 pg/mL，游离甲状腺素 0.84 ng/mL，促甲状腺激素 7.379 μ IU/mL；甲状腺球蛋白 268.1 ng/mL ↑；甲状腺球蛋白抗体 21.9 U/mL。

影像学检查：

2021-06-10 胸部增强 CT 扫描：左侧胸膜多发结节，最大者范围约 3.2 cm×1.6 cm，增强扫描呈不均匀强化（病例 22 图 2）。

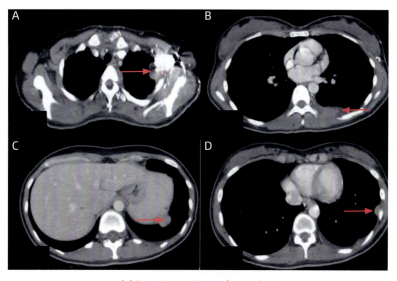

病例 22 图 2　增强胸部 CT 扫描

注：A ～ D. 可见左侧胸膜多发结节，最大者范围约 3.2 cm×1.6 cm，增强呈不均匀强化。

其他检查（2021-06-11）：

胸壁肿物穿刺细胞学检查（病例 22 图 3）：镜下见癌细胞符合滤泡状癌之细胞学改变。

胸壁肿物穿刺常规病理学报告（病例 22 图 4）：（甲状腺癌胸壁转移）纤维结缔组织中极少异性细胞，待免疫组化进一步检查。

免疫病理诊断（病例 22 图 5）：TG（+），TTF-1（+），CK19（+），CD56（-）；（甲状腺癌胸壁转移）结合病史及免疫组化，符合甲状腺癌胸壁转移，由于组织局灶且挤压，请结合临床及影像学综合判断。

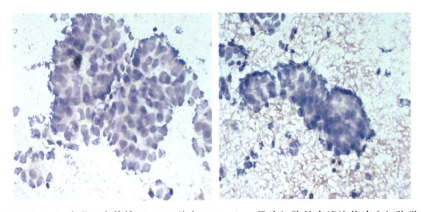

病例 22 图 3　细胞学示高倍镜下（HE 染色 400×）：见癌细胞符合滤泡状癌之细胞学改变

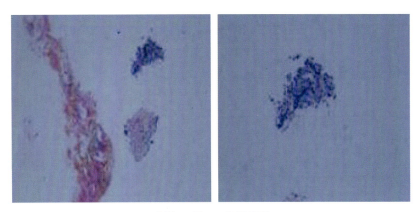

病例 22 图 4　常规病理

注：（甲状腺癌胸壁转移）低倍镜下（HE 染色 40×），纤维结缔组织中极少异性细胞，待免疫组化进一步检查。

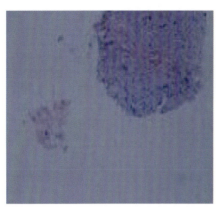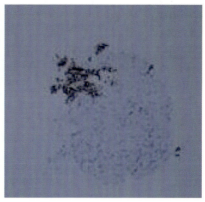

病例 22 图 5　低倍镜下（HE 染色 40×）免疫病理

（四）诊断

1. 甲状腺恶性肿瘤（滤泡型乳头状癌）（$cT_xN_1M_1$，Ⅱ期）。
2. 多发胸膜、腹膜继发性恶性肿瘤。
3. 颈部淋巴结继发恶性肿瘤。
4. 两肺继发性恶性肿瘤。

二、治疗经过

（一）治疗

第 1 次外科手术：患者自 2020 年 10 月因甲状腺肿块于某医院行首次甲状腺癌全切术，术后病理（本院）会诊提示：左侧甲状腺乳头状癌，滤泡变异型。

第 2 次外科手术：2021-06-03 在全身麻醉下行右侧甲状腺腺叶（单侧）切除＋左侧中央区淋巴结活检术，术中冰冻提示：（右甲状腺叶）甲状腺组织，少量甲状腺滤泡大小不一。

第 1 次 ^{125} 碘粒子植入术：2021-06-11 于我科在 CT 引导下对部分较大的胸膜转移灶行组织间粒子植入术及活检术，共计植入活度为 0.81 mCi 的 ^{125} 碘粒子共 23 颗。

第 1 次 ^{131} 碘内照射治疗：2021-06-30 行口服 200 mCi ^{131} 碘内照射治疗，治疗后 2 天行全身显像（病例 22 图 6）。

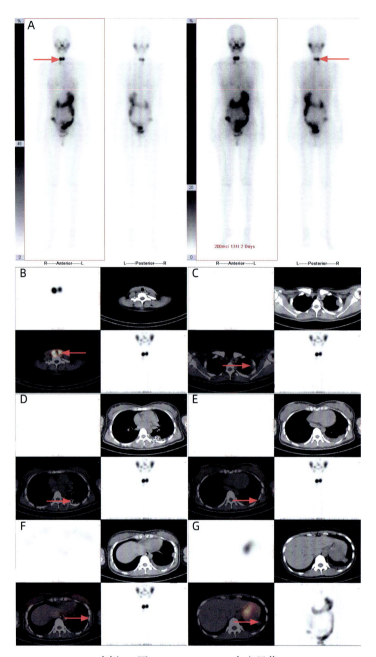

病例 22 图 6　2021-06-30 全身显像

注：A、B. 全身显像及断层融合图像提示：颈部见团状 ^{131} 碘核素浓聚；C ～ G. 胸部 SPECT-CT 融合图像提示：左侧胸膜多发结节，最大者范围约 3.0 cm×1.6 cm，未见明显核素异常浓聚，左侧胸腔少量积液。

第 2 次 ^{125} 碘粒子植入术：2021-07-22 在 SPECT-CT 引导下再次对剩余的胸膜转移灶行 ^{125} 碘粒子植入术，共计植入活度为 0.6 mCi 的 ^{125} 碘粒子共 44 颗。

由于肺转移病灶及其他较小的胸膜转移病灶均不摄取 131 碘，2021-08-11 开始进行安罗替尼靶向治疗，12 mg/d，口服，连服 2 周，停药 1 周为 1 个疗程。

第 3 次 125 碘粒子植入术：2022-03-13 PET/CT 显像提示左侧部分胸膜及胸骨后结节仍高度摄取 18 F-FDG，第 3 次在 CT 引导下行 125 碘粒子植入术，共计植入活度为 0.6 mCi 的 125 碘粒子共 12 颗。

2022-03-13：因胃肠道反应严重，安罗替尼剂量调整为 10 mg/d，连服 2 周，停药 1 周。

第 4 次 125 碘粒子植入术：2022-07-02 PET/CT 显像提示胸骨上窝、左侧胸膜、左侧横膈腹膜摄取 18 F-FDG，CT 引导下对上述转移病灶行 125 碘粒子植入术，共计植入活度为 0.6 mCi 的 125 碘粒子共 14 颗。

术后一直予以口服优甲乐 100 μg 内分泌抑制治疗。

（二）随访

患者血清甲状腺球蛋白水平及相应促甲状腺激素水平趋势见病例 22 图 7。

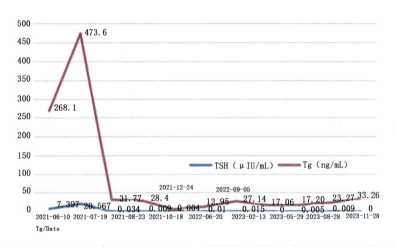

病例 22 图 7　血清甲状腺球蛋白（Tg）、相应促甲状腺激素（TSH）水平趋势图

125 碘粒子胸部 SPECT-CT 融合图像见病例 22 图 8。

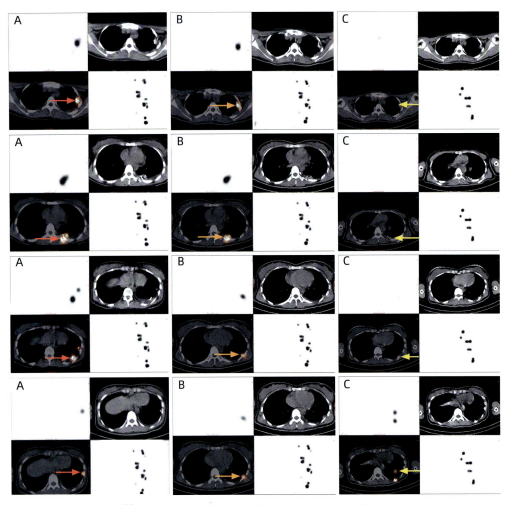

病例 22 图 8 第 1 次 ^{125} 碘粒子植入术后约 1 个月（2021-07-21 红色箭头）、2 个月（2021-08-23 橘色箭头）、12 个月（2022-07-04 黄色箭头）^{125} 碘粒子 SPECT-CT 融合图像

注：A. 肿瘤核素异常增高，肿瘤核素全覆盖；B. 肿瘤体积缩小，核素异常增高，肿瘤核素全覆盖；C. 肿瘤基本退缩，肿瘤核素未见明显异常增高。

PET/CT 图像见病例 22 图 9 至病例 22 图 14。

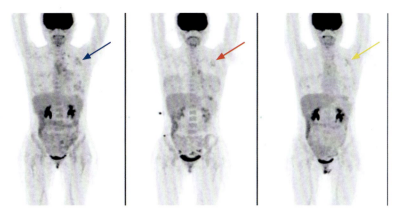

病例 22 图 9 [125] 碘粒子植入后 6 个月（2021-12-13 蓝色箭头）、12 个月（2022-06-21 红色箭头）、24 个月（2023-06-29 黄色箭头）[18] F-FDG PET/CT MIP 显像

注：左侧胸膜多发软组织影，肿瘤基本退缩，周边代谢异常增高到逐渐降低。

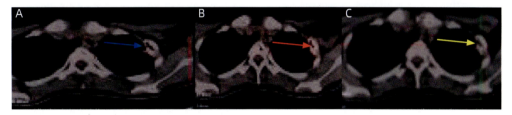

病例 22 图 10 [125] 碘粒子植入后 6 个月（2021-12-13 蓝色箭头）、12 个月（2022-06-21 红色箭头）、24 个月（2023-06-29 黄色箭头）[18] F-FDG PET/CT 1

注：左侧胸膜多发软组织影，肿瘤基本退缩，周边代谢异常增高到逐渐降低，SULpeak 1.79-SULpeak 1.45-SULpeak 1.44。

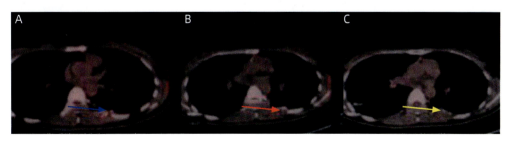

病例 22 图 11 [125] 碘粒子植入后 6 个月（2021-12-13 蓝色箭头）、12 个月（2022-06-21 红色箭头）、24 个月（2023-06-29 黄色箭头）[18] F-FDG PET/CT 2

注：左侧胸膜多发软组织影，肿瘤基本退缩，周边代谢异常增高到逐渐降低，SULpeak 2.55-SULpeak 1.58-SULpeak 1.33。

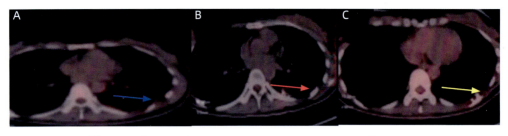

病例 22 图 12 ¹²⁵ 碘粒子植入后 6 个月（2021-12-13 蓝色箭头）、12 个月（2022-06-21 红色箭头）、24 个月（2023-06-29 黄色箭头）¹⁸F-FDG PET/CT 3

注：左侧胸膜多发软组织影，肿瘤基本退缩，周边代谢异常增高到逐渐降低，SULpeak 1.70-SULpeak 1.21-SULpeak 1.00。

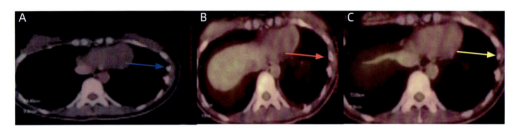

病例 22 图 13 ¹²⁵ 碘粒子植入后 6 个月（2021-12-13 蓝色箭头）、12 个月（2022-06-21 红色箭头）、24 个月（2023-06-29 黄色箭头）¹⁸F-FDG PET/CT 4

注：左侧胸膜多发软组织影，肿瘤基本退缩，周边代谢异常增高到逐渐降低，SULpeak 2.15-SULpeak 1.02-SULpeak 0.63。

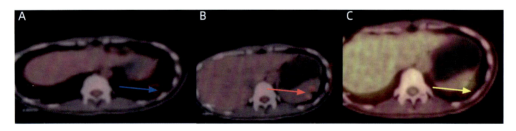

病例 22 图 14 ¹²⁵ 碘粒子植入后 6 个月（2021-12-13 蓝色箭头）、12 个月（2022-06-21 红色箭头）、24 个月（2023-06-29 黄色箭头）¹⁸F-FDG PET/CT 5

注：左侧胸膜多发软组织影，肿瘤基本退缩，周边代谢异常增高到逐渐降低，SULpeak 2.15-SULpeak 2.73-SULpeak 1.79。

三、病例分析

甲状腺癌是最常见的内分泌恶性肿瘤，占每年内分泌癌相关死亡的大多数。高分化甲状腺癌通常预后良好，最常见的组织学类型是 PTC。PTC 有许多亚型，其中经典 PTC（classics papillary thyroid carcinoma, cPTC）最为常见（80%）。FVPTC 是第二常见的亚型，是仅次于经典型之外最为常见的亚型，同时具有滤泡状结构和细胞核特征，但被归类于乳头状癌。由于组织病理学特点与滤泡性肿瘤相似，故常被误诊为滤泡性腺瘤或滤泡状癌。FVPTC 的预后介于经典型 PTC 和 FTC 之间，同时也与肿瘤是否有包膜外侵犯密切相关，在 9% ~ 22.5% 的 PTC 患者中发现，本病例病理类型为滤泡亚型乳头状癌，因此易发生转移。

分化型甲状腺癌预后良好，只有约 5% 的患者发生远处转移，最常见的部位是肺和骨骼，胸膜转移并不常见。本例患者在诊断胸膜转移之前诊断为甲状腺乳头状癌。影像学检查也有助于肿块的鉴别诊断，确诊需病理（这个患者有甲状腺癌术后病史），后经病理证实为甲状腺癌胸膜转移。

绝大多数 DTC 患者经手术、131 碘内照射治疗、促甲状腺激素抑制治疗后预后良好，5 年生存率约 95%，但仍有部分病灶经常规治疗后失分化，伴发远处转移和放射性碘抵抗，疾病进展为 RAIR-DTC。面对远处转移或碘抵抗性 DTC，131 碘治疗及内分泌治疗难以获得满意疗效，患者预后欠佳，故而临床称之为难治性甲状腺癌。而目前难治性甲状腺癌治疗方式十分有限且疗效欠佳。本例患者 131 碘显像提示仅残灶摄取，胸膜及肺、腹膜转移灶未见明显核素异常浓聚，提示碘抵抗，可诊断为 RAIR-DTC。

原发性恶性肿瘤的类型和其他转移的存在决定了胸膜转移的预后，本病例存在滤泡亚型，可能导致其不良预后。此例患者为胸膜转移，但胸膜转移常见于肺癌，报道较少。一般胸膜转移分为湿性胸膜转移（wet pleural dissemination, WPD）和干性胸膜转移（dry pleural dissemination, DPD）。干性胸膜转移定义为无胸腔积液的胸膜转移，可表现为胸痛；湿性胸膜转移引起胸腔积液而导致患者呼吸困难等。

此例患者为胸膜多发结节，伴少量积液，症状较轻，虽未引起呼吸困难，但患侧胸背痛明显。进行甲状腺外科、病理科、胸部肿瘤内科、胸部肿瘤外科 MDT 会诊，综合各方面因素制订 125 碘粒子植入治疗局部控制病灶＋131 碘内照射治疗＋靶向治疗的综合治疗手段。

目前对于无法手术切除进展和（或）有症状的转移灶或复发灶的 RAIR-DTC 患者以改善生存率及姑息治疗为目的。125 碘粒子植入治疗，以疗效肯定、微创并发症小且耐受性好的优势应用于前列腺癌、肺癌等肿瘤。在 RAIR-DTC 的骨、淋巴结、肺转移灶及局部复发病灶内也逐渐开展研究，结果初步提示其对病灶的局部控制作用可明显改善患者生存质量。

^{125}碘粒子永久性组织间植入治疗是一种近距离放射治疗技术，通过持续性发射低能 X 射线及 γ 射线，断裂 DNA 双链抑制肿瘤细胞增殖及修复，该技术已应用于多种恶性实体肿瘤综合治疗中。

从随访结果观察到患者行 ^{125}碘粒子植入术＋^{131}碘内照射治疗＋靶向综合治疗后，SPECT-CT 及 PET/CT 显像显示，肺部转移灶基本消失，左侧胸膜多发结节从 3.2 cm（2021-05-21 PET/CT，病例 22 图 1）到几乎完全消失，提示局部病灶疗效显著（2023-05-29 SPECT/CT，病例 22 图 8）；从 2021-12-13、2022-06-21 和 2023-06-29 共行 3 次 PET/CT 检查，连续 PET/CT（病例 22 图 9）对比显示：^{125}碘粒子植入术后 6 个月、12 个月、24 个月左侧胸膜多发软组织影逐渐缩小甚至完全消失，周边代谢程度逐渐降低，由开始外院（病例 22 图 1）SULpeak 5.75 降到 SULpeak 1.33（病例 22 图 11），并无新的转移迹象（病例 22 图 9）。另随访期间甲状腺球蛋白水平稳定（病例 22 图 7）。^{125}碘粒子治疗前甲状腺功能检测结果：促甲状腺激素 7.397 μIU/mL，甲状腺球蛋白 268.1 ng/mL，治疗后甲状腺球蛋白一直处于 10～30 ng/mL（促甲状腺激素抑制状态）（病例 22 图 7）。^{125}碘粒子治疗＋^{131}碘内照射治疗＋靶向治疗期间，除 ^{131}碘内照射治疗后患者一直服用左甲状腺素，每天 100 μg。本病例中采用 ^{125}碘粒子治疗，SPECT-CT 融合图像显示部分病灶完全退缩，部分病灶较前缩小，根据 RECIST1.1 判定为完全缓解（complete remission，CR）及部分缓解（partial remission，PR）。仍有部分病灶虽然经 ^{125}碘粒子植入术，但由于病灶经射线杀伤后紧缩，因而后期暴露出放射性"冷"区。因此，于 2022-03-13 及 2022-07-02 再次行 ^{125}碘粒子植入治疗；随访过程中考虑到疾病代谢情况，因此又采用 PET/CT 对病灶进行观察，对比 3 次 PET/CT 结果（病例 22 图 9），局部病灶从术前左侧胸膜病灶（病例 22 图 10）SULpeak 5.38 降到 SULpeak 1.44；左侧胸膜病灶（病例 22 图 11）从 SULpeak 5.75 降到 SULpeak 1.33（肝脏血池 SULpeak 1.94），且大部分病灶 SULpeak 抑制处于稳定或在逐渐下降趋势。在外院基线 PET/CT 检查基础上，行疗效评价标准（PET response evaluation criteria in solid tumors，PERCIST）1.0 判定为完全代谢缓解（complete metabolism remission，CMR）及部分代谢缓解（partial metabolism remission，PMR）。

总之，PTC 的管理和治疗方式在预后中的作用取决于肿瘤的生物学行为。采用核医学优势的多模态、多核素诊断、治疗手段可以为 RAIR-DTC 患者早期诊断、早期治疗提供其他学科无法替代的方式；与多学科管理一样对这些患者的治疗至关重要。

四、诊疗经验

我们诊断了一例甲状腺癌伴多发胸膜、腹膜转移、肺转移的患者，在患者无法外科手术治疗的情况下我们采用 [125] 碘粒子植入治疗＋ [131] 碘内照射治疗＋靶向治疗＋促甲状腺激素抑制治疗后病情缓解且达到稳定。甲状腺乳头状癌的诊断和治疗方式在预后中的作用取决于肿瘤的生物学行为。早期诊断和多学科管理对这些患者的治疗至关重要。

同时本病例采用多模态显像手段，如 [125] 碘粒子 SPECT-CT 融合图像、[131] 碘 SPECT-CT 融合图像及 PET/CT 融合图像。[131] 碘显像提示多发胸膜转移灶不摄取 [131] 碘，并经病理证实为甲状腺癌来源，明确了病灶性质，因此诊断患者为 RAIR-DTC，这为患者治疗上带来了方向性改变。因此采用局部 [125] 碘粒子植入治疗＋ [131] 碘内照射治疗＋靶向治疗综合治疗方案，通过 [125] 碘粒子 SPECT-CT 融合图像不仅可以观察辐射范围、查看粒子移位状况等，同时随访过程中也可观察病灶大小、周边情况及粒子作用时间等；PET/CT 图像不仅提供全身病灶形态学改变，更提示病灶代谢情况，如本病例经多次 [125] 碘植入治疗后部分病灶完全缓解，代谢稳定。综上所述，利用核医学科多模态显像方式，为患者诊疗带来重要的意义与价值。

（病例提供者：钟锦绣　陈志军　江西省肿瘤医院）

参考文献

[1]Passler C, Prager G, Scheuba C, et al.Follicular variant of papillary thyroid carcinoma：a long-term follow-up[J].Arch Surg, 2003, 138 (12)：1362-1366.

[2]Nervo A, Retta F, Ragni A, et al.Management of progressive radioiodine-refractory thyroid carcinoma：current perspective[J].Cancer Manag Res, 2022, 14：3047-3062.

[3] 陈志军, 谭丽玲, 粟宇, 等. [125] I 粒子植入治疗难治性甲状腺癌骨转移临床应用 [J]. 中华核医学与分子影像杂志, 2018, 38（1）：14-16.

[4]Alcocer Ávila ME, Hindié E, Champion C.How to explain the sensitivity of DNA double-strand breaks yield to [125] I position？[J].Int J Radiat Biol, 2023, 99（1）：103-108.

病例23 ¹³¹碘联合安罗替尼治疗甲状腺滤泡癌多发肺、骨转移

一、病历摘要

（一）基本信息

患者男性，69岁。

主诉：甲状腺右叶滤泡状癌术后4个月余。

现病史：患者因"右髋部疼痛1个月"于2022-03-25入住某医院脊柱骨外科，初始疼痛轻，后症状逐渐加重，活动及走路时疼痛明显，休息后可轻度减轻，不伴大腿疼痛，自觉髋关节无活动受限，无夜间疼痛，无下肢麻木感。于当地医院就诊，行MRI检查提示：右股骨上段转移瘤改变。为寻找原发病灶进一步行¹⁸F-FDG PET/CT显像（病例23图1）提示：①甲状腺右叶恶性病变可能性大（甲状腺癌？），建议活检；②体部多发骨转移（溶骨性为主）。甲状腺B超示："甲状腺右叶结节，请结合病理结果（ACR TI-RADS：5类）。余甲状腺双侧叶结节：考虑结节性甲状腺肿可能（ACR TI-RADS：3类）。双侧颈内静脉旁未见明显肿大淋巴结。"完善相关检查后考虑甲状腺恶性肿瘤可能性大，遂于2022-04-22在某医院行"右甲状腺全切除术＋右Ⅵ区颈淋巴结清扫术＋左甲状腺全切除术"，术中探查提示："右侧甲状腺大小约为5 cm×3 cm×2 cm，内有一个结节，位于中、下极，右侧胸锁乳突肌有粘连。"术后病理提示："左侧甲状腺大小约4.5 cm×2.5 cm×0.6 cm，书页状切开，见多枚灰黄胶冻样结节，直径0.3～1 cm。右甲状腺大小约6 cm×3 cm×2.5 cm，书页状切开，见一灰黄结节，大小约4.3 cm×3.2 cm×3.2 cm，灰黄实性质软，表面见完整包膜，包膜全部取材取。右6区淋巴结：脂肪样组织两块共1 cm，触及结节1枚，直径0.3 cm。（右侧甲状腺）肿瘤带被膜全部取材，镜下见甲状腺滤泡上皮增生，局灶呈实性排列；细胞增生活跃，形态较一致，局灶向包膜侵犯，并突破包膜，并见包膜脉管侵犯，包膜小灶见子瘤，符合滤泡癌。其间可见甲状旁腺组织。（左侧甲状腺）结节性甲状腺肿，局灶见滤泡性腺瘤形成。（右6区LN）镜下未见癌（0/1）。"于2022-05-13行"右侧全髋关节置换术"。术后病理提示："（右髋关节）右侧股骨上段及髋关节置换术标本，镜下骨小梁间见肿瘤广泛浸润性生长，部分侵及肌肉及筋膜，结合病史及免疫组化，符合甲状腺滤泡癌骨转移。免疫组化：TG（+），TTF-1（+）。"患者术后恢复良好，现右侧髋部无疼痛，可挂拐行走。拟行术后¹³¹碘治疗。

既往史、个人史、家族史：无特殊。

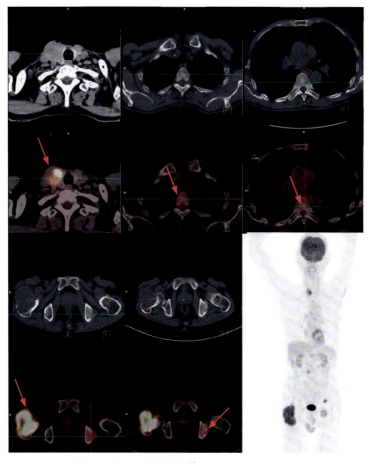

病例 23 图 1   术前体部 18F-FDG PET/CT 显像

（二）体格检查

体温 36.8℃，脉搏 98 次／分，呼吸 18 次／分，血压 109/75 mmHg。一般情况：神志清，呼吸平稳，步入病区，发育正常，营养良好，自主体位。皮肤黏膜：无黄染，无瘀点瘀斑，无贫血貌，无肝掌，无蜘蛛痣。淋巴结：全身浅表淋巴结未触及肿大。头颈部：无头颅畸形，无巩膜黄染，无结膜苍白，口唇无发绀，无扁桃体肿大。颈软，气管居中，颈部见 5 cm 手术瘢痕，甲状腺未触及。胸部：胸廓无畸形，两肺呼吸音清，未及啰音。心率 98 次／分，节律齐，无杂音。腹部：腹部平坦，腹壁柔软，全腹无压痛、反跳痛，肝肋下未触及，脾肋下未触及，肝区无叩击痛，肾区无叩击痛。无移动性浊音，肠鸣音正常。肛门、直肠及外生殖器：正常。脊柱与四肢：右髋部见手术瘢痕，无明显压痛和叩击痛，脊柱无畸形。神经系统：生理反射存在，病理反射未引出。

（三）辅助检查

实验室检查：

2022-08-23：甲状腺球蛋白 1813.0 μg/L ↑（参考值 1.7～55.6 μg/L），甲状腺球蛋白抗体 ＜20.0 U/mL（参考值 0～40.0 U/mL），促甲状腺激素 0.423 mIU/L ↓（参考值 0.51～4.94 mIU/L），游离四碘甲状腺原氨酸 14.72 pmoL/L（参考值 11.4～23.2 pmoL/L），游离三碘甲状腺原氨酸 5.38 pmoL/L（参考值 3.54～6.47 pmoL/L）；游离前列腺抗原 0.92 ng/mL ↑（参考值 0～0.5 ng/mL）；总 β 人绒毛膜促性腺激素、细胞角蛋白 19 片段、神经原特异性烯醇化酶、糖链抗原 125、糖类抗原 242、总前列腺特异性抗原、癌胚抗原、甲胎蛋白正常。肝肾功能、血常规正常。

影像学检查：

2022-08-22 颈部超声：甲状腺床未见明显占位。双侧甲状腺旁腺区未见占位。双侧锁骨上窝、双侧颈内静脉旁未见明显异常结构淋巴结。

心电图：窦性心动过速，右房负荷增高。

唾液腺功能显像：①双侧腮腺摄取功能下降，以右侧更明显，排泌功能正常；②双侧颌下腺摄取及排泌功能正常。

甲状腺静态显像：甲状腺术后，颈前甲状腺区未见明确残留甲状腺组织。

常规骨密度测定：低骨量，请注意预防骨质疏松。

诊断剂量 ^{131} 碘扫描（5 mCi）：①甲状软骨右旁摄碘灶，考虑残余甲状腺组织；②顶骨、腰 3 椎体、左侧坐骨多发骨转移，伴 ^{131} 碘高摄取；右侧髋关节置换术后，假体前方软组织肿块呈轻度 ^{131} 碘高摄取。（2022-03-28 PET/CT 所见胸 3、胸 7、腰 1、右侧髂骨、左侧髋臼 FDG 高代谢灶在 ^{131} 碘扫描中未见高摄取）；③双颈 Ⅰ～Ⅴ区及双侧锁骨区多发小淋巴结，未见 ^{131} 碘高摄取；④慢性支气管炎、肺气肿，双肺多发肺大疱；骶管囊肿（病例 23 图 2）。

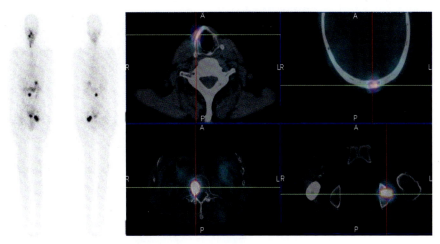

病例 23 图 2　第 1 个疗程 [131]碘治疗前诊断剂量 [131]碘扫描

（四）诊断

1. 甲状腺右叶滤泡状癌术后（$cT_{3a}N_0M_1$，ⅣB 期，高危）。

2. 骨继发恶性肿瘤。

3. 肺继发恶性肿瘤。

4. 右髋关节置换术后。

二、治疗经过

（一）治疗

第 1 个疗程 [131]碘治疗：结合体部 PET/CT、颈部 B 超、诊断剂量碘扫描及甲状腺球蛋白，排除禁忌证后于 2022-08-22 口服 [131]碘-碘化钠溶液 200 mCi 治疗，4 天后行治疗剂量 [131]碘全身扫描提示（病例 23 图 3）："①甲状软骨右旁摄碘灶，残余甲状腺组织和甲状软骨板转移鉴别；双颈Ⅰ～Ⅴ区及双侧锁骨区多发小淋巴结，未见 [131]碘高摄取；②顶骨、右侧第 4、第 10 后肋、左侧第 9 后肋、胸 3、胸 7、腰 1、腰 3、腰 5 椎体、双侧髂骨翼、左侧髋臼、左侧坐骨广泛骨转移，伴 [131]碘高摄取；右侧髋关节置换术后，假体前方软组织肿块呈 [131]碘高摄取；③右肺多个 [131]碘高摄取灶，提示多发转移。"

靶向治疗：2022 年 9 月予安罗替尼 12 mg 1 次／日，连续服药 2 周，停药 1 周，即 3 周（21 天）为 1 个疗程；治疗过程中患者饮食、血常规、肝肾功能、血压及皮肤正常；第 2 个疗程 [131]碘治疗前停药 1 个疗程。

2022-11-28 复查抑制状态下甲状腺球蛋白 856 μg/L，2023-07-17 复查抑制状态下甲状腺球蛋白 600 μg/L，2023-01-16 复查抑制状态下甲状腺球蛋白 580 μg/L。

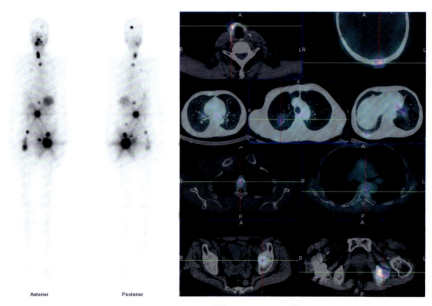

病例 23 图 3　第 1 个疗程 ¹³¹ 碘治疗剂量 ¹³¹ 碘扫描

Anterior　　　　Posterior

第 2 个疗程 ¹³¹ 碘治疗：2023-01-16 口服 ¹³¹ 碘 - 碘化钠溶液 200 mCi 治疗，4 天后行治疗性 ¹³¹ 碘全身扫描提示（病例 23 图 4）："抑制状态 Rx-WBS，对比 2022 年 8 月 Rx-WBS：①胸 3、胸 7、腰 3 椎体、左侧髋臼和左侧坐骨转移，其中胸 3、胸 7、腰 3 椎体病灶较前硬化，左侧坐骨转移灶较前缩小，其中左侧髋臼、左侧坐骨、右侧髋关节病灶仍呈 ¹³¹ 碘高摄取，其余病灶未见 ¹³¹ 碘高摄取；原顶骨、右侧第 4、第 10 后肋、左侧第 9 后肋、腰 1、腰 5 椎体、双侧髂骨翼摄碘灶均消失，骨质密度未见异常；②原右肺多发转移灶消失，双肺内未见局灶性 ¹³¹ 碘高摄取灶；③原甲状软骨右旁摄碘灶消失，提示清甲成功；双颈Ⅰ～Ⅴ区及双侧锁骨区多发小淋巴结，大小同前，未见 ¹³¹ 碘高摄取。"

靶向治疗：2023-03-15，第 2 次 ¹³¹ 碘治疗后 2 个月，已停 10 周安罗替尼靶向治疗，血常规、肝肾功能正常，继续启动靶向治疗。2023-06-06 查尿常规潜血（++），肝功能胆红素增高，暂停安罗替尼治疗。

2023-07-17 复查抑制状态下甲状腺球蛋白 648μg/L。

第 3 个疗程 ¹³¹ 碘治疗：2023-07-19 口服 ¹³¹ 碘 - 碘化钠溶液 200 mCi 治疗，4 天后行治疗性 ¹³¹ 碘全身扫描提示（病例 23 图 5）："甲状腺术后、2 个疗程碘治疗后，抑制状态 Rx-WBS，对比 2023 年 1 月 Rx-WBS：①枕骨上缘、腰 1 椎体、右侧髂骨翼、左侧髂骨近骶髂关节处、左侧髋臼、左侧坐骨等多发骨转移灶，呈不同程度 ¹³¹ 碘高摄取，其中左侧髋臼及坐骨病灶较前轻度硬化；原胸 3、胸 7、腰 3 椎体骨转移灶未见¹³¹碘高摄取；双颈Ⅰ～Ⅴ区及双侧锁骨区多发小淋巴结，大小同前，未见¹³¹碘高摄取；③双肺内未见局灶性¹³¹碘高摄取灶。"

靶向治疗：2023-08-22，第 3 次¹³¹碘治疗后 5 周，再次启动安罗替尼治疗，患者目前状态良好，仍在随访中。

¹³¹碘治疗期予甲泼尼龙预防和改善局部水肿，予抑酸护胃、预防白细胞下降等辅助治疗，维生素 C 含服促进唾液分泌，碘治疗期间患者未停用左甲状腺素钠，¹³¹碘治疗期停用安罗替尼。

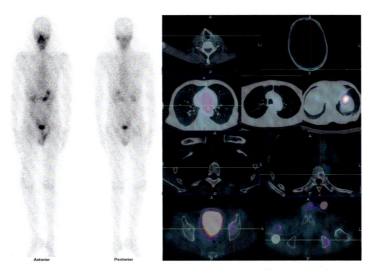

病例 23 图 4　第 2 个疗程¹³¹碘治疗剂量¹³¹碘扫描

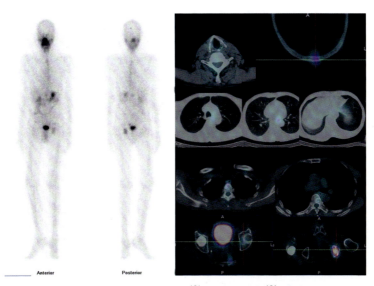

病例 23 图 5　第 3 个疗程¹³¹碘治疗剂量¹³¹碘扫描

（二）随访

1. 患者 3 次 ^{131} 碘联合安罗替尼治疗过程中促甲状腺激素、甲状腺球蛋白、甲状腺球蛋白抗体的变化见病例 23 表 1。

病例 23 表 1　治疗过程中促甲状腺激素、甲状腺球蛋白、甲状腺球蛋白抗体的变化

日期	促甲状腺激素（mIU/L）	甲状腺球蛋白（μg/L）	甲状腺球蛋白抗体（U/mL）	^{131} 碘治疗剂量（mCi）
2022-08-22	0.423	1813	＜ 20.0	200
2022-11-28	1.595	856	＜ 20.0	\
2022-12-19	1.301	600	＜ 20.0	\
2023-01-16	0.464	580	＜ 20.0	200
2023-07-17	0.259	648	25.6	200

2. 患者历次 ^{131} 碘治疗后全身 ^{131} 碘扫描变化见病例 23 图 6，可见经 2 个疗程 ^{131} 碘联合安罗替尼治疗后全身 ^{131} 碘摄取病灶逐渐减少，病灶摄取程度逐步减弱，结合血甲状腺球蛋白变化，可见治疗效果显著。患者因 2023-06-06 查尿常规潜血（++），肝功能胆红素增高，暂停安罗替尼治疗，第 3 个疗程 ^{131} 碘治疗后全身 ^{131} 碘扫描提示部分病灶摄取程度较前稍增高。第 3 次 ^{131} 碘治疗后 5 周，再次启动安罗替尼治疗，患者目前状态良好，仍在随访中。

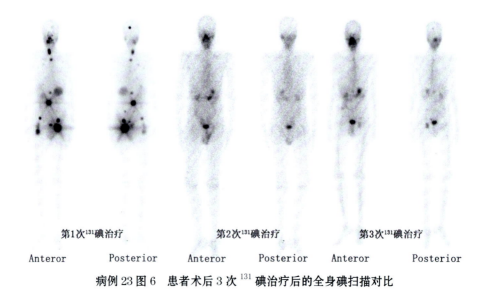

第1次^{131}碘治疗		第2次^{131}碘治疗		第3次^{131}碘治疗	
Anteror	Posterior	Anteror	Posterior	Anteror	Posterior

病例 23 图 6　患者术后 3 次 ^{131} 碘治疗后的全身碘扫描对比

三、病例分析

1. 患者系老年男性,已完成甲状腺切除术、右髋部关节置换术,术后病理提示甲状腺滤泡癌、右侧股骨上段骨转移,PET/CT 提示全身多发骨转移,甲状腺球蛋白 1813 μg/L;结合手术病理,TNM 分期为 $cT_{3a}N_0M_1$ ⅣB 期;危险度分层为高危;该患者明确诊断为 DTC 多发转移患者,按照 2021 版 ^{131}碘治疗分化型甲状腺癌推荐,选择 ^{131}碘清灶治疗。结合患者的一般情况及基线检查结果,患者接受了第 1 个疗程 ^{131}碘治疗,剂量为 200 mCi,治疗性碘扫描提示右肺多发转移、全身多发骨转移,病灶高摄取 ^{131}碘。

2. 患者在发现疾病时已处于晚期阶段,综合分析多方面因素(高龄、高侵袭性病理类型、多发远处转移、转移灶 ^{18}F-FDG 高摄取),我科选择对其进行 ^{131}碘与安罗替尼联合治疗方案,即第 1 个疗程 ^{131}碘治疗后 3 周启动安罗替尼治疗,5 个月内甲状腺球蛋白水平持续下降至 580 μg/L,治疗效果显著。治疗过程中患者饮食、血常规、肝肾功能、血压及皮肤正常。

3. 患者在首次 ^{131}碘治疗后 5 个月余再次接受了第 2 个疗程清灶治疗,治疗剂量为 200 mCi,治疗后 ^{131}碘扫描提示全身多发摄碘灶较前明显减少,右肺转移灶、部分骨转移灶消失,获得了较好的治疗效果。

4. 患者在第 2 个疗程 ^{131}碘治疗后 1 个月余,再次启动安罗替尼治疗,在安罗替尼治疗 2 个月余后查尿常规潜血(++),肝功能胆红素增高,遂暂停安罗替尼治疗,1 个月后复查甲状腺球蛋白较前稍增高。

5. 患者在第 2 个疗程 ^{131}碘治疗 6 个月后再次接受了第 3 个疗程清灶治疗,治疗剂量为 200 mCi,治疗剂量 ^{131}碘扫描提示部分骨转移灶摄碘程度较前增高,与较前甲状腺球蛋白升高的情况相符。遂于第 3 次 ^{131}碘治疗后 5 周,再次启动安罗替尼治疗,患者目前状态良好,仍在随访中。

6. 患者已完成右髋部骨转移灶的切除术,其余骨转移灶较小、远离关键结构、分布分散且目前治疗方案效果显著,因此暂不考虑行再次手术治疗、局部外照射治疗、粒子植入治疗等。

四、诊疗经验

1. DTC 骨转移、肺转移是常见的远处转移部位,其中 FTC 更常见。^{131}碘清灶治疗可改善具有摄碘功能残留 / 复发 / 转移性 DTC 病灶患者的无进展生存、疾病特异性生存和总生存。

该患者为甲状腺滤泡状癌合并多发骨转移、肺转移,CSCO 分化型甲状腺癌诊疗指南指出对具有摄碘性 DTC 转移或复发病灶患者进行 ^{131}碘治疗(Ⅰ级推荐),且

FTC 患者血管侵犯易复发，具有较高的远处转移及 / 和肿瘤相关风险，对于除无血管侵犯的微小侵袭性之外所有 FTC 均应该行 ^{131} 碘治疗。

2. 甲状腺癌的靶向治疗主要用于晚期甲状腺癌，靶向药物包括多激酶抑制剂（酪氨酸激酶抑制剂）和高选择性的单靶点抑制剂。相关指南建议对"惰性"的晚期甲状腺癌进行积极观察，等待治疗时机；对"转移性且快速进展、无法局部治疗"的晚期甲状腺癌进行靶向药物治疗。安罗替尼作为我国自主研发的一种新型口服多靶点受体酪氨酸激酶抑制剂，靶向参与肿瘤增殖、血管系统和肿瘤微环境的多种受体激酶，可有效作用于血管内皮生长因子受体（vascular endothelial growth factor receptor，VEGFR）2/3、成纤维细胞生长因子受体（fibroblast growth factor receptor，FGFR）1-4、血小板衍生生长因子受体（platelet-derived growth factor receptor，PDGFR）α 和 β、干细胞因子受体（c-Kit）、转染期间重排基因（rearranged during transfection，RET）等靶点，对多种实体肿瘤的血管生成和生长具有广泛的抑制作用。

虽然，过早开启靶向药物治疗难以平衡患者的获益和风险，但在疾病快速进展期介入可能为时已晚。有专家提出在疾病快速进展初期开启靶向药物治疗可能有最大获益。如何恰当评估患者疾病状态、准确把握靶向药物启动时机是目前面对的最大挑战。作者将晚期甲状腺癌患者在靶向治疗中的获益相关临床特征总结为静态特征（年龄、体力状况评分、病理特征、分子病理特征、影像学特征、^{131} 碘全身显像特征、^{18} F-FDG PET 显像特征）及动态特征（实体瘤疗效评价标准、肿瘤体积倍增时间、生物标志物倍增时间、肿瘤免疫指标），并制作量表，在高风险特征即推荐靶向药物治疗的临床特征中，存在任一特征即可记 1 分，高风险特征包括年龄 ≥ 65 岁、美国东部肿瘤协作组活动状态评分 0～1 分、病理分型（PTC 高侵袭亚型、FTC、MTC、ATC）、分子特征（RAS、RET、NTRK、PTEN、AKT 等）、远处转移（肺、骨等）、远处转移灶 ≥ 5 个、靶病灶最大径之和 ≥ 60 mm、肿瘤体积倍增时间 ≤ 1 年、病灶部分摄碘或全部不摄碘、^{18} F-FDG 有阳性病灶、甲状腺球蛋白倍增时间 ≤ 1 年等。累计分数反映患者疾病危险度，分数高的患者更应尽早开始靶向药物治疗。

本病例在发现疾病时已处于晚期阶段，综合分析多方面因素（高龄、高侵袭性病理类型、多发远处转移、转移灶 ^{18} F-FDG 高摄取），我科选择对其进行 ^{131} 碘与安罗替尼联合治疗方案，治疗过程中持续促甲状腺激素抑制治疗。经过 3 个疗程 ^{131} 碘治疗联合靶向治疗后，全身 ^{131} 碘摄取病灶逐渐减少，病灶摄取程度减弱，结合甲状腺球蛋白变化，可见治疗有效，效果显著。

3. 常规情况下，在 ^{131} 碘治疗前需停用左旋甲状腺素 2～4 周，以达到升高促甲状腺激素的目的，可显著增加残余甲状腺滤泡上皮细胞或 DTC 细胞钠 / 碘同向转运体的功能，从而增加对 ^{131} 碘的摄取。本病例考虑到患者高龄、处于术后恢复期，停用左旋甲状腺素和高促甲状腺激素状态可能引发肿瘤快速进展风险、术后恢复延迟及心脑血管风险，本病例患者在 3 次 ^{131} 碘治疗过程中均未停用左旋甲状腺素，仅对药物量进行了微调，促甲状腺激素控制在 0.4 mIU/L 左右，以寻求达到尽可能保障 ^{131} 碘治疗疗效和不增加相关风险的平衡。

4. 患者在第 2 个疗程 ^{131} 碘治疗后再次启动安罗替尼治疗过程中，查尿常规潜血（++），肝功能胆红素增高，遂暂停安罗替尼治疗，1 个月后复查甲状腺球蛋白较前稍增高，且从第 3 个疗程 ^{131} 碘扫描结果上分析，部分病灶摄碘程度较前升高，分析可能的原因与暂停靶向治疗相关，也侧面证实靶向治疗在本病例中起到重要的作用；患者在第 3 次 ^{131} 碘治疗后 5 周再次启动靶向治疗，目前仍在进行靶向治疗。患者目前病情稳定、状态良好，生活完全自理，甲状腺球蛋白水平处于稳定下降状态，仍在随访中。关于晚期甲状腺癌靶向治疗的启动时机仍需更多临床研究验证。

（病例提供者：李 雯 冯彦林 佛山市第一人民医院）

参考文献

[1] 中国临床肿瘤学会指南工作委员会 . 中国临床肿瘤学会（CSCO）分化型甲状腺癌诊疗指南2021[J]. 肿瘤预防与治疗，2021，34（12）：1164-1200.

[2] Haddad RI, Bischoff L, Ball D, et al. Thyroid carcinoma, version 2.2022, NCCN clinical practice guidelines in oncology[J]. J Natl Compr Canc Netw, 2022, 20（8）：925-951.

[3] Ren DF, Zheng FC, Zhao JH, et al. Anlotinib：a novel multi-targeting tyrosine kinase inhibitor in clinical development[J]. J Hematol Oncol, 2018, 11（1）：120-125.

[4] 丁颖，张立，柳宇，等 . 关于甲状腺癌靶向药物启动时机的思考 [J]. 中华核医学与分子影像杂志，2023，43（8）：504-507.

[5] 中华医学会内分泌学分会，中华医学会外科学分会甲状腺及代谢外科学组，中国抗癌协会头颈肿瘤专业委员会，等 . 甲状腺结节和分化型甲状腺癌诊治指南（第二版）[J]. 中华内分泌代谢杂志，2023，39（3）：181-222.

病例 24 碘难治性分化型甲状腺癌综合治疗

一、病历摘要

（一）基本信息

患者男性，57 岁。

主诉：甲状腺癌术后 22 个月余，[131] 碘 2 次治疗后 11 个月。

现病史：2022-01-11 因"发现右甲状腺肿物 10 年余"于全身麻醉下行"胸乳入路腔镜下右甲状腺癌根治（全甲状腺切除＋双侧中央区淋巴结清扫）＋左胸锁乳突肌甲状旁腺移植术"，术后病理提示："甲状腺右侧叶＋峡部微小乳头状癌，长径约 0.7 cm，浸润性生长，累及周围甲状腺组织；淋巴结 11/12 见癌转移：左中央区 3/4、右中央区 8/8；甲状腺左侧叶结节性甲状腺肿"。术后 5 个月余停左甲状腺素片 3 周后，于 2022-06-23 行首次 [131] 碘治疗，查血清促甲状腺激素 36.3 mIU/L，甲状腺球蛋白 136 ng/mL，甲状腺球蛋白抗体 10.5 U/mL。颈部超声检查：①甲状腺切除术后；②左侧颈部Ⅳ区多发结节（淋巴结转移性恶性肿瘤？）。胸部 CT：①双肺多发磨玻璃密度小结节，建议 HRCT（高分辨率 CT）密切随诊；②右肺上叶含气囊腔；③纵隔 2R 区肿大淋巴结，转移可能。[131] 碘治疗剂量为 120 mCi。治疗后 [131] 碘全身显像及颈胸部 SPECT/CT 提示：①甲状腺癌术后，残留甲状腺组织显影；②左颈Ⅳ区、纵隔 2R 区肿大淋巴结，[131] 碘摄取不高，建议密切随诊（病例 24 图 1）。

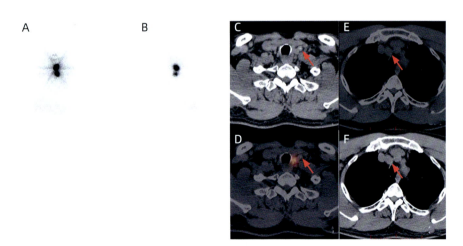

病例 24 图 1　[131] 碘治疗后显像

注：全身平面显像前位（A）和后位（B）图可见颈部 2 处摄碘灶，考虑残留甲状腺组织显影。颈胸部 SPECT/CT 断层显像图，C、D：左颈Ⅳ区淋巴结，部分伴钙化，未见 [131] 碘；E、F：纵隔 2R 区肿大淋巴结，未见摄 [131] 碘。

半年后，停左甲状腺素片 3 周，查血清促甲状腺激素 32.5 mIU/L，甲状腺球蛋白 79.2 ng/mL，甲状腺球蛋白抗体 13.5 U/mL。颈部超声检查：①甲状腺双侧叶切除术后声像；②左颈下段Ⅳ区多发囊实性结节（转移性？）；③右颈下段Ⅳ区部分淋巴结形态稍饱满（性质待定，建议复查）。胸部 CT：①右肺多发磨玻璃小结节，右肺上叶含气囊腔，纵隔 2R 区肿大淋巴结，均与前相仿；②右肺中叶内侧段及左肺下叶前内基底段慢性炎症，新增。^{131}碘治疗剂量为 150 mCi，治疗后 ^{131}碘全身及颈胸部 SPECT/CT 显像提示：①残留甲状腺组织已清除；②左颈Ⅳ区、纵隔 2R 区肿大淋巴结，^{131}碘摄取不高，与前相仿（病例 24 图 2）。

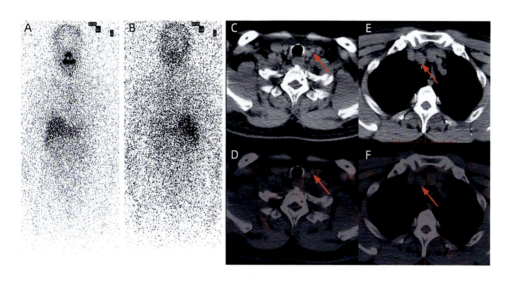

病例 24 图 2　^{131}碘治疗后显像

注：全身平面显像前位（A）和后位（B）图未见残留甲状腺组织显影。颈胸部 SPECT/CT 断层显像图，C、D：左颈Ⅳ区淋巴结，部分伴钙化，未见摄 ^{131}碘；E、F. 纵隔 2R 区肿大淋巴结，未见摄 ^{131}碘。

^{131}碘治疗后长期行左甲状腺素片抑制治疗（促甲状腺激素 < 0.1 mIU/L），半年后血清甲状腺球蛋白降至 13.1 ng/mL（病例 24 表 1）。

病例 24 表 1　甲状腺癌术后甲状腺相关指标变化趋势

日期	促甲状腺激素（mIU/L）	甲状腺球蛋白（ng/mL）	甲状腺球蛋白抗体（U/mL）	^{131}碘（mCi）
2022-02-17	0.796	63.100	14.000	
2022-03-29	0.020	36.600	16.200	
2022-06-23	36.30	136.00	10.500	120
2022-08-05	0.032	22.200	13.800	

续表

日期	促甲状腺激素（mIU/L）	甲状腺球蛋白（ng/mL）	甲状腺球蛋白抗体（U/mL）	131碘（mCi）
2022-09-16	0.009	13.500	18.200	
2022-12-05	0.007	17.100	12.000	
2022-12-22	32.500	79.200	13.500	150
2023-02-06	0.052	20.200	13.000	
2023-03-23	< 0.005	14.800	12.600	
2023-06-16	< 0.005	13.100	14.800	
2023-09-08	0.009	12.500	14.000	
2023-11-15	< 0.005	12.200	15.500	

注：参考值：促甲状腺激素 0.27 ～ 4.2 mIU/L、甲状腺球蛋白 3.50 ～ 77 ng/mL、甲状腺球蛋白抗体 0 ～ 115 U/mL。

为进一步寻找转移病灶，2023-07-04 行 ^{18}F-FDG PET/CT 检查，结果提示：左颈Ⅳ区稍大淋巴结（短径 6 mm）、纵隔 2R 区肿大淋巴结（短径 16 mm），伴代谢轻度增高（SUVmax 均为 1.9），肿瘤转移不能除外，建议随诊复查（病例 24 图 3）。

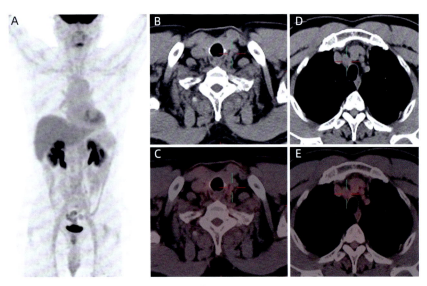

病例 24 图 3　[18]F-FDG PET/CT

注：A. 最大密度投影图提示全身未见明确高代谢病灶；B、C. 左颈Ⅳ区稍大淋巴结（短径 6 mm）伴代谢轻度增高（SUVmax = 1.9）；D、E. 纵隔 2R 区肿大淋巴结（短径 16 mm）伴代谢轻度增高（SUVmax = 1.9）。

隔日纳入 ^{68}Ga-FAPI-RGD 在肿瘤中的应用的临床研究，经患者签署知情同意书后行 ^{68}Ga-FAPI-RGD PET/CT 检查，结果提示：左颈Ⅳ区及纵隔 2R 区肿大淋巴结，显像剂摄取增高（SUVmax 分别为 5.1 及 6.0），考虑肿瘤转移（病例 24 图 4）。

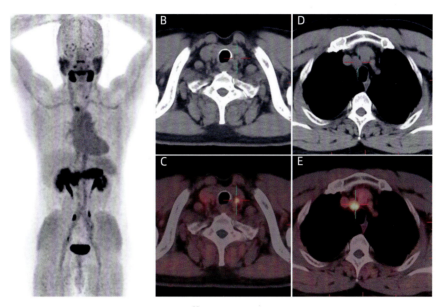

病例 24 图 4　^{68}Ga-FAPI-RGD PET/CT

注：A. 最大密度投影图提示左颈及右上胸部见放射性摄取增高灶；B、C. 左颈Ⅳ区淋巴结，（短径 6 mm）伴放射性摄取增高（SUVmax = 5.1），考虑肿瘤转移；D、E. 纵隔 2R 区肿大淋巴结（短径 16 mm）伴放射性摄取增高（SUVmax = 6.0），考虑肿瘤转移。

今为进一步诊治纵隔肿大淋巴结，收住入院。

既往史：平素一般，1999 年行"阑尾切除术"，术后恢复尚可。2008 年行"右侧翼状胬肉切除术"，术后恢复良好。否认病毒性肝炎、肺结核病史，否认高血压、糖尿病、高血脂病史，否认脑血管疾病、心脏病史，否认精神病史、地方病史、职业病史。否认外伤、输血、中毒、其他手术史。过敏史：否认药物、食物过敏史，预防接种按计划进行。

个人史：出生于福建省，久居福建省，生活起居尚规律，无化学物质、放射物质、有毒物质接触史，无冶游、吸毒史，无吸烟、饮酒史。已婚，适龄结婚，育 1 子，配偶及儿子体健。

家族史：父亲已故，死因不详，母亲体健，无家族及遗传病史。

（二）体格检查

体温 36.3 ℃，脉搏 83 次 / 分，呼吸 20 次 / 分，血压 116/81 mmHg。神志清醒，

全身皮肤黏膜色泽未见异常，未见皮疹、黄染、出血点。气管居中，甲状腺未触及。颈部、腋窝、锁骨上等浅表淋巴结均未及肿大。胸廓正常，胸骨、胸壁无压痛，双侧腋窝处见陈旧性手术瘢痕组织，长约 3 cm，愈合尚可。双肺呼吸运动对称，触诊语颤两侧对称，未及胸膜摩擦感，叩诊清音，双肺上界正常，双肺呼吸音清，未闻及干、湿性啰音。心前区无隆起，心尖冲动位于左侧第 5 肋间锁骨中线内 0.5 cm，触诊心尖冲动未及异常，心界无扩大，心率 83 次 / 分，心律齐，心音正常，A2 ＞ P2，各心瓣膜听诊区未闻及杂音，无心包摩擦音，脉率 83 次 / 分，心律齐，无水冲脉、奇脉，周围毛细血管搏动征阴性。腹软，无压痛、反跳痛，肝脾未触及，未触及包块，墨菲氏征阴性，麦氏点无压痛，肝区未及叩击痛，双侧肾区未及叩痛；肝浊音界存在，位于右锁骨中线第 5 肋间，下界位于右肋缘；脾浊音界无扩大，移动性浊音阴性，肠鸣音 3 次 / 分，未闻及振水音、气过水音及血管杂音。双下肢无水肿。四肢肌力、肌张力正常。

（三）辅助检查

实验室检查：

血常规：白细胞 4.71×10^9/L，红细胞 4.96×10^{12}/L，血红蛋白 148 g/L，血小板 280×10^9/L。

常规生化全套：钙 2.21 mmol/L。游离三碘甲状腺原氨酸 5.46 pmol/L，游离甲状腺素 21.9 pmol/L，促甲状腺激素 ＜ 0.005 mIU/L，甲状腺球蛋白 12.2 ng/mL，甲状腺球蛋白抗体 15.5 U/mL。

影像学检查：胸部 CT 平扫＋增强：①双肺小结节，部分磨玻璃结节，建议随诊；②右肺上叶含气囊腔；③双肺下叶慢性炎症；④纵隔一肿大淋巴结，结合病史，转移待排；⑤肝多发囊肿；⑥左肾多发囊肿（病例 24 图 5）。

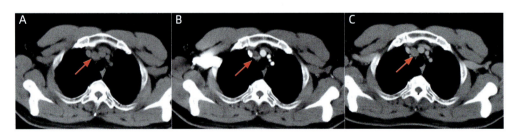

病例 24 图 5　胸部 CT 平扫＋增强

注：A 为平扫期，B 为动脉期，C 为延迟期。纵隔内见一肿大淋巴结影，大小约 1.8 cm×1.2 cm，增强扫描呈不均匀强化。

（四）诊断

右侧甲状腺乳头状癌术后伴左颈及纵隔淋巴结转移（$T_{1a}N_{1b}M_0$，Ⅱ期，中危组）。

二、治疗经过

（一）治疗

2023-11-24 在介入科行上纵隔病灶活检术，病理诊断提示：（纵隔淋巴结穿刺活检组织）查见异型细胞，结合病史及免疫组化，考虑转移癌，甲状腺来源可能性大，请结合临床。免疫组化：AE1/AE3（+），CK7（+），TG（弱+），PAX8（+），TTF-1（+），Galectin-3（+），MC（弱+），NapsinA（-），CK20（-），CD56（-）。明确诊断后于 CT 引导下行 ^{125} 碘粒子植入术。

（二）随访

纵隔淋巴结 ^{125} 碘粒子植入术后 2 个月复查：游离三碘甲状腺原氨酸 5.92 pmol/L，游离甲状腺素 25.3 pmol/L，促甲状腺激素 0.009 mIU/L，甲状腺球蛋白 7.25 ng/mL，甲状腺球蛋白抗体 16.40 U/mL。甲状腺球蛋白较前进一步下降。

三、病例分析

1. 病例特点　该患者为右侧及峡部甲状腺乳头状微小癌伴淋巴结转移，2 次 ^{131} 碘治疗后全身显像均未发现摄碘的转移病灶，但是刺激状态及抑制状态下甲状腺球蛋白水平明显增高，考虑患者属于放射性 RAIR-DTC 范畴。根据 2015 版 ATA 指南及我国甲状腺结节和分化型甲状腺癌诊治指南（第二版）的推荐，该患者进行了 ^{18}F-FDG PET/CT 检查，但是并未发现 FDG 高摄取的病灶。但是在 ^{68}Ga-FAPI-RGD PET/CT 检查中发现颈部及纵隔淋巴结有明显的显像剂浓聚，纵隔病灶经穿刺病理证实系分化型甲状腺癌转移。纵隔病灶行 ^{125} 碘粒子植入治疗。

2. 诊疗思路分析　患者经过甲状腺全切及淋巴结清扫术，根据甲状腺癌 TNM 分期及术后复发危险度分级标准，考虑系 $T_{1a}N_{1b}M_0$，Ⅱ期，中危组，有行 ^{131} 碘治疗指征。根据入院后检查结果，刺激状态下甲状腺球蛋白水平明显增高（促甲状腺激素 36.3 mIU/L，甲状腺球蛋白 136 ng/mL），给予辅助治疗剂量（^{131} 碘剂量为 120 mCi），5 天后 ^{131} 碘全身显像未见甲状腺床外异常摄碘病灶。考虑系首次 ^{131} 碘治疗，残留甲状腺组织较多而干扰转移灶摄碘的可能，建议半年后行第 2 次 ^{131} 碘治疗。刺激状态下甲状腺球蛋白水平较前下降，但仍明显高于正常范围（促甲状腺激素 32.5 mIU/L，甲状腺球蛋白 79.2 ng/mL），给予治疗剂量（^{131} 碘剂量为 150 mCi），5 天后 ^{131} 碘全身显像仍未见摄碘病灶。综上考虑，患者属于 RAIR-DTC。为明确甲状腺癌转移灶，患者同时进行 ^{18}F-FDG PET/CT 显像及新型双靶点探针 ^{68}Ga-FAPI-

RGD PET/CT 显像。在上述两种显像中发现纵隔 2R 区淋巴结明显摄取 ^{68}Ga-FAPI-RGD，但 ^{18}F-FDG 摄取不高，后经穿刺病理明确该病灶为分化型甲状腺癌转移。

3. 多学科讨论　考虑到患者目前全身 PET 检查仅发现纵隔 2R 区及左颈淋巴结这两个孤立性病灶，前者较大，短径约 16 mm，若开胸手术，对患者创伤较大，首选局部治疗，因为 ^{125}碘粒子植入术创伤小，效果好，故建议患者于介入科行纵隔淋巴结 ^{125}碘粒子植入治疗；目前左颈淋巴结较小，可继续门诊颈部超声随访。患者抑制状态下甲状腺球蛋白水平缓慢下降，影像学检查未见病情进展，暂无靶向治疗指征。结合患者意愿，最后进行纵隔淋巴结 ^{125}碘粒子植入治疗。

四、诊疗经验

放射性 RAIR-DTC 是由于肿瘤细胞形态和功能发生失分化，导致病灶对 ^{131}碘摄取功能减低或丧失。在无外源性碘负荷干扰的情况下，促甲状腺激素刺激状态下出现下列情形之一可考虑界定为 RAIR-DTC（均非绝对标准）：①转移灶在首次 ^{131}碘治疗后全身显像中表现不摄取；②原本摄取 ^{131}碘的功能性转移灶逐渐丧失摄取能力，而转变为不摄取 ^{131}碘；③部分转移灶摄取 ^{131}碘、部分转移灶不摄取 ^{131}碘且病灶可被 ^{18}F-FDG PET/CT、CT 或 MRI 等其他影像学检查显示；④转移灶在多次 ^{131}碘治疗后虽然保持碘摄取功能但仍出现病情进展，包括病灶逐渐增大、出现新发病灶、甲状腺球蛋白水平持续上升等。RAIR-DTC 治疗手段相对有限，10 年生存率仅 10%，是甲状腺癌死亡病因中最主要占比人群，因此有必要对 RAIR-DTC 患者进行个体化的诊断治疗方案，针对复查随访中出现进展或伴有局部症状的 RAIR-DTC 患者，探索研究新的治疗手段，以阻止病情进展、改善生存，是目前临床诊疗管理的重中之重。2015 版 ATA 指南及我国甲状腺结节和分化型甲状腺癌诊治指南（第二版）推荐使用 ^{18}F-FDG PET/CT 寻找 RAIR-DTC 病灶，但文献报道 ^{18}F-FDG PET/CT 的灵敏度为 45% ～ 87%。目前已有多种探针应用于 RAIR-DTC 患者，如靶向 FAP 和整合素 α v β$_3$ 等，结果发现靶向 FAP 及 RGD 的新探针比 ^{18}F-FDG PET/CT 能够探测到更多的 RAIR-DTC 病灶，并且具有更高的肿瘤摄取比。

RAIR-DTC 患者治疗是目前临床工作的难点。因此针对不同 RAIR-DTC 患者，了解患者疾病分期，明确需要优先处理的病灶，制订最佳的诊疗方案，有必要进行科内讨论或多学科会诊。本例患者经过两种 PET/CT 证实 RAIR-DTC 病灶为颈部及纵隔内的淋巴结，因为病变较为局限，经过科内讨论后认为纵隔淋巴结病灶行 ^{125}碘粒子植入治疗，能够达到更高效的治疗效果，且不良反应更小。而颈部淋巴结病灶较小，可暂时在严格左甲状腺素片抑制治疗（促甲状腺激素 < 0.1 mIU/L）下密切观察。

（病例提供者：陈　芸　朱鸿绪　缪蔚冰　福建医科大学附属第一医院）

参考文献

［1］中华医学会内分泌学分会 . 甲状腺结节和分化型甲状腺癌诊治指南（第二版）［J］. 中华内分泌代谢杂志，2023，39（3）：181-226.

［2］林岩松 . 有关放射性碘难治性分化型甲状腺癌靶向治疗的思考与初探［J］. 中华核医学与分子影像杂志，2023，43（8）：449-451.

［3］Fu H, Wu J, Huang J, et al. [68]Ga fibroblast activation protein inhibitor PET/CT in the detection of metastatic thyroid cancer：comparison with ^{18}F-FDG PET/CT[J]. Radiology, 2022, 304（2）：397-405.

［4］Parihar AS, Mittal BR, Kumar R, et al. ^{68}Ga-DOTA-RGD2 positron emission tomography/computed tomography in radioiodine refractory thyroid cancer：prospective comparison of diagnostic accuracy with ^{18}F-FDG positron emission tomography/computed tomography and evaluation toward potential theranostics[J]. Thyroid, 2020, 30（4）：557-567.

病例 25　甲状腺滤泡癌多发转移联合治疗

一、病历摘要

（一）基本信息

患者男性，65 岁。

主诉：甲状腺癌肺、骨转移联合治疗后半年余。

现病史：2019 年起患者无明显诱因出现腰背部疼痛，症状逐渐加重。2020-06-10 于外院行 PET/CT 提示：①甲状腺左侧叶缺失，右侧叶糖代谢异常增高肿块灶，周围数枚糖代谢稍增高淋巴结：甲状腺癌可能性大；腰 5 椎体明显骨质破坏伴糖代谢异常增高；转移瘤可能性大；右肺上叶及右肺中叶糖代谢稍异常增高结节灶；转移瘤可能；②肝内多发囊肿。左肾结石，膀胱多发结石。脊柱退行性病变。左侧肩胛肌区脂肪瘤。超声：残余甲状腺右侧叶声像改变并周围淋巴结肿大；考虑残余甲状腺癌，穿刺病理诊断提示：（右侧甲状腺穿刺涂片）桥本氏病背景，细胞增生活跃，部分非典型增生。为明确腰部病变，于 2020-07-14 外院全身麻醉下行"经皮腰椎穿刺活组织检查术"，病理诊断提示：（腰 5 椎体）转移性甲状腺癌，组织学类型考虑滤泡癌。免疫组化结果：TG（++），TTF-1（++），Ki-67（5%+），CD56（弱 +），CK-Pan（++）。2020-07-30 患者再次就诊于外院，甲状腺穿刺活检：（右侧甲状腺穿刺涂片）桥本氏病背景，细胞增生活跃，部分非典型增生。2020-08-03 在全身麻醉下行"甲状腺癌根治术"，术后病理诊断提示：（右侧残余甲状腺）甲状腺滤泡型肿瘤，结合病史及免疫组化，考虑滤泡癌，区域包膜侵犯。免疫组化结果：TG（+），TTF-1（+），Ki-67（5%+），CD56（灶 +），CK-Pan（+），CK19（-），Galectin-3（-），CgA（-），PTH（-），Syn（-）。（左侧残余甲状腺）检查见增生的纤维组织及少量脂肪组织，另见淋巴结 1 枚，未见特殊。基因检测：KRAS、NRAS、BRAF V600E、TERT、RET 等相关基因均为阴性。患者甲状腺癌骨转移、肺转移诊断明确，年龄 65 岁，术后病理分期为 $T_3N_1M_1$，ⅣB 期，高危，术后恢复尚可，办理出院。

患者出院后因"腰部疼痛"于 2020-08-14 入住我院疼痛科，完善骨扫描提示：左骨性眼眶上壁、右侧胸锁关节、腰 5 椎体异常放射性浓聚灶，性质待定。入院后予以镇痛等对症支持治疗。经过骨软组织科、甲状腺核素治疗科、放疗科、影像科、病理科多学科会诊后，考虑患者目前甲状腺癌伴随骨转移、肺转移，腰椎转移部位血运丰富，直接手术出血风险大，建议先行 [131] 碘治疗或者局部放疗降低肿瘤活性及出血风险。于 2020-09-08 在我科首次给予 [131] 碘 180 mCi。治疗后 [131] 碘全身显像：颈部多处结节状放射性浓聚影，腰 4～5 椎体异常放射性浓集灶，考虑颈部残余甲状腺及转移灶显影，余部位未见明显异常放射性浓聚。出院后定期复查。

2020-11-05 患者以"甲状腺癌综合治疗后肺部转移、骨转移瘤"再次入我科，予 ^{99} 锝－亚甲基二膦酸盐 16.5 mg×5 天修复骨质治疗，无明显核素治疗禁忌，2020-11-13 给予 ^{89} 锶 4 mCi 静脉注射治疗骨转移灶。治疗后未诉特殊不适，予以出院。

2020-12-15 再次入住我科，颈胸部 CT 平扫＋增强：①甲状腺术后缺如，术区未见明确肿块影；②双肺散在结节大致同前，性质待定，转移瘤？硬结灶？建议追踪复查；③右背部、左下脂肪瘤大致同前。腰椎 MRI 平扫＋增强：①腰 5 椎体及其附件骨质异常改变伴肿块形成，结合病史考虑骨转移瘤，并椎管受侵可能性大；②腰椎退行性改变。住院期间予镇痛等对症支持治疗，予伊班膦酸钠注射液及 ^{99} 锝－亚甲基二膦酸盐 16.5 mg×5 天修复骨质治疗。经全院大会诊讨论后，2020-12-25 请放疗科予骨转移姑息性放疗，总剂量 30 Gy（CTV DT 3 Gy×10 次），治疗顺利，予以出院。

2021-01-18 患者为求腰椎转移瘤手术治疗就诊我院骨软组织科，于 2021-01-22 在全身麻醉下行腰 5 椎体病灶清除＋椎板切开减压＋神经根管减压＋微波刀治疗＋钉棒系统内固定术。术中见患者右侧椎间孔、横突及附件有灰黄色鱼肉样病灶组织，将椎间孔内病灶及部分横突病灶清除，椎管及神经根管充分减压，在无法切除的残余病灶内置入微波电极，予以微波治疗。术后病检提示：（腰 5 椎体病灶）经脱钙，HE 结合病史符合甲状腺滤泡癌转移。术后患者自觉腰背部胀痛明显减轻，右下肢麻木较前好转，于 2021-02-01 出院。

考虑患者病情较晚，肺、骨多处转移。靶向药物作为全身治疗的有效方法，同时为提高靶病灶的摄碘能力，2021-03-08 起予以仑伐替尼 24 mg 治疗 1 个疗程 3 个月，因血压增高及手足综合征改为 16 mg 治疗。2021 年 6 月我院复查 PET/CT 提示：①甲状腺缺如，局部未见明确异常密度肿块影及异常放射性浓聚影；②腰 5 椎体及右侧附件呈术后改变，术区见软组织密度影充填，PET 于相应部位见浓淡不一放射性浓聚影，考虑骨转移瘤术后，局部肿瘤细胞仍处于代谢活跃状态。考虑患者全身多处转移，既往治疗有效，门诊建议其再次行 ^{131} 碘治疗。

为求 ^{131} 碘治疗，患者于 2021-08-04 入住我科，CT 提示：①双肺多发结节同前，建议随访；②右背部、左肩胛下肌前缘脂肪瘤大致同前；③肝内多发低密度结节大致同前，囊肿？④腰椎呈术后改变，腰 5 椎体骨质破坏并软组织肿块形成，考虑转移瘤，继发椎管狭窄。于 2021-08-09 予 ^{131} 碘 200 mCi 治疗。治疗 ^{131} 碘全身显像：下腹部异常放射性浓聚影，余部位未见明显异常放射性浓聚，患者于 2021-08-13 出院。

出院后于外院行全身骨显像对比复查：①腰 5 椎体异常放射性浓聚影较前减淡，

考虑骨转移瘤；②对比复查：左骨性眼眶上壁、右侧胸锁关节异常放射性浓集灶基本同前，性质待定；③腰 4 椎体点状放射性异常增浓灶，性质待定。考虑既往治疗有效，建议其第 3 次行 ^{131} 碘治疗。患者于 2022-05-09 再次入住我院，于 2022-05-16 给予 ^{131} 碘治疗 180 mCi，治疗后 ^{131} 碘全身显像：双侧胸部多处结节状放射性浓聚影，考虑双肺转移灶显影，余部位未见明显异常放射性浓聚，患者于 2022-05-20 出院。

患者为求进一步的治疗于 2022-11-09 入我科，给予伊班膦酸钠 6 mg×3 天修复骨质治疗，2022-11-11 出院。患者出院后一般情况尚可，规律门诊复查。

既往史：20 岁时行阑尾切除术，2015 年因左侧甲状腺结节行左侧甲状腺切除手术，自诉术后病理检查良性。既往有高血压 5 年，最高收缩压 160 mmHg，现规律口服"替米沙坦 80 mg 1 次／日、盐酸阿罗洛尔 10 mg 2 次／日"控制血压，自诉血压控制尚可。否认"冠心病、糖尿病"等慢性疾病史。否认有"肝炎、结核"等传染病病史。预防接种史不详。否认输血史。否认有食物、药物过敏史。

个人史：生于长沙，无工业毒物、粉尘、放射性物质接触史，无地方病疫区居住史，无冶游史。已戒烟酒，有饮酒史具体不详，有吸烟史，10 支／日。

婚育史：育有 1 子，配偶及子女均体健。

家族史：无特殊。

（二）体格检查

颈部呈术后改变，伤口愈合尚可，气管居中，颈静脉无充盈，甲状腺床区未见明显肿物。双侧颈部及锁骨上未见明显肿大淋巴结，余全身浅表淋巴结未扪及明显肿大。胸廓对称无畸形，胸骨无压痛，双侧呼吸运动对称自如，语颤正常，叩诊清音，双肺呼吸音清，未闻及干、湿性啰音。脊柱四肢无畸形，腰椎活动稍受限，背部可见长约 10 cm 的手术瘢痕。双下肢凹陷性水肿，双下肢肌力及肌张力正常。

（三）辅助检查

2020-08-03 外院术后病理：（右侧残余甲状腺）甲状腺滤泡型肿瘤，结合病史及免疫组化，考虑滤泡癌，区域包膜侵犯。免疫组化结果：TG（+），TTF-1（+），Ki-67（5%+），CD56（+），CK-Pan（+），CK19（-），Galectin-3（-），CgA（-），PTH（-），Syn（-）。（左侧残余甲状腺）检查见增生的纤维组织及少量脂肪组织，另见淋巴结 1 枚，未见特殊。KRAS（-），NRAS（-），BRAF V600E（-）。

2021-01-29 我院病理报告：腰 5 椎体病灶经脱钙，HE 结合病史符合甲状腺滤泡癌转移。

2021-06-16 我院 PET/CT 提示甲状腺癌综合治疗后：①甲状腺缺如，局部未明确异常密度肿块影及异常放射性浓聚影；②腰 5 椎体及右侧附件呈术后改变，术区见软组织密度影充填，PET 于相应部位见浓淡不一放射性浓聚影，考虑骨转移瘤术后，部分肿瘤细胞仍处于代谢活跃状态；③腰 4～骶 1 椎内固定术后改变；④双侧肩周炎，左侧肩部脂肪瘤；⑤脂肪肝，肝囊肿，左肾小结石，膀胱结石；⑥全身其他部位未见明显异常。

2021-08-13 外院 SPECT-CT：①腰 5 椎体及右侧附件摄取增高，考虑甲状腺癌骨转移；②腰 4～骶 1 椎内固定术后改变。

2022-02-15 我院颈部＋胸部 CT：①甲状腺缺如呈术后改变；②双肺多发结节同前，建议追踪观察；③右背部、左肩胛下肌前缘脂肪瘤同前；④肝内多发低密度灶同前，考虑囊肿可能性大。

2022-02-16 我院全身骨显像：①对比复查：腰 5 椎体异常放射性浓聚影较前减淡，考虑骨转移瘤；②对比复查：左骨性眼眶上壁、右侧胸锁关节异常放射性灶基本同前，性质待定；③腰 4 椎体点状放射性异常增浓灶，性质待定。

实验室检查：甲状腺球蛋白变化曲线见病例 25 图 1。

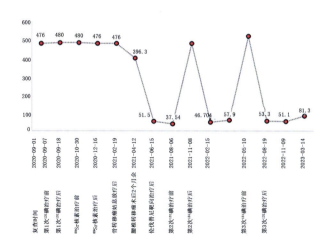

病例 25 图 1　甲状腺球蛋白变化曲线

注：甲状腺球蛋白参考值 1.59～50.03 ng/mL。

影像学检查：

首次入院骨扫描（2020-08-24）：左骨性眼眶上壁、右侧胸锁关节、腰 5 椎体异常放射性浓聚，提示骨转移（病例 25 图 2）。

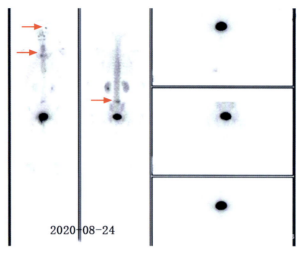

2020-08-24

病例 25 图 2　首次入院骨扫描

综合治疗后全身骨显像（2022-02-16）：原左骨性眼眶上壁、右侧胸锁关节异常放射性浓聚影基本同前，原腰 5 椎体异常放射性浓聚影较前减淡、新增腰 4 椎体点状放射性异常增浓灶，余骨未见明显异常放射性浓聚灶（病例 25 图 3）。

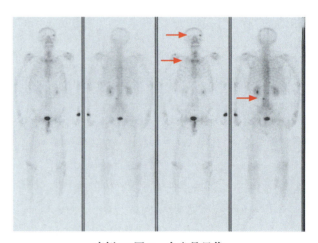

病例 25 图 3　全身骨显像

首次治疗前胸部增强 CT（2020-09-08）：双肺见散在结节状高密度影,边界清晰,边缘光滑，大者直径约 0.5 cm，提示肺转移（病例 25 图 4）。

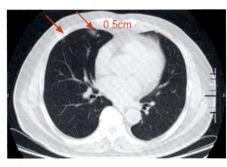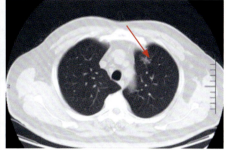

病例 25 图 4　首次治疗前胸部增强 CT

综合治疗后复查 CT（2021-04-12）：双肺见散在结节状高密度影较前缩小，大者直径约 3.8 mm（治疗前为 5 mm）（病例 25 图 5）。

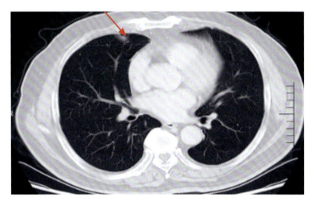

病例 25 图 5　综合治疗后复查 CT

腰椎转移瘤切除术前磁共振（2020-12-17）：腰 5 椎体及其附件骨质异常改变伴肿块形成，结合病史考虑转移瘤，并椎管受侵可能性大（病例 25 图 6）。

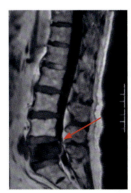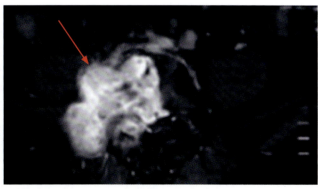

病例 25 图 6　磁共振检查

3 次 ^{131} 碘治疗后核素显像对比见病例 25 图 7。

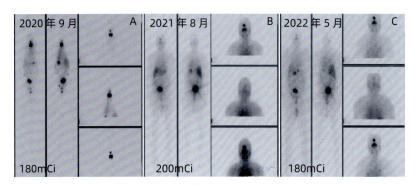

病例 25 图 7　3 次 ^{131} 碘治疗后核素显像对比

（四）诊断

1. 甲状腺癌肺、骨转移联合治疗后（$T_3N_1M_1$，ⅣB 期，高危）。
2. 高血压（2 级，高危组）。

二、治疗经过

（一）治疗

2020-08-03 在外院全身麻醉下行"甲状腺癌根治术"，术后病理诊断：（右侧残余甲状腺）甲状腺滤泡型肿瘤，结合病史及免疫组化，考虑滤泡癌，区域包膜侵犯。免疫组化结果：TG（+），TTF-1（+），Ki-67（5%+），CD56（灶+），CK-Pan（+），CK19（-），Galectin-3（-），CgA（-），PTH（-），Syn（-）。（左侧残余甲状腺）检查见增生的纤维组织及少量脂肪组织，另见淋巴结 1 枚，未见特殊。基因检测：KRAS、NRAS、BRAF V600E、TERT、RET 等相关基因均为阴性。

2020-09-08 在我科首次给予 ^{131} 碘 180 mCi。治疗后 ^{131} 碘全身显像提示：颈部多处结节状放射性浓聚影，腰 4 ～ 5 椎体异常放射性浓集灶，考虑颈部残余甲状腺及转移灶显影，余部位未见明显异常放射性浓聚（病例 25 图 7 A）。出院后定期复查。

2020-11-05 予 ^{99} 锝 - 亚甲基二膦酸盐 16.5 mg×5 天修复骨质治疗，2020-11-13 给予 ^{89} 锶 4 mCi 静脉注射治疗骨转移灶。治疗后未诉特殊不适，予以出院。

2020-12-15 在我科予伊班膦酸钠注射液及 ^{99} 锝 - 亚甲基二膦酸盐 16.5 mg×5 天修复骨质治疗。经全院大会诊讨论后，请放疗科予骨转移姑息性放疗，总剂量 30 Gy（CTV DT 3 Gy×10 次），治疗顺利，予以出院。

2021-01-22 在我院全身麻醉下行腰 5 椎体病灶清除＋椎板切开减压＋神经根

管减压＋微波刀治疗＋钉棒系统内固定术。术后病理检查提示：（腰 5 椎体病灶）经脱钙，HE 结合病史符合甲状腺滤泡癌转移。

2021-03-08 起予以仑伐替尼 24 mg 治疗 1 个疗程 3 个月，因血压增高及手足综合征改为 16 mg 治疗。

2021-08-09 在我科给予第 2 次 ^{131} 碘 200 mCi 治疗。治疗后行甲状腺显像提示：下腹部异常放射性浓聚影，余部位未见明显异常放射性浓聚（病例 25 图 7 B）。

2022-05-16 在我科给予第 3 次 ^{131} 碘治疗 180 mCi，甲状腺显像提示甲状腺癌 ^{131} 碘治疗后：双侧胸部多处结节状放射性浓聚影，考虑双肺转移灶显影，余部位未见明显异常放射性浓聚（病例 25 图 7 C）。治疗经过见病例 25 图 8。

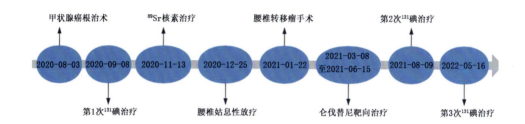

病例 25 图 8　治疗经过

（二）随访

综合治疗后，随访至 2023-03-14 复查，促甲状腺激素抑制状态下甲状腺球蛋白逐渐下降。

患者诊疗全过程抑制性甲状腺球蛋白变化趋势图见病例 25 图 1。

三、病例分析

1. 起病隐匿，转移灶确诊　早中期甲状腺滤泡癌与滤泡性腺瘤类似，形态结构上难以区分，没有明显的恶性征象，易漏诊。甲状腺滤泡癌发生淋巴结转移少见，但远处转移可达 20% 以上，因此少数甲状腺滤泡癌患者以远处转移灶为首发表现而就诊，由于原发灶并不明显，往往需要行转移灶穿刺或手术切检从而确诊。本病例患者首先出现转移灶引起的腰痛症状，完善 PET/CT 后提示甲状腺癌并肺、骨转移，进行 2 次甲状腺穿刺后都提示非典型增生，行腰椎穿刺活检后，才明确诊断。

2. 个体化多学科联合治疗　多学科诊治始终贯穿于患者就诊过程。患者外院行甲状腺根治术后，因"腰部疼痛"为求进一步治疗就诊我院。我院开展多学科会诊，首先由病理科和放射科结合病理报告和影像学资料明确患者诊断（甲状腺癌肺、骨转移，$T_3N_1M_1$，ⅣB 期，高危）。综合各学科建议，优先使用 ^{131} 碘治疗，并使用 ^{89} 锶治疗骨转移灶，^{99} 锝 - 亚甲基二膦酸盐修复骨质，同时给予阿片类药物规范止痛，疼痛稍缓解。再次经过全院大会诊后，请放疗科行骨转移灶姑息性放疗。待患者一般情况好转后，于外科行骨转移灶切除术，术后患者腰痛明显好转，给予止痛药减量。为加强全身治疗，同时为提高靶病灶的摄碘能力，给予仑伐替尼靶向治疗。2021 年 6 月复查 PET/CT 提示：腰椎处肿瘤细胞仍代谢活跃，复查甲状腺球蛋白明显升高，考虑既往核素治疗有效，第 2 次给予核素 ^{131} 碘治疗。治疗后复查甲状腺球蛋白下降至正常。2022 年 5 月复查时发现甲状腺球蛋白再次明显升高，第 3 次给予核素 ^{131} 碘治疗，治疗后甲状腺球蛋白下降至正常，此后规律复查，情况稳定。该病例采用全身＋局部治疗的思路，以核素治疗为基础，联合病理科、放射科、放疗科、外科、疼痛科，以姑息减症、控制肿瘤进展为目的，密切随访，及时介入，积极开展多学科联合诊治，践行个体化治疗。

四、诊疗经验

1. 在临床实践中以骨占位为首发表现时，特别是超声或 CT 发现甲状腺异常的患者，要想到甲状腺滤泡癌伴骨转移的可能，必要时穿刺活检进行进一步病理诊断。

2. 甲状腺滤泡癌远处转移为主要死亡原因。治疗原则上以手术为主，辅以内分泌抑制治疗，可根据患者病情加用放射治疗和（或）靶向治疗。转移性甲状腺滤泡癌的常规治疗方法包括全甲状腺切除，同时切除转移病灶，并辅以放射性 ^{131} 碘治疗。当单发远处转移时，手术与 ^{131} 碘治疗组合使用，可以实现更好的治疗效果。若为多发性转移，则应首选 ^{131} 碘治疗，缓解疼痛，提高生活质量，待患者症状好转再寻找手术时机。本病例中，患者因腰椎转移瘤引起的腰椎疼痛入院，经过多学科会诊后，考虑转移部位血运丰富，直接手术出血风险大，因此首先行 ^{131} 碘降低肿瘤活性、局部放疗控制局部血运，为手术创造条件。经过 ^{131} 碘治疗及局部放疗后，患者顺利行腰椎转移瘤减瘤手术，明显缓解了局部腰痛的症状，改善了患者的生存质量。

3. 目前，针对放射性碘难治性分化型甲状腺癌已经有 4 种多靶点激酶抑制剂在国内获批上市，分别是索拉非尼、仑伐替尼、多纳非尼和安罗替尼。常见的不良反应为高血压、蛋白尿、手足皮肤反应、腹泻等。

本例患者有高血压既往史。因靶向药物作为全身治疗的有效方法，同时为提高靶病灶的摄碘能力，予以仑伐替尼 24 mg 治疗 1 个疗程 3 个月，后因血压增高及手足综合征改为 16 mg 治疗。对于既往史有高血压的患者，推荐在治疗前 1 周开始监测血压，使用靶向药物时，应密切关注血压变化，对于血压控制不佳的患者，应请心内科协助诊治，调整高血压的用药。靶向药物导致的手足反应又叫作掌跖感觉丧失性红斑综合征，预防通常比治疗更为重要，在治疗前，应尽可能处理手足基础疾病，治疗中应减少接触热水和含酒精的护肤品，日常生活中穿戴宽松，避免皮肤过度摩擦，保持干燥，戴手套保护皮肤等，一旦发生掌跖感觉丧失性红斑综合征，应根据相应级别处理。

（病例提供者：杨惠云　石　峰　湖南省肿瘤医院）

参考文献

[1] 吴江华. 以远处转移为首发表现的 24 例甲状腺滤泡癌临床病理特征分析 [J]. 中国肿瘤临床，2016，43（13）：552-556.

[2] 中华医学会核医学分会. ^{131}I 治疗分化型甲状腺癌指南（2021 版）[J]. 中华核医学与分子影像杂志，2021，41（4）：218-241.

[3] Reed N, Glen H, Gerrard G, et al.Expert consensus on the management of adverse events during treatment with lenvatinib for thyroid cancer[J].Clin Oncol (R Coll Radiol), 2020, 32 (5): e145-e153.

[4] 薛丽琼，郭晔，陈立波. 晚期甲状腺癌靶向药物不良反应管理专家共识（2023 年版）[J]. 中国癌症杂志，2023，33（09）：879-888.

病例26 碘难治性分化型甲状腺癌综合靶向治疗

一、病历摘要

（一）基本信息

患者女性，38岁。

主诉：甲状腺癌肺转移[131]碘治疗后8个月余。

现病史：患者诉2022年1月初因"头痛"行CT检查发现双侧甲状腺结节，双肺多发结节，无触压痛，无声嘶，无吞咽、呼吸困难及其他不适。患者为求诊治遂来我院，全身PET/CT提示：双肺多发结节，PET于相应部位见浓淡不一放射性浓聚影，考虑肺转移瘤。甲状腺左叶稍低密度结节，PET于相应部位见异常放射性浓聚影，建议进一步检查，不除外甲状腺癌可能。双锁骨上脂肪间隙放射性摄取对称性增高，考虑棕色脂肪生理性摄取。甲状腺左叶钙化灶。左肾小结石。全身其他部位未见明显异常。2022-01-12彩超提示：①甲状腺左侧叶结节，TI-RADS 4c类，甲状腺癌可能性大；②甲状腺右侧叶结节，TI-RADS 4b类，甲状腺癌不排除；③左侧颈部、左侧锁骨上区淋巴结可见。2022-01-15行甲状腺穿刺：送检物（右叶甲状腺肿块穿刺）＋LTC：涂片疑为甲状腺乳头状癌，需组织学确诊，请结合临床（Bethesda：Ⅴ类）。门诊以"（双侧）甲状腺肿物性质待查：甲状腺癌？甲状腺癌肺转移？"收住我院头颈外一科，完善检查，无明显手术禁忌，于2022-01-24在全身麻醉下行甲状腺癌根治术（甲状腺全切＋中央区淋巴结清扫＋左颈侧区淋巴结清扫术＋喉返神经探查术），术中见甲状腺左叶2.0 cm大小结节，右侧2.0 cm大小结节，均与带状肌粘连，双侧Ⅵ区见多个淋巴结约0.5 mm，质中；左侧各区多个1.0 cm×1.5 cm大小质中淋巴结；术后病理提示（202202543）：①（甲状腺左叶及峡部）乳头状癌，侵犯被膜，肿块两个，大小分别为2.2 cm×1.2 cm×1.1 cm及直径1.0 cm；②（甲状腺右叶）乳头状癌，侵犯被膜，肿块直径约1.2 cm；③淋巴结：（左6区）3个、（右6区）6个、（左2区、左3区）7个、（左4区、左5区）8个均未见癌侵犯。术后出现声嘶，无手足麻木等不适，术后恢复尚可，为求[131]碘治疗，2022-05-05入住我科，完善相关检查，甲状腺功能类：甲状腺球蛋白抗体38.795 U/mL，游离三碘甲状腺原氨酸2.050 pg/mL，游离甲状腺素＜0.25 ng/dL，促甲状腺激素＞48.1 mIU/mL，甲状腺球蛋白417.279 ng/dL，抗甲状腺过氧化物酶抗体634.813 U/mL。彩超提示：①甲状腺癌术后，甲状腺床区未见明显腺体及肿块；②双侧颈部、双侧锁骨上区未见明显异常增大淋巴结。CT提示双肺转移瘤较前无明显变化。患者有[131]碘治疗指征，无明显禁忌证，于2022-05-09予[131]碘170 mCi"清甲"及"清灶"治疗，服碘后严密观察，对症处理，服碘后 48 小时开始予以优甲乐抑制治疗，治疗后行 ^{131} 碘全身显像提示：甲状腺癌 ^{131} 碘治疗后，颈部多处结节状放射性浓聚影，考虑颈部残余甲状腺及转移灶显影，余部位未见明显异常放射性浓聚。服碘后未见明显不良反应。

出院后患者坚持优甲乐抑制治疗及定期复查，2022-08-09 复查 CT 提示双肺结节较前无明显变化及甲状腺球蛋白高水平（48.903 ng/dL），为求再次 ^{131} 碘巩固治疗，2023-01-30 入住我院。起病以来，患者精神、饮食、睡眠尚可，大、小便正常，体重无明显变化。

既往史、个人史、家族史：无特殊。

（二）体格检查

颈软，气管居中，颈部可见一约 12 cm 长手术瘢痕，伤口愈合尚可，甲状腺床区未见明显肿物。双侧颈部及锁骨上未见明显肿大淋巴结，余全身浅表淋巴结未扪及明显肿大。胸廓对称无畸形，胸骨无压痛，双侧呼吸运动对称自如，语颤正常，叩诊清音，双肺呼吸音清，未闻及干、湿性啰音。

（三）辅助检查

实验室检查：

2023-01-31 甲状腺功能类：甲状腺球蛋白抗体 13.012 U/mL，游离三碘甲状腺原氨酸 2.240 pg/mL，游离甲状腺素 0.063 ng/dL，促甲状腺激素＞48.6 mIU/mL，甲状腺球蛋白 347.551 ng/mL。余血常规、肝肾功能、电解质、血脂常规基本正常。

影像学检查：

2023-01-31 甲状腺及颈部彩超：①甲状腺癌术后，甲状腺床区未见明显腺体及肿块；②双侧颈部、双侧锁骨上区未见明显异常增大淋巴结。

2023-02-02 肺部 CT：①甲状腺癌术后改变；②双肺多发转移瘤部分较前增大（大者约 16 mm）。

其他检查：

心电图：窦性心律，电轴右偏，部分导联 ST-T 改变。

（四）诊断

甲状腺乳头状癌术后双肺转移（$T_{3a}N_0M_1$，Ⅱ期，高危）。

二、治疗经过

（一）治疗

2022-01-24 在全身麻醉下行甲状腺癌根治术，术后病理提示：①（甲状腺左叶及峡部）乳头状癌，侵犯被膜，肿块两个，大小分别为 2.2 cm×1.2 cm×1.1 cm、1 cm；

②（甲状腺右叶）乳头状癌，侵犯被膜，肿块直径约 1.2 cm；③淋巴结：（左 6 区）3 个、（右 6 区）6 个、（左 2 区、左 3 区）7 个、（左 4 区、左 5 区）8 个均未见癌侵犯。

2022-05-09 予^{131}碘 170 mCi"清甲"及"清灶"治疗，^{131}碘全身显像提示：甲状腺癌^{131}碘治疗后，颈部多处结节状放射性浓聚影，考虑颈部残余甲状腺及转移灶显影，余部位未见明显异常放射性浓聚（病例 26 图 1）。

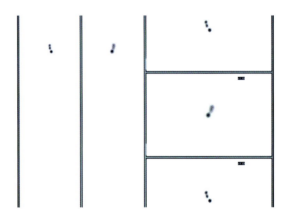

病例 26 图 1　第 1 次^{131}碘治疗后^{131}碘全身显像

注：^{131}碘全身显像提示甲状腺癌^{131}碘治疗后，颈部残余甲状腺及转移灶显影。

2023-02-06 予^{131}碘 150 mCi"清灶"治疗，^{131}碘全身显像提示：甲状腺癌^{131}碘治疗后，颈部及余部位未见明显异常放射性浓聚（病例 26 图 2）。

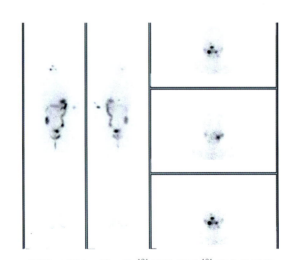

病例 26 图 2　第 2 次^{131}碘治疗后^{131}碘全身显像

注：^{131}碘全身显像提示甲状腺癌^{131}碘治疗后，全身未见放射性浓聚。

2023-02-15 开始予以甲磺酸仑伐替尼胶囊 24 mg 1 次／日靶向治疗。

（二）随访

2022 年 8 月第 1 次 [131] 碘治疗后复查颈胸部 CT 提示：①甲状腺癌术后改变，双肺多发结节较前无明显变化（结节直径最大约 16 mm）（病例 26 图 3）。甲状腺功能类：甲状腺球蛋白 48.903 ng/mL，甲状腺球蛋白抗体 61.217 U/mL，游离三碘甲状腺原氨酸 3.550 pg/mL，游离甲状腺素 1.215 ng/dL，促甲状腺激素 0.053 mIU/mL。

2023 年 2 月第 2 次 [131] 碘治疗前复查颈胸部 CT 提示：①甲状腺癌术后改变；②双肺多发转移瘤部分较前增大（病例 26 图 3）。

2023 年 4 月靶向治疗后 2 个月复查颈胸部 CT 提示：①甲状腺癌术后改变同前；②双肺多发转移瘤较前缩小（大者直径约 8 mm）（病例 26 图 3）。甲状腺功能类：甲状腺球蛋白 0.149 ng/mL，甲状腺球蛋白抗体 24.128 U/mL，游离三碘甲状腺原氨酸 3.780 pg/mL，游离甲状腺素 0.941 ng/dL，促甲状腺激素 ＞ 47.600 mIU/mL。血常规：白细胞 3.58×10^9/L，中性粒细胞 1.47×10^9/L。尿常规：尿蛋白弱阳性。余肝肾功能、凝血功能基本正常。

2023 年 7 月靶向治疗后 5 个月复查颈胸部 CT 提示：①甲状腺癌术后改变同前；②双肺多发转移瘤较前缩小（大者直径约 7 mm×6 mm）（病例 26 图 3）。甲状腺功能类：甲状腺球蛋白 0.012 ng/mL，甲状腺球蛋白抗体 181.078 U/mL，游离三碘甲状腺原氨酸 3.640 pg/mL，游离甲状腺素 1.689 ng/dL，促甲状腺激素 0.012 mIU/mL。余血常规、肝肾功能、凝血功能基本正常。

不良反应：患者服用仑伐替尼靶向药物 2 个月左右出现明显的手足综合征，并减量至 20 mg，4 个月左右开始出现明显的体重下降，继续减量并维持 16 mg。余白细胞减少、转氨酶升高、尿蛋白弱阳性、腹泻均为轻度。

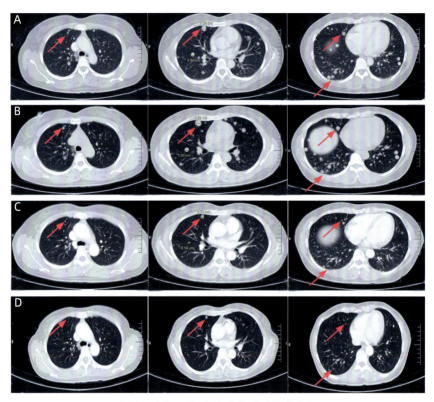

病例 26 图 3　靶向治疗前后影像学变化

注：A. 第 1 次 [131] 碘治疗后 3 个月复查 CT 影像（2022 年 8 月），B. 第 2 次 [131] 碘治疗前 CT 影像（2023 年 2 月），C. 仑伐替尼治疗后 2 个月 CT 影像（2023 年 4 月），D. 仑伐替尼治疗后 5 个月 CT 影像（2023 年 7 月）。

三、病例分析

甲状腺癌是最常见的内分泌肿瘤，其中 DTC 占 90% 以上，DTC 患者预后良好，但仍有局部复发和远处转移的风险。[131] 碘治疗是 DTC 术后综合治疗的主要措施之一，根据治疗目的分为清甲治疗、辅助治疗和清灶治疗。该患者起病之初就发现双肺多发结节考虑转移瘤，根据 2015 版 ATA 指南，疾病复发危险分层为高危，故起始治疗方案选择甲状腺癌根治＋术后 [131] 碘治疗。

肺转移是 DTC 最常见的远处转移，对于肺转移灶，推荐首先行 [131] 碘治疗。影响 [131] 碘治疗肺转移的因素主要有病灶摄碘状态、年龄、结节大小，以及是否有其他远处转移性病灶等。制订 [131] 碘服用剂量方法大致有 3 种，经验固定剂量法是目前临床应用最广泛且最简便的方法，肺转移灶 [131] 碘治疗剂量为 5.55 ～ 7.40 GBq（150 ～ 200 mCi），故该患者首次 [131] 碘剂量给予 170 mCi。

首次 ^{131} 碘清灶治疗应在 ^{131} 碘清甲治疗后至少 3 个月后进行，再次清灶治疗间隔时间一般为 6 ～ 12 个月，一般在 6 个月后可针对前次 ^{131} 碘治疗进行疗效评估，血清甲状腺球蛋白水平明显下降，影像学显示摄碘性病灶缩小者可再次行 ^{131} 碘治疗。该例患者首次 ^{131} 碘治疗后刺激性甲状腺球蛋白较前下降，但 CT 显示肺部部分结节稍增大（不排除与停服优甲乐有关），故第 2 次 ^{131} 碘给予 150 mCi。

5% ～ 23% 的 DTC 患者会发生远处转移，其中约 1/3 在其自然病程或治疗过程中肿瘤细胞形态和功能发生失分化，浓聚碘的能力丧失，最终发展为 RAIR-DTC。对于判断为 RAIR-DTC 的患者，尤其不摄碘或虽摄碘但病情仍进展的患者，可考虑终止 ^{131} 碘治疗，对于病情进展迅速的患者，可考虑靶向治疗。该患者给予两次 ^{131} 碘治疗，肺部结节均未见摄碘，刺激性甲状腺球蛋白虽较前有所下降，但仍处于异常较高水平，双肺结节部分较前增大，符合碘难治性甲状腺癌改变。此外，患者基因检测提示 BRAF V600E 突变，仑伐替尼自上市以来，相较于其他多靶点酪氨酸激酶抑制剂，显示出了较好的治疗效果，告知患者治疗目的、实施过程、治疗后可能出现的不良反应及应对措施，征求患者同意后，给予仑伐替尼 24 mg 1 次 / 日靶向治疗。

在靶向药物治疗过程中，及时监测不良反应及对症处理。服用仑伐替尼 2 个月左右患者出现 2 级手足综合征不良反应，予以减量处理，改服仑伐替尼 20 mg 1 次 / 日靶向治疗。服药 4 个月左右患者开始出现食欲不佳，体重下降，服药 5 个月左右出现 2 级体重下降，予以继续减量处理，服用乐伐替尼 16 mg 1 次 / 日靶向治疗。目前患者维持仑伐替尼 16 mg 1 次 / 日靶向治疗，服药过程中出现手足综合征、高血压、腹泻、转氨酶升高、体重下降、蛋白尿等不良反应，均为 1 ～ 2 级，予以对症治疗。

四、诊疗经验

对于碘难治性甲状腺癌或碘抵抗性甲状腺癌，重复大剂量 ^{131} 碘治疗对其也是无效的，对于伴有多发大结节肺转移患者来说预后较差，需评估前期 ^{131} 碘治疗获益决定是否重复治疗。转移灶 CT、MRI、^{131} 碘全身显像等影像信息及症状缓解情况联合血清甲状腺球蛋白变化的综合评价体系能够更准确真实地反映 ^{131} 碘治疗疗效及远处转移灶的临床转归，为 ^{131} 碘重复治疗的必要性和治疗时机提供依据，使 DTC 合并远处转移患者更大程度获益。如 ^{131} 碘全身显像显示病灶浓集范围缩小或浓聚程度减淡、病灶减少，同时血清甲状腺球蛋白或甲状腺球蛋白抗体水平持续下降，形态影像提示病灶缓解或维持稳定，则判断治疗有效，可重复进行 ^{131} 碘治疗，直至病灶消失或对治疗无反应。相反，若 ^{131} 碘全身显像虽显示病灶摄碘，但血清甲状腺球蛋白或甲状腺球蛋白抗体水平持续上升，形态影像提示病灶增大、增多或即使稳定，则提示患者从本次及后续 [131] 碘治疗中获益有限。

在对 RAIR-DTC 患者的随诊管理中，要定期进行综合评估，根据患者病情制订适宜的个体化后续处置方案。对于疾病明显进展或伴随症状者，可选择系统治疗（包括化疗、靶向治疗）或参加临床试验。

在对 RAIR-DTC 进行靶向治疗之前，首先，需要联合多学科对 RAIR-DTC 的定义及治疗时间、治疗药物选择进行评估。其次，应对患者进行基线危险因素的评估与干预，全面评估患者是否存在某些可能导致靶向治疗发生风险升高的危险因素，确立个体化的治疗方案。最后，应该让患者及患者家属知晓潜在不良反应，告知患者需要及时就诊的临床表现，同时进行心理辅导，减轻患者的心理负担。治疗过程中应密切监测，一旦出现不良反应即按照 NCI-CTCAE 标准进行评估及分级，并提供快速且有效的支持措施，将不良反应的风险及严重程度降至最低。

（病例提供者：柴文文　石　峰　湖南省肿瘤医院）

参考文献

[1] 中华医学会核医学分会 . [131] I 治疗分化型甲状腺癌指南（2021 版）[J]. 中华核医学与分子影像杂志，2021，41（4）：218-241.

[2] 中国临床肿瘤学会（CSCO）甲状腺癌专家委员会, 中国研究型医院学会甲状腺疾病专业委员会, 中国医师协会外科医师分会甲状腺外科医师委员会，等 . 碘难治性分化型甲状腺癌的诊治管理共识（2019 版）[J]. 中国癌症杂志，2019，29（6）：476-480.

[3] 薛丽琼，郭晔，陈立波 . 晚期甲状腺癌靶向药物不良反应管理专家共识 [J]. 中国癌症杂志，2023，33（9）：879-888.

病例 27　晚期多部位转移性甲状腺乳头状癌综合治疗

一、病历摘要

（一）基本信息

患者男性，58 岁。

主诉：甲状腺乳头状癌术后 2 个月。

现病史：患者 2020-12-18 于外院行"甲状腺全切除＋双颈Ⅴ区淋巴结清扫＋右颈淋巴结清扫术"。术后病理提示：①（甲状腺右叶及峡部）乳头状癌（经典型），癌组织累及甲状腺被膜、周围横纹肌组织，未见明确脉管内癌栓及神经束侵犯；BRAF（-）；②（右颈Ⅳ区 LN）3 枚，3/3 见甲状腺乳头状癌转移；（右颈Ⅱ区 LN）1 枚，未见癌；（右Ⅲ颈区 LN）19 枚，3/19 见甲状腺乳头状癌转移；（右颈Ⅳ区 LN）镜下为少量脂肪结缔组织，未见癌；（右颈Ⅵ区 LN）3 枚，3/3 见甲状腺乳头状癌转移；（左颈Ⅳ区 LN）1 枚，1/1 见甲状腺乳头状癌转移。我院病理会诊：淋巴结甲状腺乳头状癌转移，有癌转移的淋巴结最大径约 24 mm，淋巴结转移灶最大面积约 24 mm×17 mm，转移癌侵犯但未见明确穿透淋巴结被膜，可见病灶淋巴结融合现象。患者禁碘饮食及停服优甲乐 3 周后，于 2021-02-24 入住我科。

既往史、个人史、家族史：无特殊。

（二）体格检查

颈部可见 8 cm L 形手术瘢痕，甲状腺双叶未及，双侧颈部未及肿大淋巴结。余查体无特殊。

（三）辅助检查

实验室检查：

2021-01-19 游离三碘甲状腺原氨酸 5.11 pmol/L（参考值 3.19～9.15 pmol/L），游离甲状腺素 19.81 pmol/L（参考值 9.11～25.47 pmol/L），促甲状腺激素 0.00μIU/mL（参考值 0.3～5μIU/mL），甲状腺球蛋白 9592.0μg/L（参考值 1.40～78.00μg/L），甲状腺球蛋白抗体 35.80 kIU/L（参考值 0～115 kIU/L）。

2021-02-24 游离三碘甲状腺原氨酸 3.26 pmol/L（参考值 3.19～9.15 pmol/L），游离甲状腺素 6.62 pmol/L（参考值 9.11～25.47 pmol/L），促甲状腺激素 15.92μIU/mL（参考值 0.3～5μIU/mL），甲状腺球蛋白 19 161.00μg/L（参考值 1.40～78.00μg/L），甲状腺球蛋白抗体 89.70 kIU/L（参考值 0～115 kIU/L）。

尿碘：显示尿碘过剩（500μg/L）。

影像学检查：

2021-02-14 颈部 B 超：右侧颈部 V 混合回声区，符合术后局部积液表现，建议随诊；右侧颈部Ⅵ区实性低回声，考虑转移性肿大淋巴结。

甲状腺静态显像：甲状腺锥体叶及右侧叶少量腺体残留。

2021-02-25 ^{131}碘全身显像（3 mCi）：①甲状腺恶性肿瘤术后，锥体叶及右侧甲状腺少量残留；②上纵隔气管右前、左侧髂血管旁 ^{131}碘浓聚影，考虑淋巴结转移，右侧胸大肌 ^{131}碘浓聚影，考虑转移；③双肺多发转移瘤伴 ^{131}碘摄取；④右侧额叶、右侧枕叶、左侧颞叶、右侧额骨及右侧坐骨多发转移，建议定期复查。

2021-02-26 颅脑 MRI：左侧顶叶、颞枕叶交界区、右侧额颞叶交界区及右枕叶多发结节，磁共振波谱（magnetic resonance spectroscopy，MRS）提示肿瘤谱，结合病史考虑多发转移瘤，右侧额部头皮下 - 骨板异常结节，亦考虑转移瘤。

（四）诊断

右侧及峡部甲状腺乳头状癌术后伴上纵隔、左侧髂血管旁淋巴结、脑、双肺、骨骼多发转移（$T_xN_{1b}M_1$，ⅣB 期，高危）。

二、治疗经过

（一）治疗

患者术后初次就诊完善检查，发现存在脑、肺、骨全身多发远处转移，病灶明显摄碘（病例 27 图 1）。根据甲状腺癌诊疗指南（2022 版）及我院多学科会诊建议，先行局部手术治疗，遂 2021-03-11 行"双侧大脑半球多发甲状腺乳头状癌转移病灶切除＋硬脑膜修补＋颅骨成形术"。术后病理提示左侧颞叶深部、右侧额叶深部符合甲状腺乳头状癌转移（病例 27 图 2 A）。术后颅脑 MRI 提示右侧额颞叶及左侧颞枕叶交界处术区残腔积气、积液、积血，边缘强化；左侧顶叶、枕叶转移灶，其中左侧顶叶病灶较前稍增大。2021-04-19 ^{18}F-FDG PET/CT（病例 27 图 3 A）：①颈部术区不规则低密度影，代谢活跃，右侧术区不除外病灶残留可能；右颈部Ⅵ区、Ⅶ区肿大淋巴结，代谢活跃，考虑淋巴结转移，双颈部Ⅱ、Ⅲ、Ⅵ区及左锁骨上区多发小淋巴结，部分代谢活跃，不除外转移；双肺多发转移瘤，部分代谢活跃；右侧坐骨结节局部代谢稍活跃，考虑转移；②右侧额骨及颅内多发占位切除术后改变，术区未见明显异常代谢活跃灶；左侧顶叶、右侧枕叶转移灶，代谢不活跃。2021-05-10 我科行第 1 次 ^{131}碘治疗（180 mCi）。治疗后第 3 天（2021-05-12）行 ^{131}碘全身显像（180 mCi）（病例 27 图 4 A）：①锥体叶及右侧甲状腺少量残留；②上纵隔气管右前、左侧血管旁淋巴结转移；③右侧胸大肌、左侧胸大肌左旁 ^{131}碘摄取，考虑转移；双肺多发转移瘤；④左侧顶叶及颞枕叶交界区、右侧额颞叶交界区、右侧枕叶、左侧股骨大转子及右侧坐骨转移。2021-10-13　PET/CT（病例 27 图 3 B）：①对比 2021-04-19 我院 PET/CT 片：右侧颈部术区不规则低密度影范围较前缩小，代谢较前减低，仍考虑病灶残留可能性大；左侧术区不规则低密度影范围较前相仿，代谢较前减低，考虑病灶残留与术后改变鉴别；右颈部 V 区、Ⅶ区肿大淋巴结大小较前相仿，代谢较前减低，考虑转移；双侧颈部Ⅱ、Ⅲ、Ⅵ区及左锁骨上区淋巴结部分较前稍增大，代谢较前减低，不除外转移；双肺多发转移灶部分较前缩小，代谢不活跃；右侧坐骨结节现未见代谢活跃；②"右侧额骨及颅内多发占位切除术后"，术区未见明显异常代谢活跃灶；原左侧顶叶、右侧枕叶代谢不活跃转移灶较前缩小；右侧额叶大脑旁、右侧额颞叶交界处稍高密度影，代谢活跃，不除外转移，建议随访。随访查甲状腺球蛋白仍较高，下降不明显。遂于 2021-10-19 开始口服索拉非尼靶向治疗（0.4 g，2 次 / 日）。

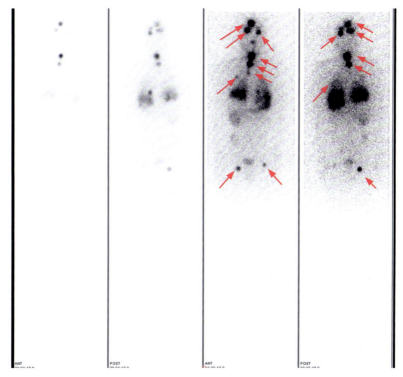

病例 27 图 1　2021-02-25 ^{131}碘全身显像图（3 mCi）

2022-01-24 颅脑 MRI 提示左侧顶叶病灶较前增大，随访甲状腺球蛋白值逐渐升高，行多学科讨论认为患者左侧顶叶、右枕叶转移灶占位效应不明显，且位于非功能区，患者全身转移灶较多且明显摄碘，建议优先予以行 [131] 碘治疗。2022-03-21 在我科行第 2 次 [131] 碘治疗（180 mCi）。2022-03-23 [131] 碘全身显像（180 mCi）（病例 27 图 4 B）：对比 2021-05-12 SPECT/CT 片，锥体叶及右侧甲状腺少量残留已清除；右侧胸大肌、左侧胸大肌左旁 [131] 碘摄取消失，上纵隔气管右前、左侧髂血管旁、双肺、左侧顶叶及颞枕叶交界区、右侧额颞叶交界区、右侧枕叶、左侧股骨大转子及右侧坐骨转移灶较前好转；新见左侧颈部区淋巴结、右侧颞骨、左侧下颌支、右侧股内侧肌 [131] 碘摄取，考虑转移。同期持续索拉非尼靶向治疗。

2023 年 2 月患者出现气促伴左前胸疼痛，辅助检查提示甲状腺球蛋白升高，胸部 CT、全身 PET/CT 检查及病理提示胸膜多发转移瘤并恶性胸腔积液（PET/CT 见病例 27 图 3 C、病理结果见病例 27 图 2 B），多学科讨论建议行局部治疗联合系统治疗，遂于 2023-03-13、2023-03-15 予"重组人血管内皮抑制素（恩度）90 mg ＋顺铂 40 mg"胸腔注射靶向治疗＋化疗。并于 2023-03-16 开始改用"仑伐替尼 16 mg 1 次／日"靶向治疗。治疗后随访甲状腺球蛋白见明显下降，胸膜、肺、颅内病灶较前不同程度缩小，治疗前后胸部 CT、头颅 MRI 变化见病例 27 图 5、病例 27 图 6。

随访患者甲状腺球蛋白升高，遂 2023-09-11 于我科行第 3 次 [131] 碘治疗（200 mCi）。2023-09-13 [131] 碘全身显像（200 mCi）（病例 27 图 4 C）：对比 2022-03-23 SPECT/CT 片，左侧顶叶、颞枕叶交界区、右侧额颞叶、枕叶、左侧下颌支、右侧坐骨、左侧股骨大转子、左侧髂血管旁、右侧股内侧肌、右侧胸膜转移瘤多发病灶现未见 [131] 碘摄取，右侧部气管旁及上纵隔病灶、双肺转移瘤 [131] 碘摄取较前减少；右侧颞骨病灶、左侧颈部 I 区淋巴结病灶 [131] 碘摄取较前增多；右侧额顶颞枕叶及右侧大脑半球脑膜、左侧胸膜、左侧髂骨新见多发病灶不同程度摄取 [131] 碘。

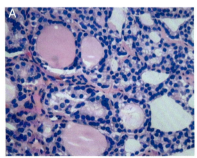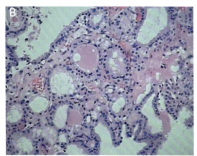

病例 27 图 2　颅内病灶（A）及胸膜结节（B）病理

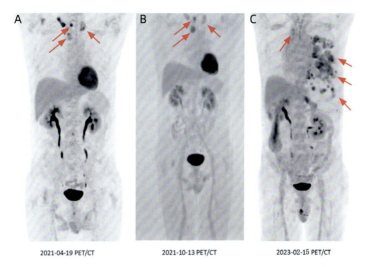

2021-04-19 PET/CT　　2021-10-13 PET/CT　　2023-02-15 PET/CT

病例 27 图 3　多次 PET/CT 对比（A：2021-04-19、B：2021-10-13、C：2023-02-15）

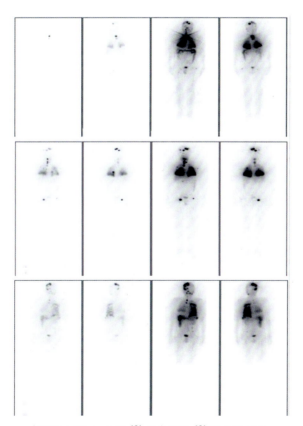

病例 27 图 4　3 次 ^{131} 碘治疗的 ^{131} 碘全身显像

注：A. 2021-05-12 甲状腺癌转移灶显像（180 mci）；B. 2022-03-23 甲状腺癌转移灶显像（180 mci）；C. 2023-09-13 甲状腺癌转移灶显像（180 mci）。

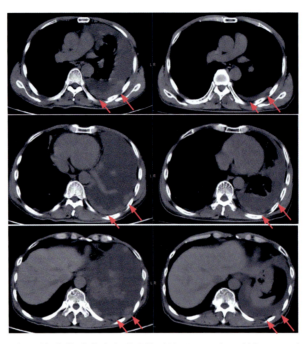

病例 27 图 5　治疗前后肺及胸膜病灶对比（2023 年 3 月与 2023 年 5 月）

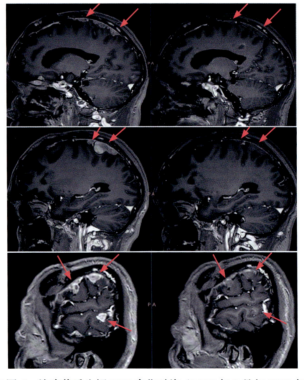

病例 27 图 6　治疗前后头颅 MRI 变化对比（2023 年 3 月与 2023 年 8 月）

（二）随访

3 次 ^{131} 碘治疗后，随访至 2023-11-20 复查，促甲状腺激素抑制状态下甲状腺球蛋白逐渐下降。

患者诊疗全过程抑制性甲状腺球蛋白变化趋势图见病例 27 图 7。

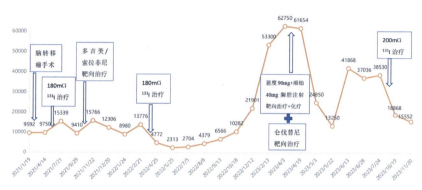

病例 27 图 7　抑制性甲状腺球蛋白变化趋势

三、病例分析

患者为中老年男性，据患者术后病理及影像检查，依据 DTC AJCC（第八版）分期，病例中患者诊断为：右侧及峡部甲状腺乳头状癌术后伴上纵隔、左侧髂血管旁淋巴结、脑、双肺、骨骼多发转移（$T_xN_{1b}M_1$，ⅣB 期，高危）。甲状腺癌发生远处转移最常见的部位是肺、骨，而脑转移很少发生，占所有远处转移的 0.1%～5.0%；一旦发生脑转移则预后很差，中位生存期短。复发或转移性甲状腺癌可选择的治疗方案包括手术治疗、^{131} 碘治疗、促甲状腺激素抑制治疗、外照射治疗及新型靶向药物治疗。临床工作实践中，手术的获益与风险评估需要得到充分考量，应尽可能为患者提供最优个性化治疗决策方案。

本次病例中，患者术后初次于我科就诊发现存在脑、肺、骨全身多发远处转移，病灶明显摄碘。患者病情复杂，需要联合多学科、多种治疗方法以缓解病情，延长患者的生存期，提高治疗效果，考虑行 ^{131} 碘联合手术、靶向药物等综合治疗。

甲状腺癌诊疗指南（2022 年版）指出，中枢神经系统转移建议首先考虑外科手术或立体定向外放疗，特别对于孤立转移灶和肿瘤负荷大导致中枢神经系统并发症的患者而言，手术不仅可以去除转移病灶，还可以解除威胁生命的颅内并发症。多学科会诊认为，患者脑转移瘤病灶多达 7 处，应手术清除右侧额颞叶交界区及右侧额部头皮下 - 骨板两处较大病灶，减轻肿瘤负荷；脑内其他病灶较小，可行放疗、^{131} 碘治疗等。如果术前病情评估不适宜手术治疗，则可行全脑放疗或局部立体定向放疗，手术或放疗之后择期行 ^{131} 碘治疗淋巴结、脑、双肺及骨骼等全身多发转移灶。遂于 2021-03-11 行"双侧大脑半球多发甲状腺乳头状癌转移病灶切除＋硬脑膜修补＋颅骨成形术"。患者诊断性碘扫描提示全身肺、骨多发病灶明显摄碘，有 ^{131} 碘治疗指征，剂量推荐为 100 ~ 200 mCi，于 2021-05-10 行第 1 次 ^{131} 碘治疗（180 mCi）。

治疗后复查 PET/CT 提示患者全身病灶较多，肿瘤负荷较大，颈部及左锁骨上区淋巴结部分较前稍增大，甲状腺球蛋白仍较高，因此诊断为 RAIR-DTC。RAIR-DTC 从单一 ^{131} 碘治疗模式中获益较少，遂考虑启动靶向治疗，2021-10-19 起服用多吉美靶向治疗（0.4 g，2 次 / 日）。患者经过第 1 次 ^{131} 碘治疗及靶向药物治疗后，甲状腺球蛋白值缓慢下降，提示治疗有效。

直至 2022-01-24 复查颅脑 MRI 提示左侧顶叶病灶较前增大，随访甲状腺球蛋白值逐渐升高，考虑病情进展，行多学科讨论患者颅内病灶下一步诊治方案。多学科讨论认为患者存在 2 处颅脑转移灶，左侧顶叶病灶较前增大，具有再次手术指征，但左侧顶叶、右枕叶转移灶目前占位效应不明显，且位于非功能区，患者全身转移灶较多并明显摄碘，符合 ^{131} 碘治疗指征，综合考虑手术获益及风险，建议先予以行 ^{131} 碘治疗，但需注意密切观察患者有无颅内高压症（头痛、恶心、呕吐），谨防脑疝，必要时转神经外科行开放性颅脑手术。遂于 2022-03-21 在我科行第 2 次 ^{131} 碘治疗（180 mCi）。同期持续索拉非尼靶向治疗。第 2 次碘治疗后随访患者甲状腺球蛋白明显下降，影像学检查提示双肺转移瘤较前好转。

2023 年 2 月患者出现气促伴左前胸疼痛，辅助检查提示甲状腺球蛋白升高，影像学检查及病理提示胸膜多发转移瘤并恶性胸腔积液，经多学科讨论，恶性浆膜腔积液中位生存期短，针对恶性浆膜腔积液的主要治疗目的为控制积液增长、减轻症状、提高生活质量、延长生存期。建议行局部治疗联合系统治疗，对于能耐受化疗的患者，建议胸腔穿刺引流减少积液后胸腔注射靶向治疗及化疗，常规推荐恩度联合顺铂治疗。遂于 2023-03-13、2023-03-15 予"恩度 90 mg ＋顺铂 40 mg"胸腔注射靶向治疗＋化疗。患者已口服索拉非尼靶向药物 1 年余，病情波动，遂于 2023-03-16 开始改用"仑伐替尼 16 mg 1 次 / 日"靶向治疗。患者行胸腔注射治疗及靶向治疗后，随访影像学检查提示胸膜、肺、颅内病灶较前不同程度缩小，实验室检查甲状腺球蛋白见明显下降。

随访患者甲状腺球蛋白逐渐上升，对于持续复发转移性分化型甲状腺癌（persistent/recurrent/metastatic DTC，prm-DTC）需要根据病灶摄碘能力和治疗疗效评估合理使用 ^{131} 碘，患者甲状腺癌 ^{131} 碘扫描提示：颅内、脑膜、左侧髂骨病灶明显摄碘，符合 ^{131} 碘治疗的指征，于 2023-09-11 在我科行第 3 次 ^{131} 碘治疗

（200 mCi）。第 3 次 ^{131} 碘治疗后，实验室检查提示甲状腺球蛋白明显下降。

四、诊疗经验

该患者为中老年男性，为晚期持续复发转移性甲状腺癌，伴有颅内、双肺、颈部及纵隔淋巴结、胸膜、骨转移。目前对持续复发转移性分化型甲状腺癌的治疗尚未有统一的诊疗指南，需根据患者病情发展，综合各个学科意见，共同制订诊疗计划。该病例体现了分化型甲状腺乳头状癌在疾病发展不同时期的诊疗策略，针对该患者的颅内病灶、双肺及淋巴结转移病灶、胸膜胸腔转移等多发病灶，本诊疗中心经过多次多学科讨论，遵照甲状腺癌诊疗指南（2022 年版）及专家共识，制订了不同时期的个体化治疗方案。患者病情波动、复杂，此起彼伏，针对此类带瘤生存者的治疗方案，也给我们带来一些思考。

1. 靶向药物治疗的启动时间　靶向治疗可以有效延长甲状腺癌患者无进展生存期，在甲状腺癌的靶向治疗中，酪氨酸激酶抑制剂的发展最为显著。索拉非尼在我国获批的适应证是：局部复发或转移的进展性的放射性碘难治性分化型甲状腺癌。关于靶向药物治疗的启动时间，目前尚存在争议。由于患者肺、骨、脑等部位形成广泛远处转移，肿瘤负荷较大，根据美国甲状腺学会、美国国立综合癌症网络、中国临床肿瘤学会等指南，本诊疗中心在进行 1 次 ^{131} 碘治疗后（180 mCi），甲状腺球蛋白仍居高不下时较早启动了靶向治疗（多吉美过敏后改用索拉非尼）。本诊疗中心认为，就该患者而言，即便病灶明显摄碘，在相对更早的阶段及时启用靶向治疗，可能会获得更好的药物治疗效果。由于靶向药物的不良反应比较常见，故患者接受靶向治疗后，应密切监测其不良反应发生情况。本例患者出现了过敏性皮炎，进行了对症处理。

2. 本病例充分体现了 ^{131} 碘治疗在转移性甲状腺癌的有效性　关于甲状腺癌脑转移，由于血脑屏障的存在，放射性核素无法进入颅内病灶，既往很少有数据显示放射性 ^{131} 碘治疗甲状腺癌脑转移的疗效。仅有少数报告指出，当颅内转移灶摄碘时，^{131} 碘治疗是有效果的，但需警惕在撤回甲状腺激素期间肿瘤迅速生长导致病情恶化，并尽量采取手段减少颅内水肿的发生。

针对该患者，本诊疗中心优先选择了局部手术＋^{131} 碘治疗的综合治疗模式，并加用靶向药物治疗后，随访患者双肺转移瘤较前缩小、减少，效果显著，至于颅内病灶，肿瘤部分缩小，部分新增，此起彼伏，其疗效欠佳，仍需进一步的证据。

关于甲状腺癌的淋巴结转移及肺转移瘤，^{131} 碘在甲状腺癌淋巴结及肺转移中的有效性已得到证实，甲状腺癌诊疗指南（2022 年版）指出，病灶仍摄取碘并出现临床治疗有效，每隔 6 ～ 12 个月再次施行治疗，本病例亦充分体现了 ^{131} 碘治疗在淋巴结、肺转移中的作用。

3. 甲状腺乳头状癌的胸膜、胸腔转移的治疗经验 甲状腺乳头状癌导致恶性胸腔积液的概率＜0.1%，恶性实体肿瘤患者出现胸腔积液提示肿瘤已发展至晚期，一般而言，恶性胸腔积液患者的中位生存时间仅为 3～12 个月。我国共识指出，对于恶性胸腔积液，治疗目的为控制积液增长、减轻症状、提高生活质量、延长生存期。恩度是重组人血管内皮抑制素，其靶点为 VEGFR，通过抑制形成血管的内皮细胞迁移来抑制肿瘤新生血管的生成，从而阻断肿瘤的营养供给，达到抑制肿瘤增殖或转移的目的，其在恶性胸腹腔积液中疗效突出，推荐作为一线用药。对于血性的浆膜积液和不能耐受化疗药物的患者，推荐恩度单药治疗；对于非血性的浆膜腔积液和可以耐受化疗的患者，常规推荐恩度联合顺铂治疗。本诊疗中心对该患者进行了 2 个疗程"恩度 90 mg ＋顺铂 40 mg"胸腔注射靶向治疗＋化疗，随访影像学检查提示胸膜、肺、颅内病灶较前不同程度缩小，实验室检查甲状腺球蛋白见明显下降，提示治疗有效，患者目前一般状况尚可，处于带瘤生存状态，这个治疗效果无疑是令人惊喜的。恶性胸腔积液是甲状腺癌罕见的晚期并发症，该病例为此类患者的治疗提供了重要的参考价值。

（病例提供者：杨　远　孙云钢　欧阳伟　南方医科大学珠江医院）

参考文献

[1] 中华人民共和国国家卫生健康委员会医政医管局. 甲状腺癌诊疗指南（2022 年版）[J]. 中国实用外科杂志，2022，42（12）：16.
[2] 王任飞，王勇，石峰，等. 碘难治性分化型甲状腺癌的诊治管理共识（2019 年版）[J]. 中国癌症杂志，2019，29（06）：476-480.
[3] 秦叔逵，李进，韩宝惠，等. 重组人血管内皮抑制素治疗恶性浆膜腔积液临床应用专家共识 [J]. 临床肿瘤学杂志，2020，25（09）：849-856.
[4] 陈立波，丁勇，关海霞，等. 中国临床肿瘤学会（CSCO）持续／复发及转移性分化型甲状腺癌诊疗指南 -2019[J]. 肿瘤预防与治疗，2019，32（12）：1051-1080.

病例 28　¹³¹碘联合安罗替尼靶向治疗甲状腺癌术后伴快速进展多发脑转移瘤

一、病历摘要

（一）基本信息

患者男性，63 岁。

主诉：甲状腺滤泡性乳头状癌术后多发转移，¹³¹碘联合靶向治疗后。

现病史：患者因左侧肢体乏力 1 年、加重 1 个月余于外院行 MRI 检查发现右顶枕叶占位，于 2021-11-03 全身麻醉下行右顶枕叶肿瘤切除术，术后病理提示转移性甲状腺滤泡性乳头状癌。后于 2021-11-17 行 "双侧甲状腺全切＋双侧中央区淋巴结清扫＋右侧颈部淋巴结清扫＋喉返神经探查术"，术后病理提示左侧甲状腺及右侧甲状腺滤泡性乳头状癌，癌灶 3 枚，直径 0.3～0.9 cm。左侧甲状腺结节性甲状腺肿伴腺瘤形成，大小约 2.0 cm×2.0 cm×1.5 cm，右侧甲状腺见滤泡性腺瘤一枚，直径约 0.3 cm。左侧中央区 1/5、右侧中央区 1/1、右颈Ⅱ区 1/17 淋巴结转移。BRAF V600E（＋）。2022 年 3 月入院评估提示纵隔多发淋巴结转移，左侧肾上腺转移，全身多发骨转移。患者遂于 2022 年 3 月到 2022 年 7 月在本院核医学科行 2 次大剂量 ¹³¹碘治疗。2023 年 2 月入院评估提示肿瘤明显进展，双侧大脑新增多发转移瘤伴明显水肿，头痛、头晕明显，遂于 2023 年 2 月行第 3 次大剂量 ¹³¹碘治疗联合安罗替尼靶向治疗，靶向治疗 4 个疗程后，双侧大脑转移瘤基本消失。2023 年 8 月入院行第 4 次大剂量 ¹³¹碘治疗，同期联合安罗替尼靶向治疗至今。

既往史：平素健康状况：良好。曾患有疾病史：有脂肪肝、胆囊结石、前列腺增生并钙化。传染病史：无。食物、药物过敏史：无。手术外伤史：有。

个人史、家族史：无特殊。

（二）体格检查

颈前见陈旧手术瘢痕，颈部未触及明显肿大淋巴结。余查体无特殊。

（三）辅助检查

实验室检查：

2022 年 3 月第 1 次入院刺激性甲状腺球蛋白 210.73 ng/mL；2022 年 4 月抑制性甲状腺球蛋白 80.21 ng/mL；2022 年 7 月第 2 次入院刺激性甲状腺球蛋白 136.93 ng/mL；2023 年 2 月第 3 次入院刺激性甲状腺球蛋白 606.34 ng/mL；2023 年 3 月抑制性甲状腺球蛋白 341.32 ng/mL；2023 年 5 月抑制性甲状腺球蛋

白 102.72 ng/mL；2023 年 7 月抑制性甲状腺球蛋白 78.71 ng/mL；2023 年 8 月第 4 次入院刺激性甲状腺球蛋白 267.38 ng/mL；2023 年 9 月抑制性甲状腺球蛋白 83.98 ng/mL；2023 年 11 月抑制性甲状腺球蛋白 56.97 ng/mL（病例 28 图 1）。

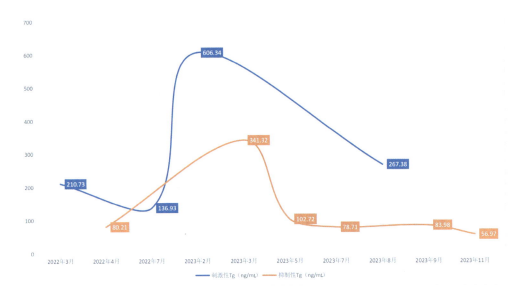

病例 28 图 1　治疗过程中刺激性甲状腺球蛋白和抑制性甲状腺球蛋白变化趋势

影像学检查：

2022 年 3 月第 1 次大剂量 [131] 碘治疗后 SPECT/CT 见病例 28 图 2。

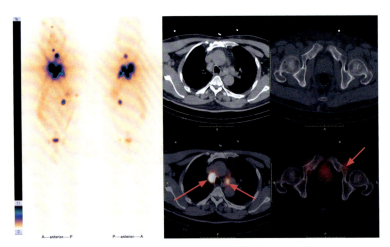

病例 28 图 2　2022–03–13 第 1 次 200 mCi [131] 碘治疗后 [131] 碘全身显像

2022 年 7 月第 2 次大剂量 [131] 碘治疗后 SPECT/CT 见病例 28 图 3。

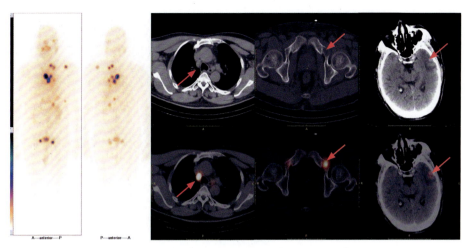

病例 28 图 3　2022-07-16 第 2 次 200 mCi ^{131} 碘治疗后 ^{131} 碘全身显像

2023 年 2 月第 3 次大剂量 ^{131} 碘治疗前 PET/CT 见病例 28 图 4。

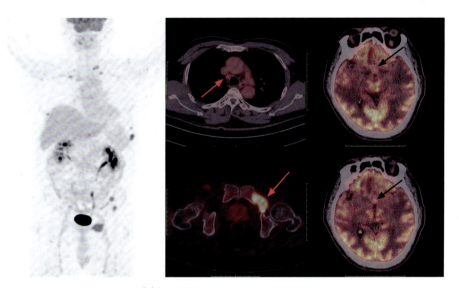

病例 28 图 4　2023-02-07 PET/CT

2023 年 2 月第 3 次大剂量 ^{131} 碘治疗后 SPECT/CT 见病例 28 图 5。

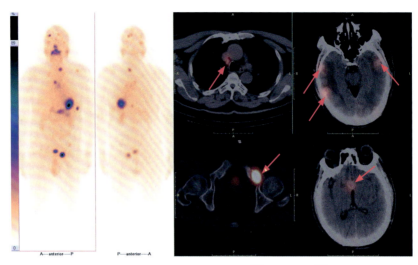

病例 28 图 5　2023-02-11 第 3 次 200 mCi ^{131} 碘治疗后 ^{131} 碘全身显像

2023 年 2 月第 3 次大剂量 ^{131} 碘治疗后及联合靶向治疗 4 个疗程后脑部 CT 见病例 28 图 6。

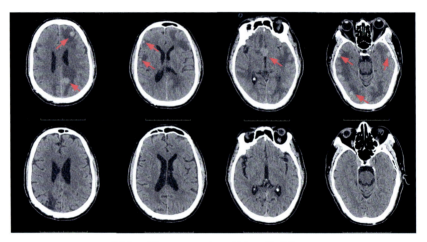

病例 28 图 6　2023 年 2 月和 5 月脑部 CT

注：上排为 2023 年 2 月脑部 CT，下排为 2023 年 5 月脑部 CT。

2023 年 8 月第 4 次 200 mCi 大剂量 ^{131} 碘治疗后 SPECT/CT 见病例 28 图 7。

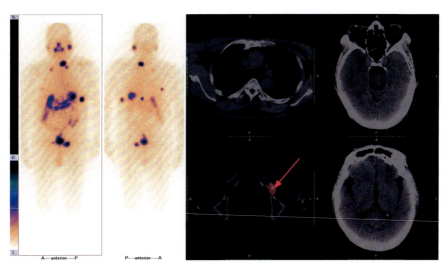

病例 28 图 7　第 4 次 200 mCi ^{131} 碘治疗后 ^{131} 碘全身显像

（四）诊断

甲状腺滤泡性乳头状癌多发转移综合治疗后（$pT_{1a}N_{1b}M_1$，ⅣB 期，高危）。

二、治疗经过

（一）治疗

2022 年 3 月第 1 次入院，刺激性甲状腺球蛋白 210.73 ng/mL，评估后给予第 1 次 200 mCi ^{131} 碘治疗，治疗后 SPECT/CT：双侧甲状腺床功能甲状腺组织残留；纵隔、左侧肺门多发转移淋巴结，伴 ^{131} 碘浓聚；左侧肾上腺转移，伴 ^{131} 碘浓聚；全身多发骨转移，伴 ^{131} 碘浓聚；右肺两个小结节，无 ^{131} 碘浓聚，不除外转移。

2022 年 7 月第 2 次入院评估，刺激性甲状腺球蛋白 136.93 ng/mL，甲状腺球蛋白较第一次明显下降，但依然较高，综合评估后给予第 2 次 200 mCi ^{131} 碘治疗，治疗后 SPECT/CT：原双侧甲状腺床功能甲状腺组织残留消失；纵隔、左侧肺门多发转移淋巴结，部分较前缩小，伴 ^{131} 碘浓聚；左侧肾上腺转移，较前缩小，伴 ^{131} 碘浓聚；全身多发骨转移，较前有新增，伴 ^{131} 碘浓聚；右肺两个小结节，变化不明显，无 ^{131} 碘浓聚，不除外肺转移；左侧颞叶新增脑转移瘤，伴 ^{131} 碘浓聚。

2023 年 2 月第 3 次入院评估，刺激性甲状腺球蛋白 606.34 ng/mL，较前明显升高，提示肿瘤进展，患者头痛、头晕明显。PET/CT 检查提示双侧大脑多发脑转移瘤，代谢异常活跃，周围伴广泛水肿；纵隔、肺门转移淋巴结，代谢稍活跃；多发骨转移，代谢不高；左肾上腺转移，代谢稍活跃；肺转移，代谢不高。考虑患者目前进展的主要是多发脑转移，且有明显的脑水肿，综合评估后给予患者第 3 次 200 mCi

^{131}碘治疗，治疗后 SPECT/CT：纵隔、左侧肺门多发转移淋巴结，部分较前稍缩小，伴 ^{131}碘浓聚；左侧肾上腺转移，较前稍缩小，伴 ^{131}碘浓聚；全身多发骨转移，较前有新增，伴 ^{131}碘浓聚；右肺两个小结节，变化不明显，无 ^{131}碘浓聚，考虑肺转移；双侧大脑新增多发脑转移瘤，伴明显 ^{131}碘浓聚。

第 3 次 ^{131}碘治疗期间，结合患者的病灶进展情况，为控制肿瘤进展，联合盐酸安罗替尼胶囊（福可维）12 mg（每日 1 次，口服 2 周，停 1 周）治疗。

2023 年 5 月第 3 次 ^{131}碘治疗后，安罗替尼靶向治疗 4 个疗程后门诊复查，头痛、头晕症状消失；右肺两个小转移瘤，较前明显缩小；头颅 CT 平扫提示：原双侧大脑多发转移瘤基本消失，原转移瘤周围水肿基本消失。

2023 年 8 月第 4 次入院评估，刺激性甲状腺球蛋白 267.38 ng/mL，给予第 4 次 200 mCi ^{131}碘治疗，治疗后 SPECT/CT：纵隔多发转移淋巴结，较前稍缩小，未见 ^{131}碘浓聚；左侧肾上腺转移，较前变化不明显，未见 ^{131}碘浓聚；全身多发骨转移，骨质明显修复，部分转移灶伴 ^{131}碘浓聚；右肺两个小结节，较 2023 年 5 月门诊复查相仿，无 ^{131}碘浓聚；双侧多发脑转移瘤基本消失，脑内无明显 ^{131}碘浓聚灶。

（二）随访

2023 年 8 月第 4 次 200 mCi ^{131}碘治疗后，继续安罗替尼靶向治疗，在随访期间无明显不良反应。2023 年 9 月门诊复查，刺激性甲状腺球蛋白 83.98 ng/mL。2023 年 11 月门诊复查，刺激性甲状腺球蛋白 56.97 ng/mL。计划 2024 年 3 月再次入院评估。

三、病例分析

1. 病例特点　患者老年男性，以脑转移引起的肢体乏力为首发症状确诊为甲状腺癌脑转移，后行甲状腺癌根治术及多次 ^{131}碘治疗。首次进行 ^{131}碘治疗前刺激性甲状腺球蛋白＞ 200 ng/mL，^{131}碘全身显像提示纵隔、肺门多发淋巴结转移、肾上腺转移及多发骨转移，并且明显摄取 ^{131}碘；脑部未见摄 ^{131}碘灶。第 2 次 ^{131}碘治疗后，在多发淋巴结转移、肾上腺转移、多发骨转移病灶明显缓解的治疗过程中，快速出现脑转移瘤的进展，脑转移瘤伴有明显的水肿，且有明显的 ^{131}碘吸收。

2. 多学科会诊　在第 1 次 ^{131}碘治疗前，患者有明确的多发淋巴结转移、肾上腺转移及多发骨转移，相应病灶无明显压迫症状，无手术指征，综合评估后首先考虑给予 200 mCi ^{131}碘清甲兼清灶治疗，以及长期促甲状腺激素抑制治疗。在第 1 次 ^{131}碘治疗后，刺激性甲状腺球蛋白明显下降，纵隔及肺门淋巴结缩小，骨转移稍增多、左侧颞叶新增转移瘤，头痛、头晕症状逐渐明显，诊断为碘难治性甲状腺癌，鉴于病灶仍明显摄取[131]碘，给予第 2 次[131]碘清灶治疗。第 3 次[131]碘治疗时刺激性甲状腺球蛋白明显倍增，骨转移范围较前增大，脑转移较前明显增多，头痛、头晕症状显著，PET/CT 检查提示主要是双侧大脑多发转移瘤较前明显进展，其余部位转移灶基本稳定或好转；鉴于脑转移范围较广，水肿明显，虽然病灶明显吸收[131]碘，但单一的[131]碘治疗很难控制肿瘤的进展。与放疗科、神经科、甲状腺外科联合会诊后认为脑转移明显进展，临床症状明显，继续发展有合并脑疝的风险，病灶较广泛，当前多发脑转移瘤无法全部外科切除，外放疗只能采取低剂量的全脑姑息治疗，但无法达到比较好的根治效果，鉴于多发脑转移依然有明显的[131]碘摄取，多学科讨论后决定采取[131]碘联合安罗替尼靶向治疗，并应用糖皮质激素减轻脑水肿。与患者充分沟通后，在第 3 次大剂量[131]碘治疗后第 2 天开始，联合安罗替尼靶向治疗，靶向治疗 4 个疗程后复查，临床症状完全消失，双侧大脑多发转移瘤基本消失，右肺转移瘤明显缩小，取得超过预期的治疗效果。在第 4 次入院[131]碘治疗前，抑制性甲状腺球蛋白一直稳步下降，表明[131]碘治疗联合安罗替尼靶向治疗取得了比较好的治疗效果。由于 3 次[131]碘治疗后，全身多发转移灶依然吸收[131]碘，患者无明显的不良反应出现，因此半年后进行了第 4 次大剂量[131]碘治疗，同时维持安罗替尼靶向治疗，第 4 次[131]碘治疗后至今，抑制性甲状腺球蛋白目前达到治疗期间的最低值，取得了比较稳定的治疗疗效。

关于安罗替尼介入时间点的分析思路：首次大剂量[131]碘治疗后，未发现明显的脑转移灶，且甲状腺球蛋白有明显的下降，提示病情在好转。在第 2 次大剂量[131]碘治疗后虽然发现左侧颞叶转移灶，考虑到尚未出现明显进展，遂继续采取单一的[131]碘治疗。在第 3 次[131]碘治疗前发现患者脑转移明显进展，在明显吸收[131]碘的情况下，考虑到单一的[131]碘无法压制脑转移的快速发展，此时联合安罗替尼靶向治疗是相对比较合适的时机。如果在第 2 次[131]碘治疗时联合安罗替尼靶向治疗，是否有助于更早期控制肿瘤的进展，尚需要更多的临床实践。

四、诊疗经验

关于[131]碘全身显像和 PET/CT 在甲状腺癌诊疗中精准评估的价值：为了更精准化的诊疗，诊断性[131]碘全身显像建议作为常规的[131]碘治疗前评估手段，并且要基于平面显像的细致观察进行合理的 SPECT/CT 断层扫描，有助于对病灶的位置、大小、形态等进行准确评估，适时调整治疗策略。对于存在多发转移灶的患者，治疗后[131]碘全身显像必不可少。本例患者第 2 次[131]碘治疗前，诊断性[131]碘全身显像未能显示脑转移灶，但治疗后[131]碘全身显像及时发现了脑转移病灶。经过[131]碘治疗后，部分转移灶可能存在摄取[131]碘较少或者不摄取的情况，及时合理地应用 PET/CT 检查有助于对患者进行更准确的病情评估，制订合理的治疗决策。本例患者 2 次大剂量 ^{131} 碘治疗后 PET/CT 表明患者仅有多发脑转移病灶代谢明显增高，其余多发骨转移、淋巴结转移、肾上腺转移灶代谢稍活跃或者不高，提示患者目前主要的进展病灶为脑转移，明确了主要矛盾和主攻方向。

关于脑转移的诊疗经验：脑转移多见于进展期老年患者，预后差。根据《^{131}I 治疗分化型甲状腺癌指南（2021 版）》推荐，不论脑转移灶是否摄取 ^{131} 碘，外科手术切除和外放疗是脑转移患者首先考虑的治疗手段，^{131} 碘只是作为手术或者外放疗后的辅助治疗措施。本例患者在 2 次大剂量 ^{131} 碘治疗后，在其余转移灶较为稳定的情况下，出现明显的脑转移进展，头痛剧烈，严重影响生活质量，单纯的 ^{131} 碘无法控制肿瘤进展。多学科讨论后认为，当前多发脑转移瘤不适合外科切除，外放疗为低剂量的全脑姑息治疗，重在压制肿瘤进展，提高生活质量，但无法达到比较好的根治效果。本例患者 ^{131} 碘治疗过程中脑转移快速进展，转移瘤周围脑水肿明显，与患者和家属充分沟通后，采取 ^{131} 碘治疗联合安罗替尼靶向治疗的方式，目的是缓解病情，延长患者的生存期。安罗替尼 4 个疗程后脑转移瘤基本消失，脑部症状消失，目前病情稳定超过半年，取得了超过预期的治疗效果。对于多灶性转移可考虑大剂量 ^{131} 碘治疗，但 ^{131} 碘治疗后可引起肿瘤周围组织的水肿，特别是脑内多发转移或肿瘤体积较大时，脑水肿症状明显，严重者可出现脑疝，威胁患者生命。因此，在给予 ^{131} 碘治疗时应同时给予糖皮质激素，并密切观察脑水肿病情的变化。对于病情进展迅速的多发脑转移，^{131} 碘联合靶向治疗可能是一种值得期待的选择，但需要注意 ^{131} 碘治疗后脑水肿进一步加重的可能，注重与神经内科沟通。

关于骨转移的诊疗经验：骨转移是仅次于肺转移的分化型甲状腺癌常见远处转移，大部分患者经过治疗后病情稳定，部分患者的转移病灶数量可减少或消失。虽然 ^{131} 碘很难将骨转移灶治愈，但可以缓解症状，提高生活质量，延长生存期，故对摄碘的骨转移灶应考虑积极进行 ^{131} 碘治疗。本例患者 3 次 ^{131} 碘治疗后，部分骨转移病灶依然有摄取 ^{131} 碘，但也一直存在部分缓慢进展的病灶，直至联合安罗替尼靶向治疗后骨转移病灶有缩小，部分溶骨病灶变成骨，提示对于多发骨转移的病灶，在 ^{131} 碘治疗期间，虽然摄取 ^{131} 碘较好，但如果存在有进展，早期联合安罗替尼靶向治疗，有助于骨转移灶的快速修复。

关于肺转移的诊疗经验：肺转移较为常见，本例患者肺结节体积较小，没有明显的 ^{131} 碘吸收，在单一 ^{131} 碘治疗期间，肺结节的大小和数目一直都比较稳定，因此在治疗过程中对肺小结节的关注度不高，在联合安罗替尼靶向治疗 4 个疗程后，肺转移结节出现明显缩小，4 个疗程后肺小结节趋于稳定。

（病例提供者：张蓉琴　张占文　中山大学附属第六医院）

参考文献

[1] 中华医学会核医学分会 . ^{131} I 治疗分化型甲状腺癌指南（2021 版）[J]. 中华核医学与分子影像杂志，2021，41（04）：218-241.

[2] Chi Y，Zheng X，Zhang Y，et al.Anlotinib in locally advanced or metastatic radioiodine-refractory differentiated thyroid carcinoma：A randomized，double-blind，multicenter phase Ⅱ trial[J].Clinical cancer research：an official journal of the American Association for Cancer Research，2023，29（20）：4047-4056.

病例 29　残甲一叶较高甲状腺球蛋白的分化型甲状腺癌 ^{131} 碘治疗获益

一、病历摘要

（一）基本信息

患者男性，43 岁。

主诉：发现颈部肿物 6 个月余，2 次甲状腺癌术后 5 个月余。

现病史：患者 2019 年 7 月无意中发现左颈无痛性肿物，无放射痛、呛咳、声音嘶哑、呼吸困难、吞咽困难等，2019-08-09 在某地市级三甲医院检查颈部 CT：左叶甲状腺腺瘤可能性大。甲状腺超声：左叶甲状腺混合回声团，性质待定。于 2019-08-14 在该院行"左叶甲状腺肿物切除术"，术后病理：左叶甲状腺乳头状癌。2019-08-22 在该院追加"左叶甲状腺癌联合根治术"，术后病理：①左叶甲状腺乳头状癌，最大径 0.5 cm；②淋巴结 0/10 枚转移。术后伤口愈合好，给予 L-T4 125 μg/d 治疗，停药 3 周于 2020-01-19 步行入院。患者停药后睡眠稍差，精神、食欲、体重无明显变化。

既往史：无特殊。

个人史：患者有吸烟史 10 年，约 20 支 / 日，已戒烟 16 年余；无嗜酒。

家族史：否认家族成员有类似病史及遗传病史。

（二）体格检查

体温 36.9 ℃，脉搏 93 次 / 分，呼吸 20 次 / 分，血压 130/90 mmHg。精神状态良好，面部无水肿，检查合作。颈前可见手术瘢痕，愈合良好，甲状腺未能触及，颈部未能触及肿物。双肺呼吸音清，未能闻及干、湿性啰音。心律齐，未能闻及杂音。腹软，无压痛，肝脾肋下未能触及。双下肢无水肿。

（三）辅助检查

实验室检查（2020-01-19）：

游离三碘甲状腺原氨酸 5.29 pmol/L，游离甲状腺素 9.91 pmol/L，促甲状腺激素 3.43 mIU/L，甲状腺球蛋白 20.93 ng/mL，甲状腺球蛋白抗体 4.08 U/mL。血常规、大便常规、尿常规、电解质、肝肾功能、空腹血糖、性激素、甲状腺旁腺素、降钙素未见明显异常。

影像学检查（2020-01-19）：

颈部超声：甲状腺术后：①甲状腺右叶完整，形态正常，未见占位；②甲状腺左叶及峡部解剖部位未见腺体及肿块；③双侧颈部各区未见异常淋巴结及肿块。

颈部＋胸部 CT：①甲状腺癌术后改变，未见肿瘤复发征象；②两侧颈部小淋巴结可见，反应性增生？③右肺下叶背段实性小结节，炎性？建议定期复查。

甲状腺显像：①甲状腺右叶有较完整的聚 $^{99m}TcO_4^-$ 功能组织残留；②颈部未见聚 $^{99m}TcO_4^-$ 功能转移灶（病例 29 图 1）。

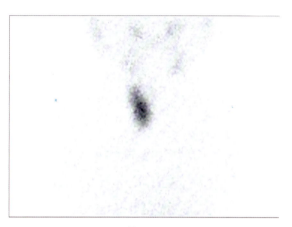

病例 29 图 1　$^{99m}TcO_4^-$ 甲状腺显像

唾液腺显像：①两侧腮腺分泌功能轻度下降，排泄功能差；②两侧颌下腺分泌功能良好，排泄功能稍差。

其他检查（2020-01-20）：

病理会诊：左叶甲状腺乳头状癌。

甲状腺摄 ^{131} 碘率：3 小时 12.3%，24 小时 27.7%。

心电图：窦性心律，T 波改变。

（四）诊断

甲状腺乳头状癌术后（$T_{1a}N_0M_0$，Ⅰ期，低危）。

二、治疗经过

（一）治疗

2020-01-20 行第 1 次 ^{131} 碘治疗，剂量 5.92 GBq，治疗后第 3 天 ^{131} 碘治疗后全身显像：①甲状腺右叶有较完整甲状腺组织残留，聚 ^{131} 碘良好；②颈部有聚 ^{131} 碘功能转移灶（病例 29 图 2）。治疗后 3 个月余于 2020 年 5 月门诊随访促甲状腺激素 0.38 mIU/L，甲状腺球蛋白 0.06 ng/mL。甲状腺球蛋白已经明显下降，但患者十分焦虑，要求再次行 ^{131} 碘治疗，停 L-T4 约 4 周，于 2020-09-27 入院。入院后检查甲状腺摄^{131}碘率：3 小时 1.1%，24 小时 1.5%；促甲状腺激素 82.23 mIU/L，刺激性甲状腺球蛋白 0.08 ng/mL；颈部超声：甲状腺术后，甲状腺区域未探及腺体及肿块声像；双侧颈部各区未见明显异常肿大淋巴结及囊实性肿块声像。2020-09-28 行第 2 次^{131}碘治疗，剂量 5.55 GBq。治疗后第 3 天^{131}碘治疗后全身显像：①甲状腺部位未见聚^{131}碘功能组织残留；②颈部未见聚^{131}碘功能转移灶（病例 29 图 3）。

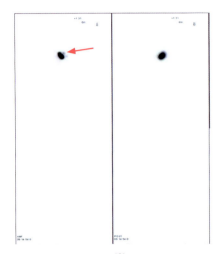

病例 29 图 2　第 1 次^{131}碘治疗后全身显像

注：甲状腺右叶有较完整甲状腺组织残留，聚^{131}碘良好；颈部有聚^{131}碘功能转移灶。

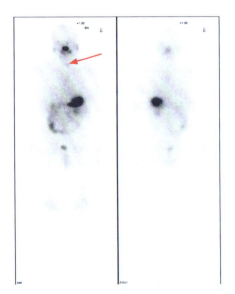

病例 29 图 3　第 2 次^{131}碘治疗后全身显像

注：甲状腺部位未见聚^{131}碘功能组织残留；颈部未见聚^{131}碘功能转移灶。

（二）随访

第 2 次 131 碘治疗后 6 个月于 2021 年 3 月门诊复查：促甲状腺激素 0.77 mIU/L，甲状腺球蛋白 0.05 ng/mL，甲状腺球蛋白抗体 5.39 U/mL。颈部超声：甲状腺解剖部位未探及腺体及肿块声像；双侧颈部各区未见明显异常淋巴结。

三、病例分析

甲状腺乳头状癌是最常见的 DTC。2015 版 ATA 指南通过回顾近年有关不同复发风险分层 DTC 患者术后经 131 碘治疗后获益的研究，在 131 碘治疗适应证中，对高危分层患者强烈推荐 131 碘治疗，对中危分层部分患者推荐 131 碘治疗，对低危分层患者，不推荐 131 碘治疗。

肿瘤直径 ＜ 1 cm 的低危患者，初次手术通常采用单侧腺叶切除，保留一叶甲状腺组织。但是在术后评估中，对有 131 碘治疗指征或由于患者需要积极治疗等原因，采用 131 碘治疗的患者有获益的可能。但是，这类患者如采用 131 碘治疗，是否先 2 次手术及 131 碘剂量的问题，临床上仍有不同观点。

该患者为低危 DTC，根据 2015 版 ATA 指南，不推荐 131 碘治疗，而是直接过渡到促甲状腺激素抑制治疗。考虑到一是 2 次手术时，同叶甲状腺仍然有残留病灶；二是 2 次手术后，抑制状态下（促甲状腺激素 0.01 mIU/L），甲状腺球蛋白 3.43 ng/mL，偏高，难以鉴别残留甲状腺分泌还是隐匿病灶分泌；三是患者经过 2 次手术，心理压力大，强烈要求 131 碘治疗以降低疾病风险。所以，给该患者进行 131 碘治疗。

决定治疗后，由于 2 次术后残甲较多、仍然有一叶，是否第 3 次手术切除残留的腺叶再行 131 碘治疗？由于患者不愿意第 3 次手术，所以，采用 131 碘一步到位清除残留的一叶甲状腺组织（清甲），取代手术切除。

清甲前，停 L-T4 已经 3 周，此时促甲状腺激素 3.43 mIU/L，甲状腺球蛋白 20.93 ng/mL，一来提示残甲较多（$^{99m}TcO_4^-$ 甲状腺显像也佐证这点，见病例 29 图 1），二来预示如促甲状腺激素达到刺激状态（促甲状腺激素 ＞ 30 mIU/L）时，甲状腺球蛋白就明显高于 20.93 ng/mL，刺激性甲状腺球蛋白升高往往提示患者存在残留病灶。虽然该患者为低危、病理未见淋巴结转移、清甲前超声未见结构性病灶，但是，残甲多，需要增加 131 碘剂量清甲；清甲前评估，怀疑存在残留病灶，需要辅助治疗，所以，就给予 5.92 GBq 较大剂量的 131 碘进行清甲＋辅助治疗。

治疗后第 3 天 131 碘治疗后全身显像：①甲状腺右叶有较完整甲状腺组织残留，聚 131 碘良好；②颈部有聚 131 碘功能转移灶（病例 29 图 2）。证明了清甲前的临床判断的准确性。给予较大剂量的 131 碘，将提高对残甲较多的一次性清甲成功率，也更容易发现病灶并有利于治疗病灶。清甲＋辅助治疗后 3 个月复查，达到了生化缓解（促甲状腺激素 0.38 mIU/L，甲状腺球蛋白 0.06 ng/mL，甲状腺球蛋白抗体 10.72 U/mL），体现给予较大剂量 [131] 碘进行清甲＋辅助治疗，患者获得了较好的疗效。该患者已经进行 2 次手术，Rx-WBS 证实 2 次术后仍然有残留病灶，其心理压力大，强烈要求第 2 次 [131] 碘治疗。充分尊重患者意愿后，间隔 8 个月给予患者第 2 次 [131] 碘治疗，第 2 次 [131] 碘治疗前，停 L-T4 约 4 周，此时促甲状腺激素 82.23 mIU/L，刺激性甲状腺球蛋白 0.08 ng/mL，判断病灶已经基本消失，可以减少剂量，给予 5.55 GBq。治疗后第 3 天 [131] 碘治疗后全身显像：①甲状腺部位未见聚 [131] 碘功能组织残留；②颈部未见聚 [131] 碘功能转移灶（病例 29 图 3）。进一步证实了首次给予较大剂量 [131] 碘清甲＋辅助治疗对该患者既能够彻底清除残甲又发现并成功治疗残留病灶，让患者获益。

四、诊疗经验

对于低危的 DTC 患者，同样需要进行全面客观的术后评估以判断是否进行 [131] 碘治疗。该患者 2 次手术时发现同叶甲状腺仍然有残留病灶；2 次术后，抑制状态下甲状腺球蛋白偏高，可能存在隐匿病灶；强烈要求 [131] 碘治疗。所以，给该患者进行 [131] 碘清甲治疗。关于 [131] 碘的剂量，清甲前，停 L-T4 已经 3 周，未达到刺激状态甲状腺球蛋白就升高至 20.93 ng/mL，进一步预示患者存在隐匿病灶，有文献报道：在预测疾病持续或复发时，刺激性甲状腺球蛋白水平的最佳诊断界值点为 20 ～ 30 ng/mL。结合残甲较多，患者不愿意再次手术，为提高一次性清甲成功率，同时治疗潜存的病灶，宜加大 [131] 碘的剂量，综合考虑后给予较大剂量的 [131] 碘进行清甲＋辅助治疗。Rx-WBS 发现该患者真的存在转移病灶，证明了清甲前临床判断的准确性。由于该患者心理压力大，强烈要求第 2 次 [131] 碘治疗，在第 2 次治疗前评估中，患者达到刺激状态，其甲状腺球蛋白仅 0.08 ng/mL，影像学也未见结构性病灶，所以减少了 [131] 碘的剂量。并在第 2 次 Rx-WBS，证明了 2 次治疗前评估的准确性，也证明了通过给予较大剂量 [131] 碘能够一次性清除一叶的残甲，同时能够发现潜存的病灶并治疗病灶，让患者获益。至于综合考虑疗效、不良反应及卫生经济学效益等问题，这类患者的 [131] 碘最佳剂量，值得进一步探讨。

（病例提供者：卢其腾　韦智晓　广西医科大学第一附属医院）

参考文献

[1]Haugen BR, Alexander EK, Bible KC, et al.2015 American thyroid association management guidelines for adult patients with thyroid nodules and differentiated thyroid cancer：the American thyroid association guidelines task force on thyroid nodules and differentiated thyroid cancer[J].Thyroid, 2016, 26 (1)：1-133.

[2] 林岩松，李娇 . 2015 年美国甲状腺学会《成人甲状腺结节与分化型甲状腺癌诊治指南》解读：分化型甲状腺癌 ¹³¹ I 治疗新进展 [J]. 中国癌症杂志，2016，26（01）：1-12.

病例 30　甲状腺癌术后淋巴结转移综合治疗

一、病历摘要

（一）基本信息

患者女性，35 岁。

主诉：甲状腺乳头状癌术后 3 周。

现病史：患者 2023 年 3 月于我院诊断为甲状腺左叶乳头状癌合并左颈Ⅲ区淋巴结转移，3 周前行"双侧甲状腺全切除＋双侧Ⅵ区淋巴结清扫＋左侧Ⅱ、Ⅲ、Ⅳ区淋巴结清扫"术，术后病理提示：左叶甲状腺乳头状癌，多灶，直径 0.2～2 cm，部分邻近被膜。右叶结节性甲状腺肿，部分滤泡上皮非典型增生。Ⅵ区淋巴结：4/7 见癌转移。Ⅱ、Ⅲ、Ⅳ区淋巴结：3/20 见癌转移。患者甲状腺癌的初始复发风险分层为中危。患者术后未服优甲乐，已低碘饮食 3 周，现为寻求 ^{131} 碘治疗来我科就诊。

既往史：确诊高血压 1 个月余，服用苯磺酸氨氯地平片 1 片 / 日，血压控制平稳。

个人史、家族史：无特殊。

（二）体格检查

颈部见瘢痕，颈部未触及肿大淋巴结。余查体无特殊。

（三）辅助检查

2023-04-10（术后 3 周）患者初诊生化指标：促甲状腺激素＞100 μIU/mL（参考值 0.35～5.1 μIU/mL），甲状腺球蛋白抗体＜0.9 U/mL（参考值＜4.0 U/mL），甲状腺球蛋白 19.00 ng/mL（参考值 0.83～68 ng/mL），甲状腺旁腺素 43.94 pg/mL（参考值 12.0～88.0 pg/mL），钙 2.36 mmol/L（参考值 2.11～2.52 mmol/L）。

2023-04-11 甲状腺及颈部淋巴结超声检查：原甲状腺区域内未见明显异常回声，彩色多普勒未见明显异常血流信号。左侧颈部可见大小分别约：13 mm×4 mm（Ⅵ区、下颈部，气管旁）、23 mm×8 mm（Ⅵ区、上颈部，颈动脉内前方）、14 mm×7 mm（Ⅱ区与Ⅲ区交界处，颈静脉外侧）低回声结节，边界清，内部回声欠均匀，结节内部及周边可见较丰富血流信号。右侧颈部Ⅳ区近锁骨上可见大小约 8 mm×5 mm 低回声结节，边界清，内部回声欠均匀，结节内部可见点状强回声，结节内部可见短条状血流信号。右侧颈部Ⅵ区颈动脉后方可见大小约 6 mm×3 mm 低回声结节，边界清，内部回声欠均匀，结节内部未见明显血流信号。

超声提示：甲状腺癌术后复查，原甲状腺区域内未见明显异常。左侧颈部多发淋巴结肿大，考虑转移可能。右侧颈部Ⅳ区淋巴结，性质待查，考虑转移？右侧颈部Ⅵ区小淋巴结，建议随诊复查。

2023-04-10 行 ^{18}F-FDG PET/CT：见病例 30 图 1 至病例 30 图 3。

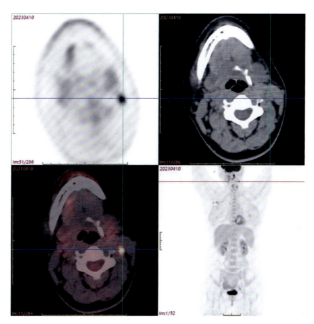

病例 30 图 1　左颈Ⅱ区见 8 mm×7 mm 异常代谢淋巴结，SUVmax 约 6.3

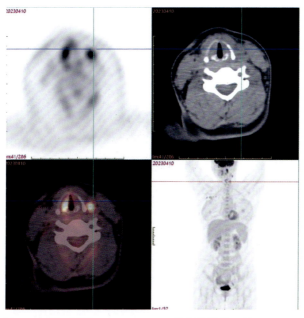

病例 30 图 2　左颈Ⅲ区见 13 mm×7 mm 异常代谢淋巴结，SUVmax 约 6.3

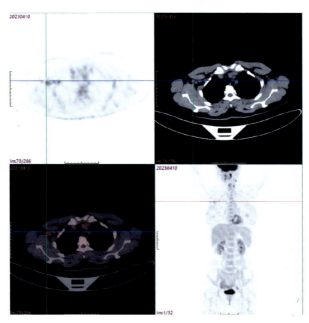

病例 30 图 3　右侧腋窝见 10 mm × 10 mm 异常代谢淋巴结，SUVmax 约 5.3

结合患者刺激性甲状腺球蛋白 19 ng/mL（甲状腺球蛋白抗体阴性），甲状腺及颈部淋巴结超声检查提示右侧颈部Ⅳ区淋巴结见点状强回声，可疑为转移淋巴结。^{18}F-FDG PET/CT 提示左颈Ⅱ区、Ⅲ区及右侧腋窝各见一个代谢增高淋巴结。

经患者同意，在 PET/CT 定位提示下，行超声引导下 FNA，同时送检 FNA-Tg。预行 FNA 时，超声介入医师提示：左侧颈部Ⅵ区可见一低回声结节，大小约 6 mm × 5 mm，边界清，内部回声欠均匀，结节内部及周边可见较丰富血流信号。因此，增加了左颈Ⅵ区淋巴结的 FNA。

2023-04-12 行左颈Ⅱ区、左颈Ⅲ区、右颈Ⅳ、右侧腋窝淋巴结 FNA。

病理结果及淋巴结穿刺液甲状腺球蛋白水平如下：①左颈Ⅱ区淋巴结 FNA：见轻度异型细胞，淋巴细胞较少，结合穿刺部位符合转移癌（FNA-Tg ＞ 500 ng/mL）；②左颈Ⅲ区淋巴结 FNA：见轻度异型细胞，淋巴细胞较少，结合穿刺部位符合转移癌（FNA-Tg ＞ 500 ng/mL）；③右颈Ⅳ区淋巴结 FNA：送检组织内见中等量淋巴细胞，未见明显异型细胞（FNA-Tg 0.25 ng/mL）；④右侧腋窝淋巴结穿刺活检，穿刺淋巴结未见明确癌转移（FNA-Tg 0.16 ng/mL）；⑤左颈Ⅵ区淋巴结 FNA：送检蜡块组织内见少量淋巴细胞，未见明显异型细胞。送检涂片内见极少量非典型细胞，请结合临床综合判定（FNA-Tg ＞ 500 ng/mL）。

（四）诊断

1. 左侧甲状腺乳头状癌术后（$T_{1b}N_{1b}M_0$，Ⅰ期，高危）。

2. 颈部淋巴结继发恶性肿瘤。

二、治疗经过

（一）治疗

经 FNA 的细胞学报告及 FNA-Tg 测定，左颈Ⅱ、Ⅲ区淋巴结为转移淋巴结，左颈Ⅵ区淋巴结 FNA-Tg ＞ 500 ng/mL，细胞学报告见极少量非典型细胞，为可疑淋巴结。建议先行左侧颈部淋巴结清扫手术。

2023-04-26 患者于我院行左侧颈部Ⅱ、Ⅲ、Ⅴ、Ⅵ区淋巴结清扫术。2023-04-29 病理结果提示：（Ⅱ区淋巴结）淋巴结 8 枚，均未见癌转移（0/8）；（Ⅲ区淋巴结）淋巴结 1 枚，未见癌转移（0/1）；（Ⅴ区淋巴结）淋巴结 5 枚，均未见癌转移（0/5）；（Ⅵ区淋巴结）淋巴结 1 枚，未见癌转移（0/1）；另见少许甲状旁腺组织及异位胸腺组织。

术前 FNA 的细胞学报告与术后组织学报告不符，患者于 2023-05-04 至核医学科就诊并提出质疑，我科予复查血清学指标并建议患者行甲状腺及颈部淋巴结超声检查。

2023-05-04（第 2 次术后 1 周）生化指标：促甲状腺激素 ＞ 100 μIU/mL（参考值 0.35 ～ 5.1 μIU/mL），甲状腺球蛋白抗体 ＜ 0.9 U/mL（参考值 ＜ 4.0 U/mL），甲状腺球蛋白 5.1 ng/mL（参考值 0.83 ～ 68 ng/mL），甲状腺旁腺素 38.66 pg/mL（参考值 12.0 ～ 88.0 pg/mL），钙 2.15 mmol/L（参考值 2.11 ～ 2.52 mmol/L）。

2023-05-04 甲状腺及颈部淋巴结超声检查：甲状腺癌术后复查，甲状腺两侧叶已切除，原甲状腺区域内未见明显异常回声，彩色多普勒未见明显异常血流信号。左侧颈部Ⅱ区可见数个低回声结节，可见门结构，较大约 19.4 mm×8.6 mm，皮质回声欠均匀，彩色多普勒结节内部可见门样血流信号。左侧颈部Ⅲ区可见一个低回声结节，门结构不清，大小约 21.8 mm×7.7 mm，皮质回声欠均匀，彩色多普勒结节内部可见丰富血流信号。左侧颈部Ⅵ区可见一个低回声结节，门结构不清，大小约 11.9 mm×4.5 mm，皮质回声尚均匀，彩色多普勒结节内部可见稍丰富血流信号。余双侧颈部未见明显异常肿大淋巴结回声。

超声提示：甲状腺癌术后复查，左侧颈部Ⅱ区多发低回声结节，考虑反应性增生淋巴结，其中最大淋巴结稍可疑，建议定期复查。左侧颈部Ⅲ区及Ⅵ区淋巴结可见，可疑淋巴结，反应性增生淋巴结不除外，建议定期复查。

对比患者两次术后刺激性甲状腺球蛋白变化（19 → 5.1 ng/mL）（甲状腺球蛋白抗体阴性），结合患者甲状腺及颈部淋巴结超声检查提示左侧颈部Ⅲ区仍可见淋巴结，我科建议病理科对患者术后标本进行深切。2023-05-04 经深切后补充报告：（Ⅱ区淋巴结）淋巴结 9 枚，其中 1 枚见癌转移（1/9），转移灶 > 2 mm。（Ⅲ区淋巴结）淋巴结 1 枚，未见癌转移（0/1）。（Ⅴ区淋巴结）淋巴结 5 枚，均未见癌转移（0/5）。（Ⅵ区淋巴结）淋巴结 1 枚，未见癌转移（0/1）；另见少许甲状旁腺组织及异位胸腺组织。

综合病理补充报告和 2 次术后甲状腺及颈部淋巴结超声检查，提示患者左侧颈部Ⅱ区转移淋巴结已切除，左侧颈部Ⅲ区转移淋巴结仍可见，建议患者先行局部治疗（针对转移淋巴结的超声引导下介入治疗）再行 131 碘治疗。

预行超声引导下经皮淋巴结微波消融术时，超声介入医师提示：左侧颈部Ⅲ区可见两个相邻肿大淋巴结，大小分别约 13 mm×8 mm、8 mm×6 mm，其中较大者为 2023-04-12 FNA 提示转移的淋巴结，两个相邻肿大淋巴结周围无血管、神经，建议扩大消融区。左颈Ⅵ区淋巴结 2023-04-12 FNA-Tg > 500 ng/mL，细胞学报告见极少量非典型细胞，为可疑淋巴结。由于Ⅵ区淋巴结邻近气管，无法行超声引导下经皮淋巴结微波消融术，建议行超声引导下淋巴结无水乙醇硬化治疗术。无水乙醇硬化可使细胞脱水、蛋白质凝固变性，从而使细胞受到不可逆性破坏。无水乙醇硬化治疗同样可以达到局部治疗转移淋巴结的目的。

经患者同意，2023-05-06 针对左侧颈部Ⅲ区两个相邻肿大淋巴结行超声引导下经皮淋巴结微波消融术，针对左颈Ⅵ区可疑淋巴结行超声引导下淋巴结硬化治疗术。

2023-05-08 予以患者 175 mCi 131 碘治疗，过程顺利。2023-05-15 患者治疗后 131 碘全身显像，Rx-WBS 提示：患者甲状腺床区见摄碘组织，主要集中于甲状软骨前方（病例 30 图 4）。

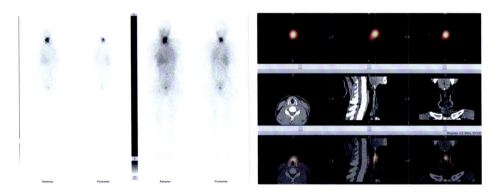

病例 30 图 4　第 1 次 131 碘全身显像及甲状腺床区 SPECT/CT 断层显像

2023 年 6 ～ 7 月（2 次术后、局部治疗及 1 次 ^{131} 碘治疗后）患者每月复查，其间行促甲状腺激素抑制治疗。

2023-06-26 甲状腺及颈部淋巴结超声检查提示：左侧颈部Ⅲ区可见两个低回声结节，大小分别约 10 mm×5 mm、6 mm×3 mm，皮质回声欠均匀，彩色多普勒结节内部可见丰富血流信号。

左侧颈部Ⅵ区可见一个低回声结节，门结构不清，大小约 3.5 mm×2.4 mm，皮质回声尚均匀，彩色多普勒结节内部可见稍丰富血流信号。

2023-08-22 甲状腺及颈部淋巴结超声检查提示：左侧颈部Ⅲ区可见大小约 8.5 mm×3.1 mm×3.7 mm 低回声区，边界清，内部回声欠均匀，彩色多普勒低回声区内部未见明显血流信号。

左侧颈部Ⅵ区可见一个低回声结节，门结构不清，大小约 3.5 mm×2.3 mm，皮质回声尚均匀，彩色多普勒结节内部可见稍丰富血流信号。

对比可观察到患者左侧颈部Ⅲ区消融治疗的淋巴结较局部治疗及 ^{131} 碘治疗前明显变小，血流信号较前减少。左侧颈部Ⅵ区硬化治疗的淋巴结较局部治疗及 ^{131} 碘治疗前体积变小。

2023 年 8 月患者拟行第 2 次 ^{131} 碘治疗，嘱患者停用 L-T4、低碘饮食 3 周。

2023-08-21 行 ^{18} F-FDG PET/CT（与第 1 次术后对比）：见病例 30 图 5、病例 30 图 6。

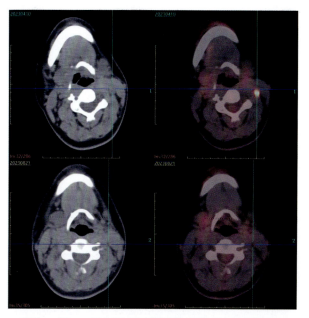

病例 30 图 5　原左颈Ⅱ区代谢增高淋巴结现未见显示

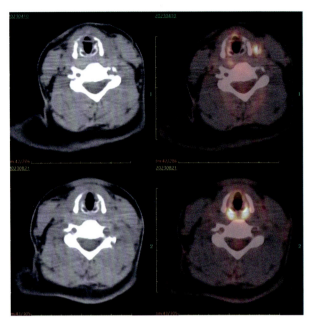

病例 30 图 6　原左颈Ⅲ区代谢增高淋巴结现体积明显减小，代谢明显减低

2023-08-22 2 次术后、局部治疗 1 次 ^{131} 碘治疗后 3 个月生化指标（病例 30 图 7）：促甲状腺激素 > 100 μIU/mL（参考值 0.35～5.1 μIU/mL），甲状腺球蛋白抗体 < 0.9 U/mL（参考值 < 4.0 U/mL），甲状腺球蛋白 0.31 ng/mL（参考值 0.83～68 ng/mL）。

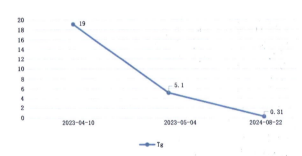

病例 30 图 7　患者刺激性甲状腺球蛋白变化（促甲状腺激素均 > 100 μIU/mL）

2023-08-28 予以患者 100 mCi ^{131} 碘治疗，过程顺利。2023-08-30 患者 ^{131} 碘治疗后全身显像提示（病例 30 图 8、病例 30 图 9）：原甲状腺床区摄碘灶现未见显示。左颈Ⅲ区可见放射性碘聚集区，SPECT/CT 融合显像未见结构性病灶。回顾患者第 1 次 ^{131} 碘全身显像（病例 30 图 10），可见相应部位轻度异常摄碘。

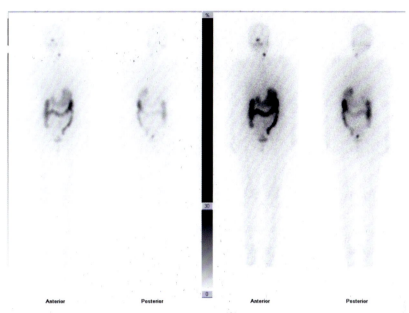

病例 30 图 8　第 2 次 ^{131} 碘全身显像

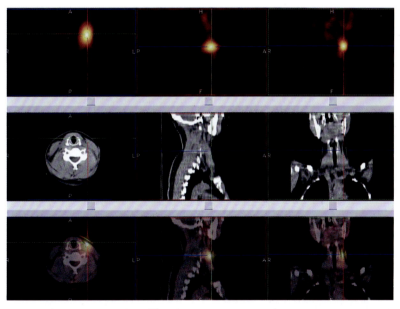

病例 30 图 9　第 2 次 ^{131} 碘治疗左颈Ⅲ区 SPECT/CT 断层显像

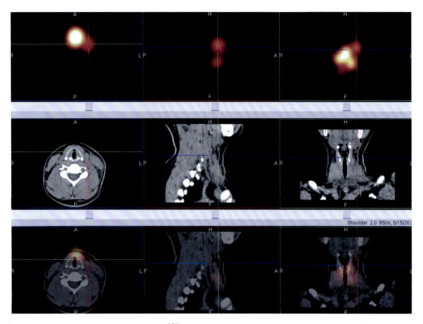

病例 30 图 10　第 1 次 ^{131} 碘治疗左颈Ⅲ区 SPECT/CT 断层显像

（二）随访

2023-08-28 患者行第 2 次 ^{131} 碘治疗（100 mCi），^{131} 碘治疗后第 3 天患者恢复促甲状腺激素抑制治疗。2023-10-17（第 2 次 ^{131} 碘治疗后 1 个月余）患者来我科复诊，生化指标为：促甲状腺激素 0.16 μIU/mL（参考值 0.35 ～ 5.1 μIU/mL），甲状腺球蛋白抗体＜ 0.9 U/mL（参考值＜ 4.0 U/mL），甲状腺球蛋白 0.04 ng/mL（参考值 0.83 ～ 68 ng/mL）。

经患者同意，对左颈Ⅲ区淋巴结（经超声引导下经皮淋巴结微波消融术治疗的淋巴结）、左颈Ⅵ区淋巴结（经超声引导下淋巴结硬化治疗术治疗的淋巴结）、左颈Ⅲ区异常摄碘区行 FNA，并送检 FNA-Tg。结果提示左颈Ⅲ区淋巴结 FNA：送检组织内见大量淋巴细胞，未见明显异型细胞。FNA-Tg ＜ 0.04 ng/mL。左颈Ⅵ区淋巴结 FNA：送检组织内见中等量淋巴细胞，未见明显异型细胞。FNA-Tg ＜ 0.04 ng/mL。左颈Ⅲ区 ^{131} 碘聚集区 FNA：（左颈侧脂肪）见脂肪细胞及结缔组织，未见明显异型细胞。FNA-Tg ＜ 0.04 ng/mL。左颈Ⅲ区 ^{131} 碘聚集区未见结构性病灶，FNA 未见明显异型细胞。FNA-Tg ＜ 0.04 ng/mL，提示该部位为碘假阳性。与超声介入科医生讨论后，明确该部位为 2023-04-12 左颈Ⅲ区淋巴结 FNA 及 2023-05-06 针对侧颈部Ⅲ区行超声引导下经皮淋巴结微波消融治疗的穿刺路径。综合考虑左颈Ⅲ区 ^{131} 碘聚集区为局部血运不畅导致 ^{131} 碘异常蓄积所致。

三、病例分析

患者为中年女性，以"甲状腺乳头状癌术后，寻求^{131}碘治疗"来核医学科就诊，行^{131}碘治疗前评估时发现患者左侧颈区仍存在数个转移性淋巴结。

根据《甲状腺结节和分化型甲状腺癌诊治指南（第二版）》，复发或转移性疾病可选择的治疗方案依次为：手术治疗（能通过手术治愈者）、^{131}碘治疗（病灶可以摄碘者）、促甲状腺激素抑制治疗（肿瘤无进展或进展较慢、无症状、无重要区域如中枢神经系统等受累者）、外照射治疗及新型靶向药物治疗（疾病迅速进展的放射性碘难治性分化型甲状腺癌患者）。

经与外科医师充分讨论并结合患者意愿，该患者有手术指征，并行相应左侧颈区淋巴结清扫，手术却未取得满意效果。

经第2次术后评估，患者存在数个转移病灶且具有较高手术风险，在核医学科医师建议下予患者局部应用热消融、乙醇消融治疗后再行^{131}碘治疗。

最后血清学、影像学及病理学均提示患者疗效满意。

四、诊疗经验

1. 颈部超声和^{18}F-FDG PET/CT在甲状腺癌术后转移灶的诊断中起互补的作用，联合检查可以提高在甲状腺癌术后诊断复发或持续性病灶的特异性、准确性。

2. 不可"迷信"病理，多方求证、及时有效的沟通才能使病理真正成为"金标准"。

3. 针对复发病灶行再次手术时易存在如组织粘连和解剖结构的变化等情况，再次手术难度明显增加，部分患者经手术治疗并不一定能够有效清除复发灶。

4. 超声引导下经皮淋巴结微波消融治疗、超声引导下淋巴结硬化治疗对甲状腺癌淋巴结转移灶有一定的治疗作用，联合^{131}碘治疗效果显著。

［病例提供者：洪丹璇　黄铁军　深圳市第二人民医院（深圳大学第一附属医院）］

参考文献

[1]Haugen BR, Alexander EK, Bible KC, et al.2015 American thyroid association management guidelines for adult patients with thyroid nodules and differentiated thyroid cancer：the American thyroid association guidelines task force on thyroid nodules and differentiated thyroid cancer[J].Thyroid, 2016, 26（1）：1-133.

[2] 霍胜男，于明安，尹琳，等.热消融联合硬化治疗高龄患者甲状腺乳头状癌颈部淋巴结巨大转移1例 [J].中日友好医院学报，2020，34（3）：189+191.

[3] 中华医学会内分泌学分会，中华医学会外科学分会甲状腺及代谢外科学组，中国抗癌协会头颈肿瘤专业委员会，等. 甲状腺结节和分化型甲状腺癌诊治指南（第二版）[J]. 中华内分泌代谢杂志，2023，39（3）：181-226.

[4] 张浩，孙威，田文. 分化型甲状腺癌基础研究热点及未来方向 [J]. 中国实用外科杂志，2021，41（01）：76-79.

[5] 李智勇，衣荟洁，李正天，等. 甲状腺二次手术喉返神经损伤的危险因素分析 [J]. 国际外科学杂志，2020，47（8）：555-559.

病例 31　¹³¹ 碘清灶治疗分化型甲状腺癌术后颈部淋巴结转移

一、病历摘要

（一）基本信息

患者女性，43 岁。

主诉：左侧甲状腺乳头状癌术后 6 个月。

现病史：患者于 2019 年在当地医院体检，颈部超声提示：双侧甲状腺 4a 类结节（最大直径 0.9 cm），建议行 FNA 检查；未行特殊处理。后于 2021 年 12 月在当地医院复查，超声提示：双侧甲状腺 4a 类结节较前稳定，建议手术治疗，随后完善相关检查，在全身麻醉下行"甲状腺左侧叶乳头状癌根治术＋甲状腺右侧叶切除术"；术后病理检查示：左侧甲状腺乳头状癌（最大直径 0.8 cm）；右侧甲状腺滤泡增生性结节（最大直径 0.6 cm）；中央区清扫淋巴结 3/3 见癌转移。术后恢复良好。院外规律服用优甲乐替代与抑制治疗。院外停服优甲乐 3 周后，于 2022-06-22 至我院就诊，门诊以"左侧甲状腺乳头状癌术后"收住院。患者一般情况尚可，生命体征平稳。

既往史、个人史、家族史：无特殊。

（二）体格检查

颈软，气管居中，颈部未触及肿大淋巴结；双侧甲状腺术后缺如，颈前约 7 cm 陈旧性手术瘢痕，心、肺、腹查体未见异常。

（三）辅助检查

实验室检查：

（2022-06-23）血常规、肝肾功能、电解质无异常。甲状腺功能检测：甲状腺球蛋白 17.07 ng/mL，抗甲状腺球蛋白抗体 15.85 U/mL，血清促甲状腺激素 80.65 μIU/mL ↑，游离三碘甲状腺原氨酸 3.07 pmol/L ↓，游离甲状腺素 5.28 pmol/L ↓。

影像学检查：

（2022-06-26）颈部超声：①双侧甲状腺术后缺如，原甲状腺区域未见占位；②左锁骨上淋巴结显示（3～4 个，最大直径 0.6 cm×0.4 cm）；③双侧颈部、右锁骨上淋巴结未见异常肿大；④双侧腮腺、双侧颌下腺未见异常。（2022-06-26）CT（颈、胸部平扫）：①双侧甲状腺术后缺如，术区未见占位；

②左侧锁骨上数枚稍大淋巴结显示（最大约 1.0 cm×0.6 cm）；③左肺下叶前基底段近斜裂处钙化灶，考虑良性；④右肺、颌下腺未见异常。

（四）入院诊断

1. 左侧甲状腺乳头状癌术后（$T_{1a}N_{1a}M_0$，Ⅰ期，中危）。
2. 颈部淋巴结继发恶性肿瘤。

二、治疗经过

（一）治疗

患者完善相关检查，有 ^{131} 碘治疗适应证，无 ^{131} 碘治疗禁忌证；与患者及家属沟通并进行 ^{131} 碘治疗宣教后签署治疗同意书，于 2022-06-28 行 ^{131} 碘治疗，剂量 150 mCi，治疗过程顺利，无明显不良反应。治疗后 48 小时，行 SPECT/CT 全身核素显像（whole body scan，WBS）+ ^{131} 碘摄取影部位 SPECT/CT 断层融合显像：WBS 显像结果提示（病例 31 图 1）：①颈部区域结节状、片状 ^{131} 碘摄取影，考虑甲状腺癌术后甲状腺组织残留或颈部淋巴结转移；②上胸部结节状异常 ^{131} 碘摄取影，考虑转移性淋巴结；③右肺中上部结节状异常 ^{131} 碘摄取影，考虑右肺转移；④右上腹点状 ^{131} 碘摄取影，考虑污染影（患者更换衣物并擦拭清洁该部位后，对该部位进行局部扫描提示：异常点状 ^{131} 碘摄取影消失）。SPECT/CT 断层融合显像提示（病例 31 图 2）：①左侧ⅡA 区、左侧Ⅵ区结节状 ^{131} 碘摄取影，考虑转移性淋巴结；②右肺后段结节状 ^{131} 碘摄取影，考虑右肺转移。

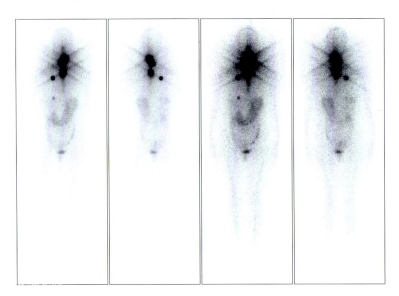

病例 31 图 1　2022-06-30 WBS 显像

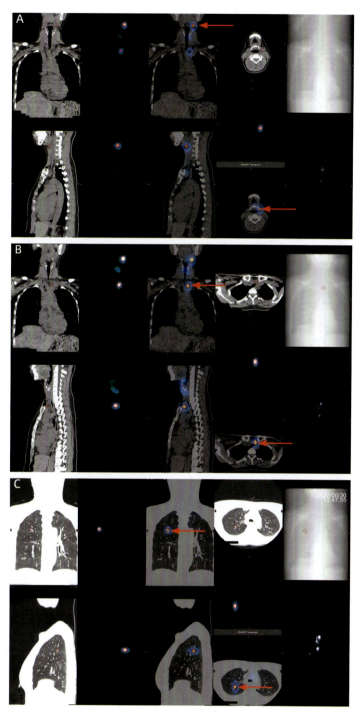

病例 31 图 2   2022-06-30 SPECT/CT 断层融合显像

注：A、B. 左侧ⅡA区、左侧Ⅵ区结节状 ¹³¹ 碘摄取影，考虑转移性淋巴结；C. 右肺后段结节状 ¹³¹ 碘摄取影，考虑右肺转移（图中红色箭头所示为病灶）。

（二）最后诊断

1. 左侧甲状腺乳头状癌术后（$T_{1a}N_{1b}M_1$，Ⅱ期，高危）。
2. 颈部淋巴结继发恶性肿瘤。
3. 右肺继发恶性肿瘤。

（三）随访

甲状腺功能测定见病例 31 表 1。

病例 31 表 1　甲状腺功能测定

时间	甲状腺球蛋白（ng/mL）	甲状腺球蛋白抗体（U/mL）	促甲状腺激素（μIU/mL）	游离三碘甲状腺原氨酸（pmol/L）	游离甲状腺素（pmol/L）
2023-01-06	2.36	12.46	＞100	2.68	4.12
2023-02-07	0.23	17.79	0.11	6.68	29.79
2023-06-30	0.17	16.57	＜0.01	5.77	23.5
2023-08-14	0.23	11.8	＜0.01	5.22	25.64

（2023-01-10）Dx-WBS 显像结果提示（病例 31 图 3）：全身未见异常 [131] 碘摄取影，原异常 [131] 碘摄取影消失。

（2023-01-03）颈部超声：①双侧甲状腺术后缺如，原甲状腺区域未见占位；②左锁骨上淋巴结显示（3～4 个，最大约 0.6 cm×0.4 cm），同前；③双侧颈部、右锁骨上淋巴结未见异常肿大；④双侧腮腺、双侧颌下腺未见异常。

（2023-06-22）颈部超声：较 2023-01-03 超声结果无明显变化。

（2023-01-04）CT 颈、胸部平扫：①双侧甲状腺术后缺如，术区未见占位；②左侧锁骨上数枚稍大淋巴结（最大约 1.0 cm×0.6 cm），同前；③左肺下叶前基底段近斜裂处钙化影，同前，考虑良性；④右肺、颌下腺未见异常。

（2023-06-24）CT 颈、胸部平扫：较 2023-01-04 CT 结果无明显变化。

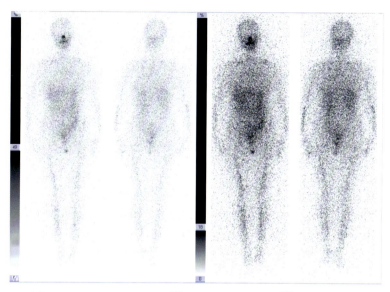

病例 31 图 3　全身未见异常 131 碘摄取影，原异常 131 碘摄取影消失

三、病例分析

1. 病例特点

（1）中年女性，131 碘治疗后全身显像发现超声及 CT 未发现的颈部淋巴结转移病灶及肺转移病灶，改变了患者临床分期。

（2）诊断理由：①左侧甲状腺乳头状癌术后（$T_{1a}N_{1a}M_0$，Ⅰ期，中危）；②颈部淋巴结继发恶性肿瘤。更正为：①左侧甲状腺乳头状癌术后（$T_{1a}N_{1b}M_1$，Ⅱ期，高危）；②颈部淋巴结继发恶性肿瘤；③右肺继发恶性肿瘤。

（3）131 碘 1 次治疗后，清甲及清灶取得良好疗效（抑制状态下持续随访甲状腺球蛋白＜1 ng/mL）。

2. 诊疗思路及学科讨论

（1）依据《甲状腺癌诊疗指南（2022 版）》，对于停服 L-T4 所致的刺激性甲状腺球蛋白＞10 μg/L 或应用 rhTSH（重组人促甲状腺激素）所致的刺激性甲状腺球蛋白＞5 μg/L，甲状腺球蛋白或甲状腺球蛋白抗体水平持续升高，并且颈部、胸部影像学、18 F-FDG PET/CT 阴性的患者，可行 131 碘经验性治疗，剂量 100 ～ 200 mCi。该患者 131 碘治疗后 WBS ＋ SPECT/CT 断层融合显像不仅发现了超声及 CT 未发现的隐匿病灶，及时更正了患者的临床分期，对患者的病情评估及预后随访提供了重要的临床依据；并且该患者 131 碘治疗取得了较好的临床疗效。再次验证了 DTC 术后高水平甲状腺球蛋白的甲状腺癌患者行经验性 131 碘治疗的重要性。

（2）DTC 细胞保留了正常甲状腺滤泡细胞一样的 NIS；DTC 可以通过 NIS 逆浓度梯度及电化学梯度将 [131] 碘摄入 DTC 细胞内。[131] 碘几乎能识别全身所有组织里的 DTC 细胞，利用滞留在 DTC 细胞内的 [131] 碘发出 β 射线使 DTC 细胞坏死，达到杀灭肿瘤的作用；并且能利用 SPECT/CT 技术采集到病灶分子影像信息；有研究结果表明，25% ～ 80% 的诊断性全身显像阴性的患者可在 [131] 碘治疗全身显像中探测到摄碘病灶。

（3）SPECT/CT 断层融合显像是将 SPECT 的功能显像和 CT 的解剖显像进行有机结合，体现出诊断互补模式的优势。[131] 碘治疗后，相对于单纯 WBS，SPECT/CT 断层融合显像对于转移性淋巴结具有较高的特异性，并且有助于远处转移灶的鉴别诊断和精确定位。

四、诊疗经验

1. 对 DTC 术后高水平甲状腺球蛋白患者行经验性 [131] 碘治疗，不仅能提高 DTC 患者临床再分期的准确性，更能有效治疗 DTC，为患者病情评估、治疗及预后提供重要的临床指导依据。

2. WBS ＋ SPECT/CT 断层融合显像有助于术后甲状腺残留组织和转移病灶的鉴别诊断及定位。[131] 碘治疗及其治疗后全身显像（WBS ＋ SPECT/CT 断层融合显像）最终实现了 DTC 诊疗一体化。

（病例提供者：陈富坤　邓智勇　云南省肿瘤医院 / 昆明医科大学第三附属医院）

参考文献

[1] 中华人民共和国国家卫生健康委员会医政医管局 . 甲状腺癌诊疗指南（2022 年版）[J]. 中国实用外科杂志，2022，42（12）：1343-1357.

[2] 林岩松，张腾 . 放射性碘治疗局部进展期分化型甲状腺癌的价值 [J]. 中国实用外科杂志，2023，43（08）：876-881.

[3] Dai H, Qi Z, Huang S, et al. Comparative study of initial post-therapeutic [131] I single-photon emission computed tomography/computed tomography and reoperation for the detection of residual lymph node metastasis in patients with papillary thyroid cancer[J]. Endocr pract, 2023, 29 (2): 97-103.

病例 32　甲状腺滤泡癌术后伴晚期复杂多部位转移综合治疗

一、病历摘要

（一）基本信息

患者男性，31 岁。

主诉：甲状腺滤泡癌术后伴全身多发骨转移。

现病史：患者 2016 年无意间发现颈部肿物，2016-04-16 于 A 市人民医院行"甲状腺肿物切除术"，术后病理：（左甲状腺）病变符合非典型腺瘤，瘤细胞增长稍活跃，建议密切随访。2018 年 11 月患者因"右腿拉伤"于当地医院就诊，查腰部 MRI 提示多个腰椎及髂骨多发溶骨性骨质破坏伴软组织肿物，考虑恶性肿瘤。2018-11-16 A 市人民医院 PET/CT：①左侧第 4、第 5 后肋高代谢肿块（大小约 4.7 cm×3.0 cm×3.1 cm，SUVmax 5.7），右侧肱骨、右侧第 5 肋、左侧第 7、第 9 肋、胸 6 椎体、腰 3、4 椎体、骶椎及右侧股骨多处溶骨性骨质破坏，伴代谢增高，考虑为恶性，多发性骨髓瘤可能，建议于左侧第 4、第 5 后肋或者右侧髂骨处穿刺活检；②左侧颈部Ⅳ区、左侧锁骨上区 2 枚增大淋巴结，代谢增高，考虑为转移；③右侧胸壁皮下结节，代谢轻度增高，考虑为转移可能；④甲状腺左叶呈术后改变。遂 2018-11-30 就诊 B 市肿瘤医院,病理会诊提示:（左甲状腺）为甲状腺滤泡性肿瘤，见包膜、血管侵犯（符合甲状腺滤泡癌，微小侵袭性）。同时，在该院行左 4～5 肋间脊柱旁肿物穿刺，穿刺病理：结合免疫组化，符合上皮性肿瘤，提示甲状腺来源。2019-01-07 于 B 市肿瘤医院行"甲状腺全切术＋双侧Ⅵ区淋巴结清扫术＋左颈择区淋巴结清扫术"。病理：①（甲状腺左叶及峡部）甲状腺滤泡癌，浸润至横纹肌组织，见脉管内癌栓，未见明确神经束侵犯；②（甲状腺右叶）镜下见甲状腺组织，未见明确癌；③（左侧胸锁乳突肌表面肿物）甲状腺滤泡癌，多结节状分布，浸润横纹肌组织，见脉管内癌栓，未见明确神经束侵犯；④（颈前肌）镜下：送检为横纹肌及纤维结缔组织，纤维结缔组织中见甲状腺滤泡癌浸润；⑤（左颈Ⅳ区淋巴结）12 枚，未见癌；另见癌结节 1 枚（甲状腺滤泡癌，直径约 0.2 cm）；⑥（左、右颈Ⅵ区淋巴结）6 枚、10 枚，未见癌。现为进一步诊治至我科就诊。

既往史、个人史、家族史：无特殊。

（二）体格检查

颈部可见 6 cm 横形手术瘢痕，甲状腺双叶未及，双侧颈部未及明显肿大淋巴结。

余查体无特殊。

（三）辅助检查

实验室检查：

2019-01-22 促甲状腺激素 5.28μIU/mL（参考值 0.25～5μIU/mL），甲状腺球蛋白＞10 000μg/L（参考值 3.5～77μg/L），甲状腺球蛋白抗体 225.6 kIU/L（参考值≤115 kIU/L）。

血、尿、便常规、血钙、甲状腺旁腺素、肝肾功能未见异常。

影像学检查：

2019-01-22 MRI：①左侧颞下窝区肿块，考虑甲状腺癌转移；②骶 1、2 椎体右份 - 右髂骨翼、腰 3、4 椎体、左髂骨翼、右股骨颈多发异常信号，考虑甲状腺癌并多发骨转移。

（四）诊断

左侧甲状腺滤泡癌伴鼻 - 颅底、双侧颈部淋巴结、双肺及全身多发骨转移（$T_{3b}N_{1b}M_1$，Ⅱ期，高危）。

二、治疗经过

（一）治疗

根据外院 2018-11-16 PET/CT 结果，为行骶骨转移灶切除术，先于 2019-02-27 脊柱外科行"经皮选择性动脉造影术及病变血管栓塞术"，2019-02-28 脊柱外科行"后路骶骨转移瘤姑息性切除，植骨融合脊柱内固定术＋腓骨取骨术＋腰椎转移瘤椎体成形术"。病理：(骶髂部)符合甲状腺滤泡癌转移。免疫组化：瘤细胞 CK19（+）、Galectin-3（+）、TG（+）、TPO（-）、BRAF V600E（-）、Ki-67 约（10%+）。为处理后纵隔较大肿物，于 2019-05-27 心胸外科行"后纵隔转移瘤切除＋左 3、4、5 肋骨部分切除＋胸 4 左侧横突切除术"。病理：（左后上纵隔）甲状腺滤泡性肿瘤，符合甲状腺滤泡癌转移，瘤细胞侵犯但未突破包膜，未见明确脉管内瘤栓。免疫组化：瘤细胞 CK19（+）、Galectin-3（+）、TTF-1（+）、TPO（-）、CD56（-）、BRAF V600E（-）、Ki-67 约（5%+），血管内皮 CD34（+）。患者持续诉右侧肩关节疼痛明显，结合影像表现，考虑右侧肱骨转移，遂于 2019-08-26 我院关节骨病外科行"右侧肱骨近端病灶清除＋人工肱骨头置换术"，病理：①（右肱骨头）符合甲状腺滤泡癌转移；②（右肱骨髓腔组织）骨髓造血组织，未见癌。免疫组化：瘤细胞 CK19（+）、TTF-1（+）、Ki-67 约（10%+）、TG（+）。经过 3 次骨转移灶切除术，rTg 较初诊时稍降低（2019-07-01 rTg 9048μg/L）。随后于 2019-11-05 复查 ^{18}F-FDG PET/

CT 提示全身多发骨转移灶较前增大、增多，糖代谢增高；两肺新增转移灶，两侧胸壁皮下多个结节部分新增，糖代谢增高，考虑转移。2019-11-08 全身骨显像（病例 32 图 1）亦提示全身多发骨转移代谢异常活跃，部分伴骨质破坏。2019-11-13 鼻咽 MRI 平扫提示颅底肿物较前明显增大，"双侧颞下窝区肿块，考虑甲状腺癌转移，左侧者较大，肿块突入左侧中颅窝，累及眼眶左侧壁及眶尖、左侧蝶窦壁及颞骨、破裂孔，邻近骨质破坏"。为进一步控制病情，予患者 2019 年 11 月开始服用索拉非尼，0.4 g 2 次 / 日，服药半年后复查颅底肿物较前稍缩小；并于 2020-05-15 行第 1 次 ^{131} 碘治疗（180 mCi）（^{131} 碘治疗期间，索拉非尼减至 0.2 g 2 次 / 日），^{131} 碘全身显像（180 mCi）（病例 32 图 2）提示，左侧颞下窝转移瘤侵犯左侧蝶窦壁、后组筛窦壁、左侧蝶骨大翼、左侧眼眶外侧壁伴轻度 ^{131} 碘浓聚，全身多发骨转移伴不同程度 ^{131} 碘浓聚，另见左侧甲状腺区 ^{131} 碘浓聚。鉴于患者全身多发病灶摄碘能力良好，遂于 2021-01-20 在我科行第 2 次 ^{131} 碘治疗（200 mCi），^{131} 碘全身显像（200 mCi）（病例 32 图 2）提示全身多发骨转移灶及左侧甲状腺区病灶 ^{131} 碘摄取较前增多。经过 2 次 ^{131} 碘治疗，联合靶向治疗，患者 rTg 维持稳定，且 2021-09-09 复查颅底 MRI（病例 32 图 3）提示颅底肿物较前稍缩小。2022-05-30 复查颅底 MRI（病例 32 图 3）提示肿物范围再次较前增大并侵及左侧上颌窦、蝶窦及下鼻甲。2022 年 10 月患者于外院行鼻 - 颅底肿物部分切除术（具体不详）。2022-11-23 术后复查 PET/CT（病例 32 图 4、病例 32 图 5）：对比 2022-06-01 PET/CT，左侧颅底病灶范围较前扩大，累及邻近骨质、鼻咽部及左侧眼眶，双肺多发转移瘤部分较前增大，双侧胸壁皮下多发结节及全身多发骨质破坏伴软组织肿物形成，部分较前增大，代谢较前减低，左侧甲状腺区病灶较前增大，新见双侧颈部转移淋巴结，且 rTg 持续不断升高，于 2022-11-23 升至 26 515 μg/L，遂于 2022 年 11 月予以更换靶向药物为安罗替尼 12 mg 1 次 / 日。

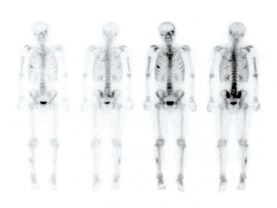

病例 32 图 1　全身骨显像

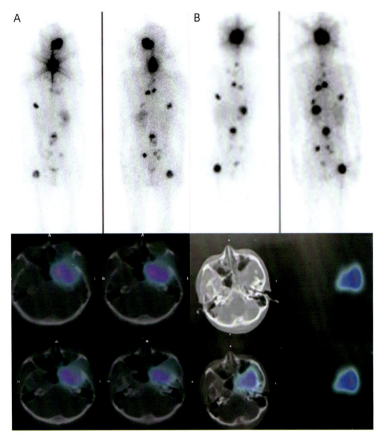

病例 32 图 2　2 次 ^{131}碘全身显像对比

注：A. 2020-05-15 ^{131}碘全身显像；B. 2021-01-20 ^{131}碘全身显像。

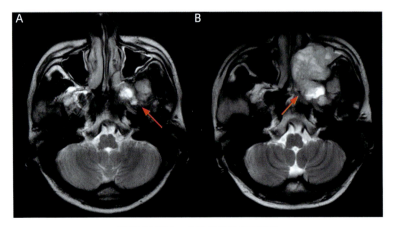

病例 32 图 3　2 次头颅 MRI 对比

注：A. 2021-09-09 MRI；B. 2022-05-30 MRI。

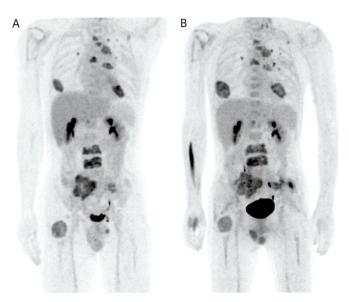

病例 32 图 4　2 次 PET/CT 对比

注：A. 2022-06-01 PET/CT；B. 2022-11-23 PET/CT。

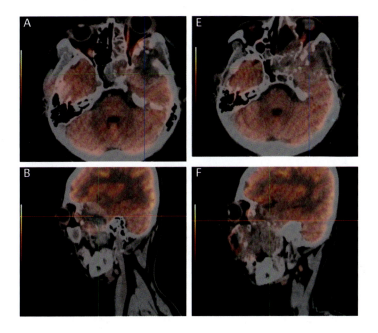

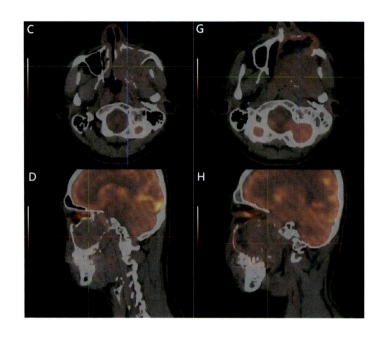

病例 32 图 5　2 次 PET/CT 鼻 – 颅底病灶对比

注：2022-11-23 PET/CT（图 E ～ H）提示，颅脑病灶较 2022-06-01 PET/CT（图 A ～ D）增大。

（二）随访

患者 2022 年 11 月更换靶向药为安罗替尼后，随访至 2023 年 5 月，甲状腺球蛋白的持续上升势头得到暂时遏制（病例 32 图 6）。

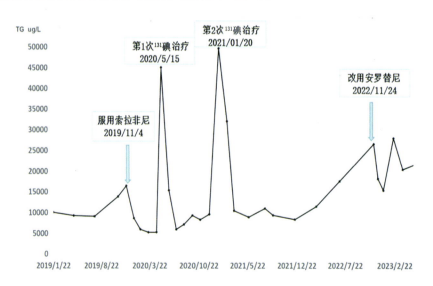

病例 32 图 6　诊疗及随访过程中甲状腺球蛋白变化

三、病例分析

1. 病例特点　患者青年男性,甲状腺手术病理提示滤泡癌,浸润至横纹肌组织,按 DTC 的 AJCC(第八版)分期,T 分期分为 T_{3b},根据术后病理及 PET/CT 结果提示侧颈、颅脑、肺部、全身多发骨转移,该病例最终诊断为左侧甲状腺滤泡癌伴颅脑－鼻咽、双侧颈部淋巴结、双肺及全身多发骨转移 ($T_{3b}N_{1b}M_1$,Ⅱ期,高危)。患者虽然全身多发转移灶摄碘能力良好,但是经过第 1 次 ^{131} 碘治疗后甲状腺球蛋白未见明显下降,反而有轻度升高。经过第 2 次 ^{131} 碘治疗后,虽然影像学检查提示颅底肿物较前稍缩小,但整体上 rTg 较治疗前仍是升高。治疗后约 1 年,rTg 开始出现持续且明显的上升,影像学检查亦提示全身多发转移灶均较前有不同程度进展,根据以上病情变化特点,结合《碘难治性分化型甲状腺癌的诊治管理共识(2019 年版)》对于碘难治性分化型甲状腺癌的定义,患者可诊断为 RAIR-DTC。RAIR-DTC 患者生存期较 ^{131} 碘治疗效果良好者显著缩短,其平均生存期仅 3～5 年,10 年生存期约 10%,另外该患者全身多发转移灶病情进展迅速,尤其是颅脑－鼻咽肿物十分凶险,时刻危及患者生命。

2. 诊疗思路分析　针对该病例特点,结合碘难治性甲状腺癌诊疗指南,经过与外科、影像科多学科会诊后,本团队拟定多学科合作及新辅助治疗的诊治模式,治疗目标为尽量延长患者生存期。患者初次就诊我科时,PET/CT 提示全身多发骨转移,病灶较大,且代谢多较为活跃,预估 ^{131} 碘治疗效果可能欠佳,遂予以手术切除体积较大且代谢较活跃的肿物以减轻肿瘤负荷,以及骨转移灶带来的疼痛不适,其中前 2 次手术是针对脊柱相关转移灶,降低了肿物压迫脊髓的风险。经过 3 次骨转移瘤切除术后,再次评估颅脑－鼻咽肿物,发现进展迅速,患者病情较重,PET/CT 亦提示"骨转移灶增大、增多,糖代谢较前增高",预示病灶不摄碘或摄碘能力较差的可能性大,此时单纯碘治疗疗效不佳。鉴于此,我科建议患者先行索拉非尼靶向治疗,控制局部病灶及诱导分化后,再与 ^{131} 碘治疗联合应用,期待能使患者进一步获益。经患者同意后,开始予索拉非尼治疗,靶向治疗后的 1 年内先后行 2 次 ^{131} 碘治疗,分别给予 180 mCi 及 200 mCi 剂量。经过 2 次 ^{131} 碘治疗后,甲状腺球蛋白有接近 1 年左右的稳定期,部分病灶出现短暂的缩小,之后又继续增大,甲状腺球蛋白明显增高,考虑索拉非尼对其治疗效果有限,为进一步控制病灶进展,遂更换为安罗替尼继续治疗,患者甲状腺球蛋白持续不断升高暂时得到遏制。

四、诊疗经验

面对这类甲状腺滤泡癌伴全身多个系统转移的患者,部分病变位置凶险,病情进展迅速，危及患者生命，且碘治疗效果不理想，治疗模式一定要建立在多学科协作的基础上。

首先针对甲状腺球蛋白显著增高，伴多发远处转移，尤其是对于既往病情把控不清的首诊 DTC 患者，一定要留意有无脑转移的可能。因为脑部是 DTC 远处转移中除了肺、骨之外较为常见的转移部位，而且凶险程度又远超其他转移部位，所以颅脑影像学检查是需要的。该患者全身最关键也是最危急的病灶即颅脑转移灶，针对颅脑的转移灶，《[131]I 治疗分化型甲状腺癌指南（2021 版）》指出病灶有无摄碘，均应首选手术治疗，因为每次[131]碘治疗，均需停服优甲乐，可能会刺激病灶生长，且治疗期间产生的放射性水肿会引起颅内压升高，有脑疝的风险，危及患者生命。选择手术治疗，同时联合靶向药物治疗，缩小并控制肿瘤范围后，再根据患者病情考虑行[131]碘治疗，是比较稳妥的方案。另外为降低脑疝风险，可在进行[131]碘治疗期间及前后给予糖皮质激素联合应用，减轻可能产生的放射性水肿。

其次是关于全身其余多发骨转移灶的治疗，针对那些早期骨转移（未发现明显骨质破坏或破坏范围微小者）且摄碘能力较好者，一般首选[131]碘治疗，但该患者全身多发骨转移已发生骨质破坏伴软组织肿物形成，即使摄碘能力良好，[131]碘治疗效果也不尽如人意，在这种情况下，应选择肿物范围较大，或者部分可能产生压迫症状的病灶进行局部治疗，包括手术治疗、动脉栓塞介入治疗、局部放疗、粒子植入等。

最后是关于 RAIR-DTC 的诊疗及随访过程中影像学检查的重要性，这在该病例中得到了充分的证实。该患者在我科诊疗过程中先后进行了 7 次颅脑 MRI、4 次 PET/CT 检查以动态评估颅脑肿物及其他全身转移灶的变化，尤其是颅脑转移灶，每一次影像学检查结果都清晰直观地展示了病灶的变化情况，对于治疗决策的制订非常关键。

经验教训：首先该病例治疗关键点在于颅底的病灶，初始就诊我科时颅底肿物尚小，当时应早治疗、早控制，首选手术治疗和（或）靶向治疗。反复与患者沟通手术的重要性后，患者因担心手术治疗难度大、风险高，一直犹豫不定，且患者自诉全身其他转移部位疼痛明显，遂治疗重心转移到全身其他病灶，但经过 3 次转移灶切除术后颅底的肿物增大明显，失去了早期治疗的机会，错过了手术的最佳时机，患者在第 2 次[131]碘治疗 1 年后因颅底肿物持续增大后至外院行手术治疗，手术效果也并不理想；其次针对靶向药物的使用，当时国内市场无合适的靶向药物上市，虽然后面索拉非尼国内上市后立即予患者使用，但对于颅底肿物的控制作用并不明确。

　　关于 ^{131} 碘治疗也有值得讨论的地方，首先两次 ^{131} 碘治疗的使用剂量（180 mCi 及 200 mCi）是否偏保守，对于这种全身多发转移灶且无明显基础疾病的年轻患者，^{131} 碘治疗剂量给到 200 mCi 以上，效果是否会更好？其次，患者第 2 次 ^{131} 碘治疗后约 1 年内甲状腺球蛋白趋于稳定，且复查颅脑 MRI 提示颅底转移灶较前稍缩小，一年后甲状腺球蛋白才出现明显上升趋势，全身多发病灶开始快速进展，那么在甲状腺球蛋白升高之前是否还有机会行第 3 次 ^{131} 碘治疗，虽然该患者可诊断为 RAIR-DTC，但也有学者认为患者 ^{131} 碘治疗 1 年后再出现病灶进展，恰恰是 ^{131} 碘治疗有效的证明。对于颅脑转移灶，每次的 ^{131} 碘治疗及选择的剂量大小，都给患者和医生带来较大的挑战和风险，而且面对治疗疗效不确定的情况下，要权衡利弊，也不能盲目地说当时的选择是错误，这取决于患者和医生当下共同的决定。

（病例提供者：王　静　潘丽勤　冯会娟　南方医科大学珠江医院）

参考文献

[1]Haugen BR，Alexander EK，Bible KC，et al.2015 American thyroid association manage-ment guidelines for adult patients with thyroid nodules and differentiated thyroid cancer：T-the American thyroid association guidelines task force on thyroid nodules and differentiated thyroid cancer[J].Thyroid，2016，26（1）：1-133.

[2]De la Fouchardiere C，Alghuzlan A，Bardet S，et al.The medical treatment of radioiodine-refractory differentiated thyroid cancers in 2019.A TUTHYREF® network review[J].Bull Cancer，2019，106（9）：812-819.

[3] 王任飞，王勇，石峰，等 . 碘难治性分化型甲状腺癌的诊治管理共识（2019 年版）[J]. 中国癌症杂志，2019，29（06）：476-480.

[4] 中华医学会核医学分会 . ^{131}I 治疗分化型甲状腺癌指南（2021 版）[J]. 中华核医学与分子影像杂志，2021，41（04）：218-241.

病例 33　甲状腺乳头状癌伴双肺转移 1 次 ¹³¹ 碘治疗后肺间质性病变

一、病历摘要

（一）基本信息

患者女性，17 岁。

主诉：甲状腺乳头状癌 2 次术后 20 余天。

现病史：患者因"发现颈前肿物 4 天"入住外院，查颈部彩超提示：甲状腺实质内多个片状稍高回声区伴多发片状钙化灶，性质待定；甲状腺实质回声不均匀。于 2019-09-03 行经皮甲状腺细针穿刺活检（右侧甲状腺、甲状腺峡部、双侧颈部淋巴结），提示右侧甲状腺及峡部穿刺液：恶性肿瘤（恶性风险 97%～99%）；双侧颈部淋巴结穿刺液：可见癌细胞。遂于 2019-09-05 行"双侧甲状腺全切术＋喉返神经探查术（双侧）"。术中探查：双侧甲状腺可触及质硬结节，较大者大小约 2 cm×3 cm，靠近峡部，与颈前肌群粘连紧密；右侧甲状腺肿物大小约 3 cm×4 cm，与颈前肌群粘连紧密，肿物在入喉处与右侧喉返神经、椎前筋膜粘连紧密，肿物较固定。术后病理提示：左侧甲状腺肿物，多灶性乳头状癌，最大径约 1.6 cm，局灶癌组织侵犯被膜，但未突破，切缘阴性，肿瘤内可见纤维化及钙化，有神经侵犯；右侧甲状腺肿物，甲状腺乳头状癌，经典型，局灶癌组织突破被膜，切缘局灶阳性，可见纤维化、钙化；免疫组化：CK19（+），MC（+），Gale ctin-3（+），TPO（部分+），BRAF（-）。病理会诊：符合甲状腺乳头状癌，侵犯且穿透局部甲状腺被膜，侵犯局部神经和脉管，未见明确脉管内癌栓；伴周围结节性甲状腺肿。患者术后无声音嘶哑，无饮水呛咳，无手脚麻木；术后未服用优甲乐，2019-09-24 就诊于核医学科，查甲状腺球蛋白 6174 μg/L，甲状腺球蛋白抗体 22.96 kIU/L，促甲状腺激素 35.6 μIU/mL；2019-09-24 查颈部彩超：双侧颈部［左侧Ⅲ区：13 mm×6.4 mm；Ⅳ区：13 mm×5.8 mm、12.4 mm×6.5 mm、11 mm×10 mm 等；右侧Ⅵ区：25 mm×14 mm（由多个光团融合而成）、4.3 mm×4.7 mm；Ⅱ～Ⅲ区：21 mm×8 mm、14 mm×9 mm 及甲状腺区：左侧大小约 5.4 mm×5 mm、6 mm×5 mm、5.3 mm×4 mm；右侧大小约 8.4 mm×7.4 mm、4.7 mm×6.4 mm、3.3 mm×3.4 mm］多发实性低回声，考虑转移性淋巴结。2019-09-26 在核医学科门诊行 ¹³¹ 碘全身显像（3 mCi）：甲状腺恶性肿瘤术后：①锥体叶少量残留；②双侧颈部多发淋巴结转移，双肺弥漫性转移（以双下肺为著）。考虑患者颈部淋巴结较多病灶，于 2019-10-14

再次入住外院，行"颈淋巴结清扫术"，术中探查：双侧甲状腺术区与周围组织粘连紧密，双侧颈部Ⅱ、Ⅲ、Ⅳ区多发淋巴结肿大，右侧颈部Ⅳ区淋巴结与椎前筋膜及右侧颈内静脉粘连紧密，质硬固定。术后病理：（左侧颈动脉三角淋巴结）癌转移（1/3）；（左颈肌间淋巴结）未见癌（0/2）；（左侧Ⅱ区淋巴结）未见癌（0/3）；（左侧颈部Ⅲ区淋巴结）癌转移（1/3）；（左侧Ⅳ区淋巴结）可见癌转移（3/9）；（右侧颈动脉三角淋巴结）未见癌（0/2）；（右颈肌间淋巴结）纤维脂肪组织，未见癌；（右侧Ⅱ区淋巴结）未见癌（0/4）；（右侧Ⅲ区淋巴结）未见癌（0/3）；（右侧Ⅳ区淋巴结）癌转移（3/9）。病理会诊：符合淋巴结转移性甲状腺乳头状癌，未见被膜侵犯，未见淋巴结融合现象。有癌转移的淋巴结最大径约 1.1 cm，淋巴结转移癌灶最大面积约 1.0 cm×0.6 cm，侵犯但未穿透被膜，未见淋巴结融合现象。患者于 2019-11-19 在外院查 PET/CT 提示：右颈部Ⅲ区、双侧颈部（Ⅳ、Ⅵ区）多个肿大淋巴结，代谢轻度增高（大者大小约 1.0 cm×1.2 cm，SUVmax 约 1.66，考虑转移）；双肺多发转移瘤（双肺散在广泛小结节，直径约 1.0 cm，SUVmax 约 1.8）。为预防复发及进一步转移灶治疗，患者要求行 ^{131} 碘治疗，此次入院拟行 ^{131} 碘治疗。目前患者已停用优甲乐 3 周及禁碘饮食 3 周，具备 ^{131} 碘治疗的条件。门诊以"甲状腺恶性肿瘤术后"收入我科，自发病以来，患者精神状态良好，体力状态良好，食欲、食量良好，睡眠良好，体重无明显变化，大便正常，小便正常。

既往史、个人史、家族史：无特殊。

（二）体格检查

颈部可见 12 cm 横形手术瘢痕，双侧甲状腺未及，双侧颈部未触及明显肿大淋巴结。气管居中，颈静脉无怒张，双侧颈动脉搏动未见异常。余查体无特殊。

（三）辅助检查

实验室检查：

2019-12-16 查游离三碘甲状腺原氨酸 6.16 pmol/L（参考值 3.19～9.15 pmol/L），游离甲状腺素 8.79 pmol/L（参考值 9.11～25.47 pmol/L），促甲状腺激素 35.60 μIU/mL（参考值 0.3～5 μIU/mL），甲状腺球蛋白 11 300 μg/L（参考值 1.40～78.00 μg/L），甲状腺球蛋白抗体 21.10 kIU/L（参考值 0～115 kIU/L）。

三大常规、血钙、甲状腺旁腺素、肝肾功能未见异常。

尿碘：尿碘严重缺乏（30 μg/L）。

摄碘率：2 小时（4.8%）、6 小时（5.8%）摄碘率降低。

影像学检查：

2019-12-16 查颈部 B 超：右侧颈部Ⅴ区（大小约 6 mm×3 mm）及左侧锁骨上（大

小约 11 mm×7 mm、6 mm×4 mm）实性低回声，转移性淋巴结待排除，建议随访。

甲状腺静态显像：锥体叶少量残留。

（四）诊断

双侧甲状腺乳头状癌术后伴颈部淋巴结及双肺转移（$T_2N_{1b}M_1$，Ⅱ期，高危）。

二、治疗经过

（一）治疗

患者入院后完善相关检查,结合入院前检查考虑双肺多发转移伴弥漫性碘摄取,查血常规、体检生化等未见异常；查刺激性甲状腺球蛋白 11 300 μg/L（病例 33 图 1），颈部 B 超提示右侧颈部Ⅴ区及左侧锁骨上不除外淋巴结转移；甲状腺静态显像提示腺体残留；遂于 2019-12-16 给予第 1 次 131 碘治疗（180 mCi），治疗后第 3 天行 131 碘全身显像（病例 33 图 2 A）：①锥体叶少量残留，双侧甲状腺极少量残留；②右侧上颈部口咽旁及右侧颈根部血管鞘气管旁轻度 131 碘摄取，考虑淋巴结转移；③双肺多发转移瘤弥漫性摄碘；④左侧岩骨（极淡）、左侧蝶骨大翼（极淡）、右侧肾上腺区、左侧脾内端、左肾前缘 131 碘浓聚，建议延迟显像。治疗后第 8 天行 131 碘全身显像（病例 33 图 2 B）：原左侧岩骨及左侧蝶骨大翼极淡，131 碘浓聚影消失，原右肾上极及右侧腰大肌、脾脏近左肾端、左肾前缘 131 碘浓聚影较前变淡。治疗后患者门诊复查甲状腺球蛋白水平明显下降，治疗后 3 个月于 2020-03-16 查抑制性甲状腺球蛋白 289.5 μg/L（131 碘治疗前甲状腺球蛋白 691.2 μg/L），治疗后 6 个月于 2020-06-10 查抑制性甲状腺球蛋白 183 μg/L（病例 33 图 1）。患者于 2020 年 1 月左右因着凉感冒后开始出现咳嗽，轻微体力活动后出现呼吸困难伴气促。2020-01-16 查胸部 CT（病例 33 图 3 A）提示两肺弥漫斑点、小结节影（直径小于 5 mm）；双肺未见明显炎症及癌性淋巴结管炎征象。就诊于外院门诊后予以止咳、平喘及抗感染治疗后好转。此后患者咳嗽、咳痰症状反复，轻微活动后出现呼吸困难伴气促，2020 年 6 月左右就诊于外院呼吸科予以止咳、降低气道高反应治疗，并开始予以甲苯磺酸索拉非尼靶向治疗（400 mg 2 次／日）。于 2020-06-10 查肺部 CT（病例 33 图 3 B）提示：双肺多发结节灶较 2020-01-16 肺部 CT 相仿；右肺中叶、两肺下叶后基底段炎症。患者行靶向治疗后咳嗽、呼吸困难伴气促等呼吸道症状无明显好转；2020-09-09（131 碘治疗后 1 年 3 个月，索拉非尼治疗后 3 个月）查抑制性甲状腺球蛋白 79.1 μg/L，反复出现刺激性咳嗽、咳痰症状，多为白色痰。2020-09-10 查肺功能：极重度限制性通气功能障碍。患者于 2021-02-04 于我院呼吸科住院治疗，2021-02-15 复查胸部 CT 提示（病例 33 图 3 C）：与 2020-06-10 肺部 CT 相比，两肺弥漫斑点、小结节影较前相仿；两肺炎症，两肺下叶基底段病灶较前明显；查肺功能提示极重度限制性通气功能障碍；查血常规、体检生化未见明显异常，痰培养查见 G+ 球菌，予以抗感染、止咳、化痰、平喘治疗后症状好转。

后续患者复查抑制性甲状腺球蛋白继续下降（2021-01-27 为 58.7μg/L，2021-03-03 为 54.9μg/L，病例 33 图 1）；患者甲苯磺酸索拉非尼逐渐减量（4 片 2 次 / 日→ 3 片 2 次 / 日→ 2 片 2 次 / 日，具体减量时间不详）并于 2021-04-28 停止服用甲苯磺酸索拉非尼，靶向治疗期间患者查血生化、血常规未见明显异常，有脱发，无手足脱皮等症状。2021-05-10 查抑制性甲状腺球蛋白为 66.9μg/L；此后患者一直服用优甲乐抑制治疗，在促甲状腺激素≤ 0.5U/mL 时，抑制性甲状腺球蛋白水平波动于 39.5 ～ 54.6μg/L；当促甲状腺激素＞ 0.5U/mL 时，甲状腺球蛋白水平明显增加（如 2021-06-16 促甲状腺激素 0.94U/mL，甲状腺球蛋白 73.5μg/L；2022-09-05 促甲状腺激素 8.74U/mL，甲状腺球蛋白 101μg/L；2022-10-11 促甲状腺激素 1.48U/mL，甲状腺球蛋白 82.2μg/L）。

2021-05-11 患者因咳嗽、咳痰再次住院治疗，查电子纤维支气管镜提示支气管黏膜炎症；查血常规、体检生化未见明显异常；2021-05-12 查胸部 CT 提示：对比 2020-01-16 胸部 CT 片，双肺转移瘤较前好转（原两肺弥漫斑点、小结节影明显减少，部分缩小，以双下肺为著）；两肺炎症，两肺下叶基底段明显；双侧胸膜弥漫增厚，以双下肺为著，双侧少量胸腔积液（病例 33 图 3D）。予以抗感染、止咳、化痰及对症处理后症状明显好转。2022-03-09 查肺通气功能检查提示：①重度限制性通气功能障碍；②弥散功能中度下降。2022-09-01 查胸部 CT 提示（病例 33 图 3E）：对比 2021-05-12 胸部 CT 片，两肺间质性改变（以两肺下叶明显），较前稍吸收；两肺癌性淋巴管炎可能性大，两肺弥漫斑点、小结节影同前；两肺炎症；双肺胸膜弥漫增厚，以双下肺为著；双侧胸腔少量积液。此后患者继续服用优甲乐抑制治疗，咳嗽、呼吸困难伴气促的严重程度及发生频率较前明显好转。

患者 2023-05-16 查甲状腺球蛋白 67μg/L（促甲状腺激素 0.51U/mL），查 PET/CT 全身显像：对比 2021-06-16 PET/CT：①原双侧颈部Ⅵ区（现大者短径约 0.4 cm，原大者短径约 0.5 cm，未见 FDG 摄取）、左侧锁骨区（大小约 0.8 cm×0.7 cm）散在淋巴结，部分较前缩小，代谢不活跃，建议随访除外转移；②双肺转移瘤较前稍增多、增大（病例 33 图 3F），代谢未见异常；双肺癌性淋巴管炎较前大致相仿。患者目前咳嗽及呼吸困难症状较前好转，遂建议患者行 ^{131} 碘全身扫描，患者停优甲乐、禁碘饮食 3 周后查甲状腺球蛋白 553.0μg/L，甲状腺球蛋白抗体 20.30kIU/L，促甲状腺激素 59.96μIU/mL；查颈部 B 超：双侧颈部Ⅵ区及左侧颈部Ⅳ区实性低回声，考虑转移性肿大淋巴结；于 2023-06-27 行 ^{131} 碘全身显像（3 mCi）：右侧颈部Ⅳ区轻度摄取 131 碘，考虑淋巴结转移可能性大；左侧颈部Ⅵ区极少量摄取 131 碘，不除外淋巴结转移；双肺多发转移瘤，轻度弥漫性摄取 131 碘；双侧颈部Ⅱ、Ⅴ区及右侧颈部Ⅵ区稍大淋巴结，未见摄取 131 碘，部分不除外转移。考虑到患者刺激性甲状腺球蛋白仍偏高，诊断性碘扫描可见颈部淋巴结轻度摄碘及双肺轻度弥漫性摄碘，遂于 2023-06-29 行第 2 次 131 碘治疗（160 mCi），治疗后第 3 天行 131 碘全身转移灶显像（病例 33 图 2 C）：对比 2019-12-18 旧片，双肺多发转移瘤，摄取 131 碘较前减少；右侧口咽旁病灶摄取 131 碘，较前相仿；右侧颈部Ⅵ区病灶摄取 131 碘较前增多；右侧肾上腺区及左侧脾内端 131 碘轻度摄取现未见显示，左肾下极摄取 131 碘较前增多，建议延迟显像。治疗后第 8 天行 131 碘全身显像（病例 33 图 2 D）：双肺多发转移瘤，摄取 131 碘较前增多；右侧口咽旁病灶摄取 131 碘，较前相仿；右侧颈部Ⅵ区及左侧锁骨上区病灶摄取 131 碘较前增多；新增左侧颈部Ⅵ区轻度摄取 131 碘，考虑转移可能性大；左肾下极摄取 131 碘较前增多，考虑转移可能；新增右肾上极与肝脏交界处、右肾上极（极淡）及颈 7 至胸 1 椎体左后方肌肉（极淡）摄取 131 碘，请结合临床。

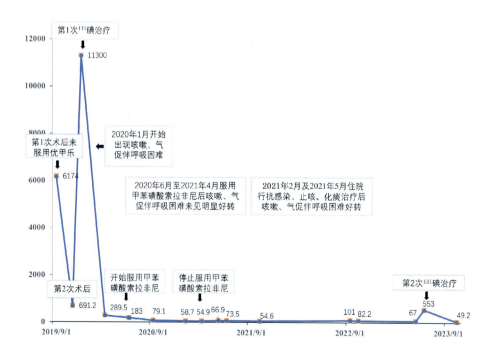

病例 33 图 1　治疗过程中甲状腺球蛋白变化（单位：μg/L）

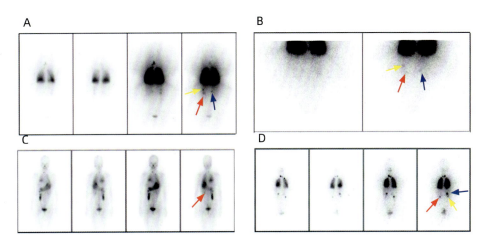

病例 33 图 2　131 碘全身显像

注：A. 第 1 次治疗后（180 mCi）第 3 天碘转移灶全身扫描图。左侧脾内缘（黄色箭头）、左肾下极（红色箭头）及右侧肾上腺区（蓝色箭头）见 131 碘浓聚；B. 第 1 次治疗后（180 mCi）第 8 天碘转移灶全身扫描图。左侧脾内缘（黄色箭头）、左肾下极（红色箭头）及右侧肾上腺区（蓝色箭头）131 碘浓聚较前变淡；C. 第 2 次治疗后（160 mCi）第 3 天碘转移灶全身扫描图。左肾下极（红色箭头）见 131 碘浓聚；D. 第 2 次治疗后（160 mCi）第 8 天碘转移灶全身扫描图。左肾下极（红色箭头）131 碘浓聚较前增加，新见右肾上极与肝脏交界处（蓝色箭头）及右肾上极（黄色箭头）131 碘浓聚。

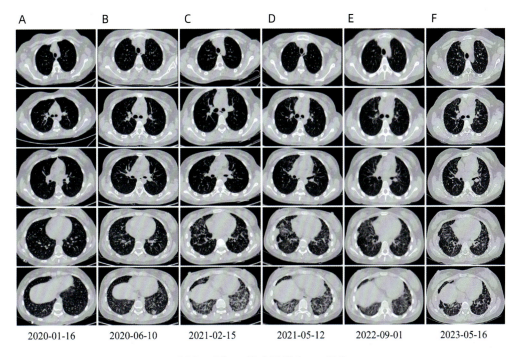

病例 33 图 3　治疗过程中 CT 影像

（二）随访

患者第 2 次 ^{131} 碘治疗后门诊定期随访，治疗后 4 个月复查抑制状态下甲状腺球蛋白 49.2 μg/L，后续继续跟踪甲状腺球蛋白的下降水平，并根据情况进行再次诊断性碘扫描的评估。

三、病例分析

该病例是青少年女性患者，发病年龄为 17 岁，因发现颈部肿物 4 天入院，第 1 次手术前已通过穿刺明确存在甲状腺恶性肿瘤及Ⅵ区淋巴结转移，但第 1 次手术术式为双侧甲状腺全切术，未行颈部淋巴结清扫；且术后未服用优甲乐；后续行颈部 B 超提示双侧颈部多发淋巴结转移；诊断性碘扫描提示双肺多发弥漫性摄碘转移灶，遂行第 2 次手术切除双侧转移淋巴结，但第 2 次手术后经查 PET/CT 提示颈部仍有转移淋巴结未清扫干净，考虑到肺转移灶有弥漫性摄碘，遂行第 1 次 ^{131} 碘治疗（180 mCi），碘治疗后抑制性甲状腺球蛋白水平持续下降。第 1 次 ^{131} 碘治疗后 1 个月，患者因感冒、着凉后频繁出现咳嗽、呼吸困难伴气促等症状，遂就诊于外院呼吸科，予以抗感染、止咳及平喘治疗后好转。因频繁出现咳嗽等症状，患者于外院呼吸科及我院核医学科交叉就诊。在第 1 次 ^{131} 碘治疗 6 个月后在外院呼吸科医生建议下开始服用甲苯磺酸索拉非尼（400 mg 2 次/日）行靶向治疗，同时予以中药治疗；但服用靶向药治疗期间患者咳嗽、呼吸困难伴气促症状未见明显改善；患者在服用索拉非尼期间两次因咳嗽、咳痰住院行抗感染、止咳、平喘治疗后症状才明显好转。治疗期间查胸部 CT 结果提示：2020 年 6 月开始出现肺部炎症，至 2021 年 5 月肺部炎症一直持续，2022 年 9 月肺部炎症较前好转，2023 年 5 月肺部炎症消失；患者在 2020 年 1 月开始出现咳嗽、咳痰，轻微体力活动后即出现呼吸困难伴气促的症状，2021 年 5 月第 2 次住院抗感染治疗后症状有明显好转，至 2023 年患者的症状已明显减轻，能正常工作；患者肺部炎症情况与患者的症状变化相符合。患者呼吸道症状明显改善后再次行诊断性碘扫描评估存在颈部淋巴结轻度摄碘及双肺弥漫性摄碘，遂予以第 2 次 ^{131} 碘治疗（160 mCi）。患者在第 1 次 ^{131} 碘治疗后第 3 天行 ^{131} 碘全身显像提示存在"左侧岩骨（极淡）、左侧蝶骨大翼（极淡）、右侧肾上腺区、左侧脾内端、左肾前缘 ^{131} 碘浓聚"，但在治疗后第 8 天的延迟显像中提示"原左侧岩骨及左侧蝶骨大翼极淡，^{131} 碘浓聚影消失，原右肾上极及右侧腰大肌、脾脏近左肾端、左肾前缘 ^{131} 碘浓聚影较前变淡"。第 2 次 ^{131} 碘治疗后第 3 天全身显像提示存在"右侧肾上腺区及左侧脾内端轻度摄取 ^{131} 碘现未见显示，左肾下极（原左肾前缘）摄取 ^{131} 碘较前增多"，但在治疗后第 8 天的延迟显像中提示"左肾下极摄取 [131] 碘较前增多，考虑转移可能；新增右肾上极与肝脏交界处、右肾上极（极淡）及颈 7 至胸 1 椎体左后方肌肉（极淡）摄取 [131] 碘"。

四、诊疗经验

1. 双肺弥漫性 [131] 碘摄取患者及时行 [131] 碘治疗　肺转移是分化型甲状腺癌最常见的远处转移，根据 CT 等影像学检查，此例患者的肺转移灶为多发小结节（最大径≤1 cm）；根据最新的 ATA 指南建议，对于肺转移灶，碘扫描有摄碘者推荐首先行 [131] 碘治疗，根据 [131] 碘全身显像提示该患者肺部弥漫性摄取 [131] 碘，但考虑患者同时存在较多的不摄取 [131] 碘的颈淋巴结转移灶，因此建议先行第 2 次手术后再行 [131] 碘治疗。在首次碘扫描提示双肺弥漫性摄取的情况下，如果先予以大剂量碘治疗肺部病灶后，后续再行颈淋巴结清扫术，可避免患者再次停优甲乐造成的病情进展；根据后续第 1 次治疗后的复查情况，患者血清甲状腺球蛋白水平明显下降（病例33 图 1）；说明 [131] 碘治疗后肺转移灶获得较好治疗效果。通常转移灶摄碘、年龄较小、结节较小并且仅有肺转移的患者 [131] 碘治疗预后更佳。该例患者在 1 次 [131] 碘治疗后抑制性甲状腺球蛋白水平明显下降，说明第 1 次 [131] 碘治疗对肺转移病灶有获益。

2. 碘治疗后间质性肺炎和肺癌性淋巴管炎的鉴别诊断　该例患者在 2022-09-05 查胸部 CT 影像提示患者肺癌性淋巴管炎的可能性大。癌性淋巴管炎是一种以转移癌细胞在淋巴管内弥漫生长为特征的间质性病变，又称为肺癌性淋巴管播散，是肿瘤细胞转移到肺淋巴管内以后引起的病变，为肺内转移癌的一种特殊形式，多与预后不良相关，病死率高；其原发癌 80% 是腺癌，常见的原发癌包括肺癌、乳腺癌、胃癌等，目前尚未有甲状腺乳头状癌引起肺内癌性淋巴管炎的报道。肺癌性淋巴管炎的 CT 表现很难与肺间质性病变相鉴别：均可表现为双肺纹理增粗紊乱，小叶间隔、支气管血管周围及胸膜下间质增厚。但 [131] 碘治疗后也会引起肺部间质性的病变，回顾性分析患者的症状和 CT 影像，我们认为患者肺部病变为肺癌性淋巴管炎的可能性不大，而可能是 [131] 碘治疗后的肺间质性病变。理由如下：①如患者为肺癌性淋巴管炎，则说明患者肺部病灶进一步进展，扩散至肺部淋巴管，患者的甲状腺球蛋白水平应该会进一步增加；而患者在 [131] 碘治疗后甲状腺球蛋白水平一直持续下降（病例33 图 1）；②已有研究显示抗血管生成药物及表皮细胞生长因子受体酪氨酸激酶抑制剂等相关靶向药物治疗肺癌性淋巴管炎在个案报道中初显成效，但该例患者在进行为期约 11 个月的靶向治疗期间，患者的呼吸道症状及肺部 CT 影像并没有明显的改善；③患者在第 1 次 [131] 碘治疗后的 [131] 碘全身显像可看到患者双肺弥漫性摄取 [131] 碘（病例33 图 2 A），双肺弥漫性 [131] 碘摄取可能引起患者的肺间质性病变，患者于 [131] 碘治疗后约 1 个月因感冒、着凉后开始出现咳嗽、轻微体力活动后呼吸困难伴气促等呼吸道症状，予以抗感染、止咳、平喘等治疗后明显好转；此时肺部 CT 影像尚未提示明显肺部炎症（病例 33 图 3 A），提示患者的呼吸道症状可能是 ^{131} 碘治疗后的肺间质性急性病变引起；后续患者出现持续且频繁的呼吸道症状，诱因均为感冒或着凉，随着时间的延长，患者症状逐渐缓解，2021 年 5 月左右呼吸道症状较前明显好转，2022 年 9 月之后症状又进一步好转，但 CT 影像可见肺部间质性病变逐渐明显（病例 33 图 3 A 至病例 33 图 3 E），而肺部多发小结节病灶较前明显减少。因此，患者 ^{131} 碘治疗后出现的呼吸道症状及肺部间质性病变可能是 ^{131} 碘治疗后对肺部照射引起的急性及慢性的病变。因此，在进行第 2 次 ^{131} 碘治疗时，给予患者的剂量为 160 mCi。后续随访治疗后 4 个月内患者均未出现明显呼吸道症状。该病例也提示我们对于青少年女性及双肺多发小结节及弥漫性摄取 ^{131} 碘明显的患者，应酌情减量，避免引起后续的肺间质性病变。

3. ^{131} 碘全身显像中假阳性的鉴别　虽然碘摄取是甲状腺组织及其转移灶的独特功能，但由于其他组织中存在功能性钠碘转运体的表达及 ^{131} 碘代谢和排泄过程中可能的滞留，可能导致 ^{131} 碘全身显像出现假阳性。如出现可疑病灶无法鉴别时，可通过行延迟显像进行鉴别。该例患者在第 1 次 ^{131} 碘治疗第 3 天全身显像提示存在"左侧岩骨（极淡）、左侧蝶骨大翼（极淡）、右侧肾上腺区、左侧脾内端、左肾前缘 ^{131} 碘浓聚"，但在治疗后第 8 天的延迟显像中提示"原左侧岩骨及左侧蝶骨大翼极淡，^{131} 碘浓聚影消失，原右肾上极及右侧腰大肌、脾脏近左肾端、左肾前缘 ^{131} 碘浓聚影较前变淡"。第 2 次 ^{131} 碘治疗第 3 天 ^{131} 碘全身显像提示存在"右侧肾上腺区及左侧脾内端轻度摄取 ^{131} 碘现未见显示，左肾下极（原左肾前缘）摄取 ^{131} 碘较前增多"，但在治疗后第 8 天的延迟显像中提示"左肾下极摄取 ^{131} 碘较前增多，考虑转移可能；新增右肾上极与肝脏交界处、右肾上极（极淡）及颈 7 至胸 1 椎体左后方肌肉（极淡）摄取 ^{131} 碘"。根据延迟显像中消失或变淡的影像可以判定为假阳性。此外，结合患者在随访过程中抑制性甲状腺球蛋白水平的持续下降，以及对比两次刺激性甲状腺球蛋白的水平，可以判定在第 2 次 ^{131} 碘治疗后延迟显像中"新增右肾上极与肝脏交界处、右肾上极（极淡）及颈 7 至胸 1 椎体左后方肌肉（极淡）摄取 ^{131} 碘"为假阳性可能性大。因患者第 1 次 ^{131} 碘全身显像中出现"左肾下极（左肾前缘）摄取 ^{131} 碘"，在延迟显像中变淡；但在第 2 次 ^{131} 碘全身扫描中"左肾下极（左肾前缘）摄取 ^{131} 碘"较第 1 次 ^{131} 碘全身扫描摄取增多，且在延迟显像中摄取也是进一步增多，故考虑左肾下极转移可能。

4. 可改进的经验　该例患者在术前已通过穿刺明确存在甲状腺恶性肿瘤及Ⅵ区淋巴结转移，但第 1 次手术并没有行淋巴结清扫，导致患者需行第 2 次手术行颈部淋巴结清扫，因为二次手术存在术后瘢痕粘连等情况，手术难度及手术风险均更大，根据后续的碘扫描结果分析，在行颈部淋巴结清扫术后仍有颈部淋巴结转移；因此在术前应尽量明确患者的淋巴结转移情况，并且在明确淋巴结转移的情况下尽可能在初次手术时一并清扫淋巴结，对患者淋巴结清扫及后续的治疗才能起到更好的疗效。

（病例提供者：凌苑娜　陈嘉文　欧阳伟　南方医科大学珠江医院）

参考文献

[1] 中华医学会核医学分会 . ¹³¹I 治疗分化型甲状腺癌指南（2021 版）[J]. 中华核医学与分子影像杂志，2021，41（04）：218-241.

[2] 赵丽丽,赵文文,赵文飞,等 . 肺癌性淋巴管炎的研究进展 [J]. 临床肿瘤学杂志,2021,26(10)：955-958.

[3] 张孔，黄勇 . 肺内癌性淋巴管炎的临床特征与诊断 [J]. 癌症，2006（09）：1127-1130.